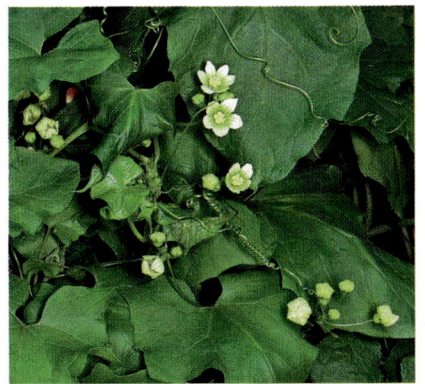

Bryonia

Seite **54**

Chamomilla

Seite **64**

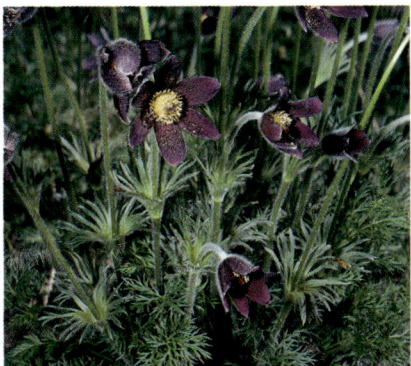

Pulsatilla

Seite **164**

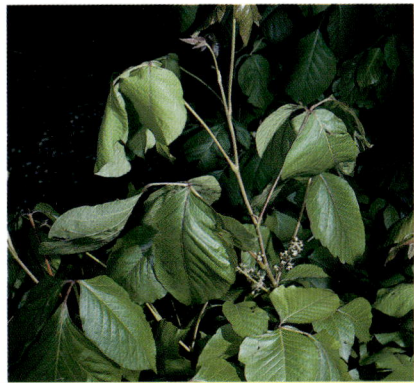

Rhus toxicodendron

Seite **172**

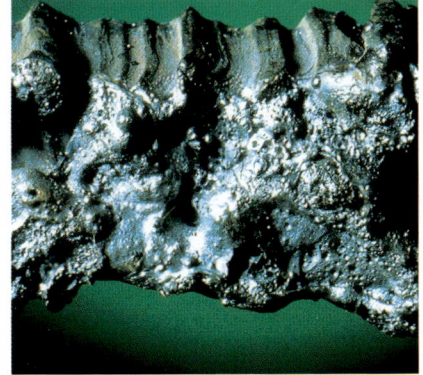

Ferrum phosphoricum

Seite **214**

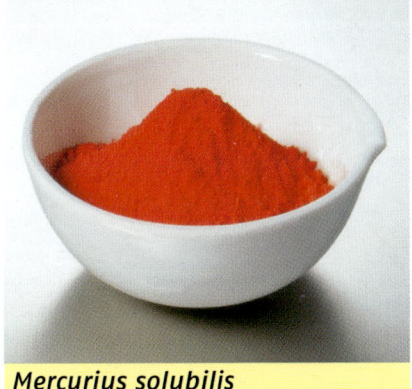

Mercurius solubilis

Seite **216**

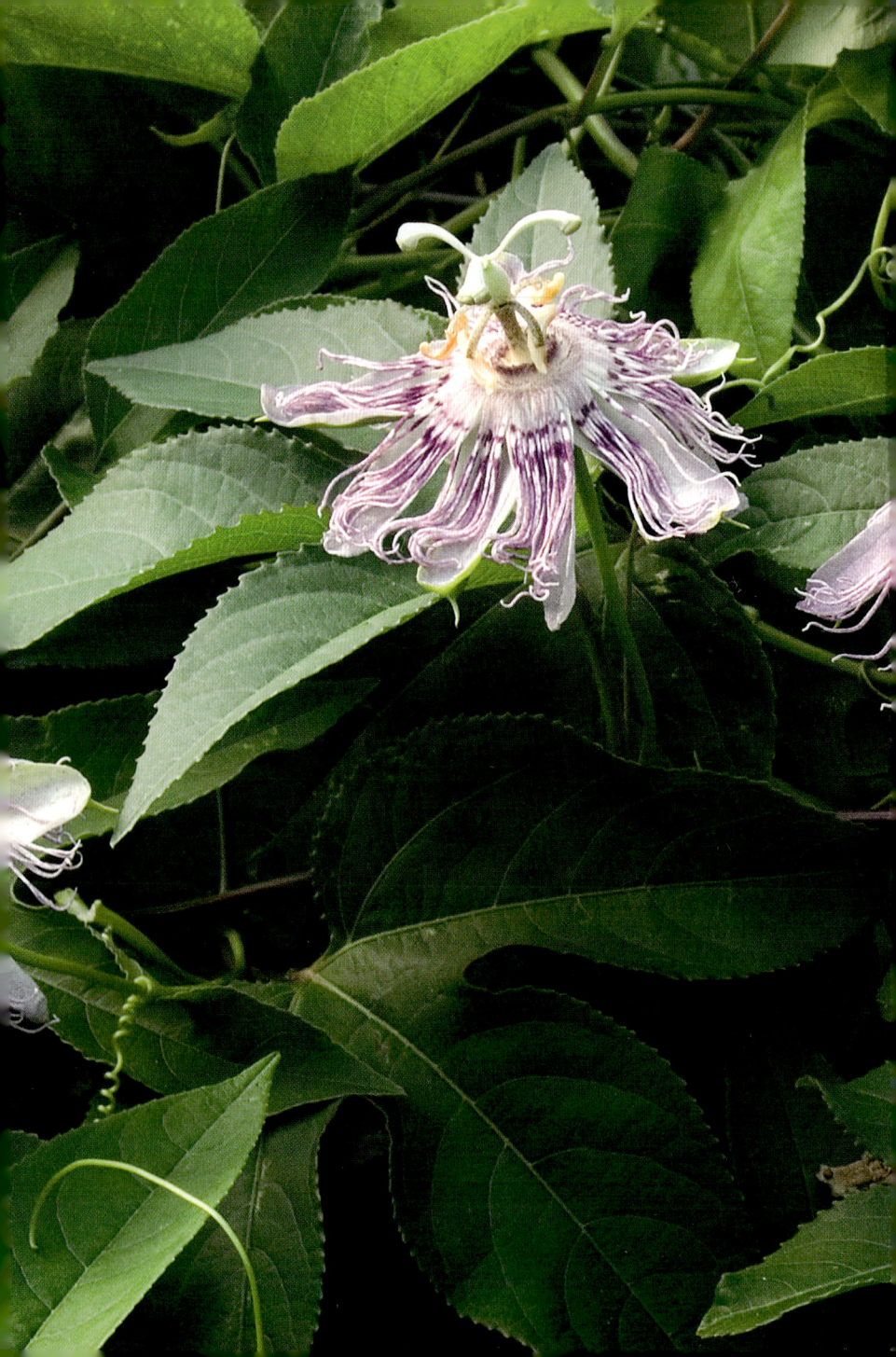

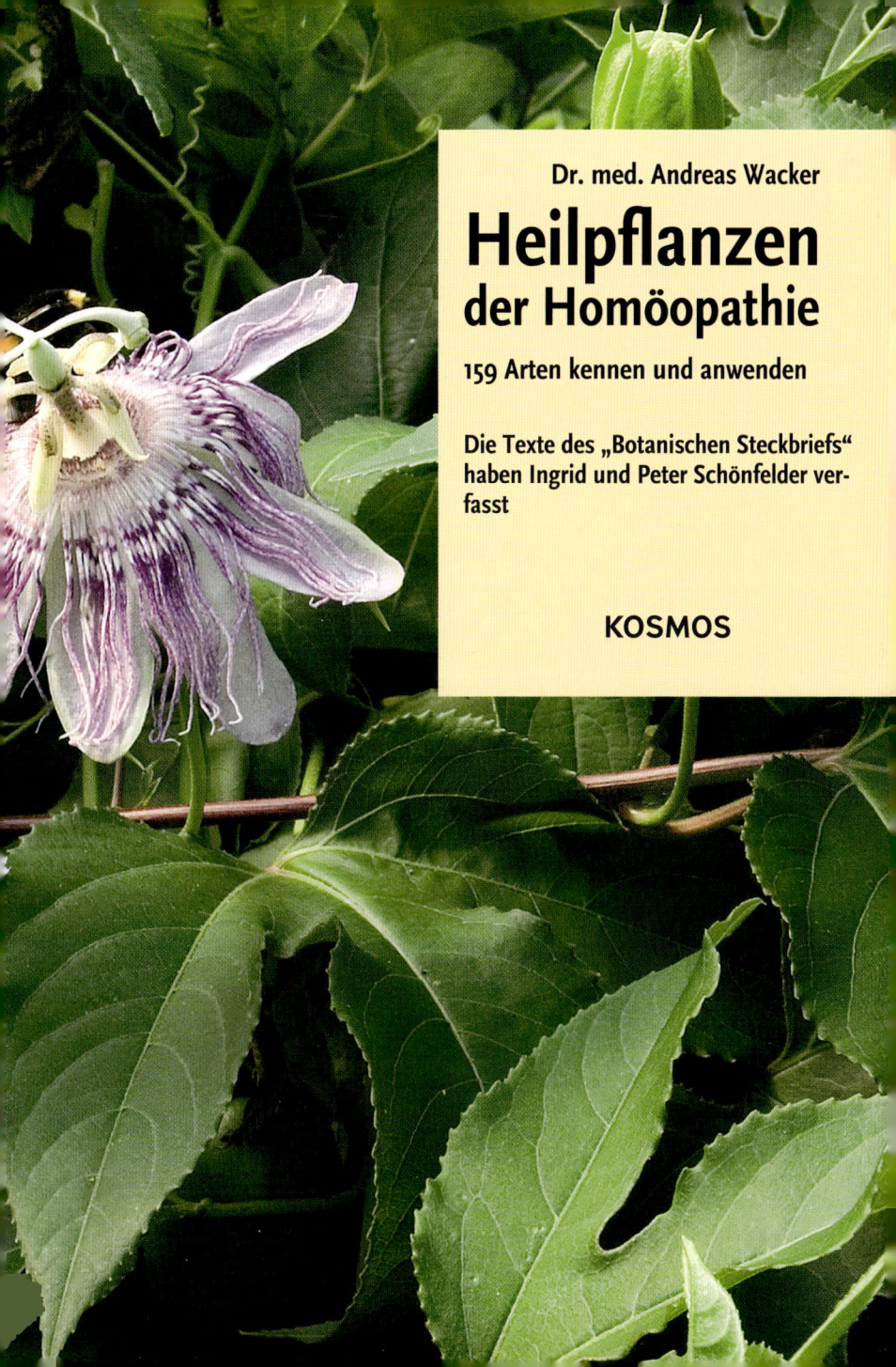

Dr. med. Andreas Wacker

Heilpflanzen
der Homöopathie

159 Arten kennen und anwenden

**Die Texte des „Botanischen Steckbriefs"
haben Ingrid und Peter Schönfelder verfasst**

KOSMOS

Ein Wort vorweg

Das Interesse an der sanften Heilmethode Homöopathie entwickelt sich ungebrochen dynamisch weiter. Die Menschen erkundigen sich in ganz Deutschland in Apotheken und Praxen nach der Möglichkeit, „ob man da auch homöopathisch etwas machen kann". Die Antwort lautet: „Ja, man kann". Wichtig ist jedoch, dass die sogenannte Selbstmedikation nach gewissen Regeln angewandt wird. Es versteht sich von selbst, dass nur einfache Erkrankungen oder Befindlichkeitsstörungen ohne ärztliche Hilfe angegangen werden können und sollen. Wie die Selbstmedikation sinnvoll und fundiert durchgeführt werden kann, erfahren Sie unter anderem in diesem Buch.

Ein weiterer Schwerpunkt dieses Buches liegt in der Darstellung der wichtigsten Heilpflanzen, die in der Homöopathie verwendet werden. Viele Leser kennen den Unterschied zwischen Homöopathie und Pflanzenheilkunde gar nicht. Eine Heilpflanze ist noch kein homöopathisches Mittel. Neu an diesem Buch ist, dass die für die Homöopathie wichtigsten Heilpflanzen sowohl in ihren botanischen Eigenschaften als auch in ihrer homöopathischen Verwendung beschrieben werden. Die Texte werden durch ausgesprochen schöne Bilder anschaulich ergänzt.

An dieser Stelle möchte ich meinem geschätzten Freund und Kollegen Dr. med. Mirko Berger, Hamburg, ganz besonders danken. Dr. Berger gestattete mir, bei der Formung des Materials seine umfangreichen Unterrichtsinhalte und Skripten zu nutzen und damit fachlich „aus dem Vollen zu schöpfen".

Dr. med. Andreas Wacker

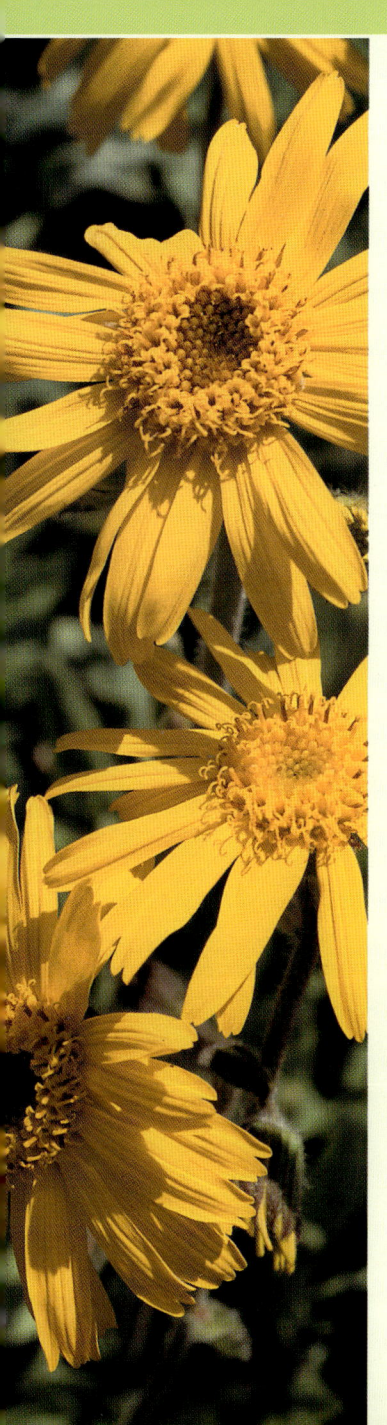

Auf den Bestimmungsseiten finden sich zu jeder beschriebenen Pflanze verschiedene Angaben zur homöopathischen Bedeutung und Anwendung sowie zu den botanischen Eigenschaften. Beide Bereiche liefern wissenswerte und interessante Informationen zu unterschiedlichen Aspekten rund um die Pflanze. Ergänzt werden die Artporträts durch ein Kapitel „Beschwerden homöopathisch behandeln von A bis Z". Dort erfahren Sie, wie Sie die wichtigsten Beschwerden selbst behandeln können. Auf den Seiten 209–218 werden außerdem die wichtigsten homöopathischen Mittel beschrieben, die keine Heilpflanzen sind.

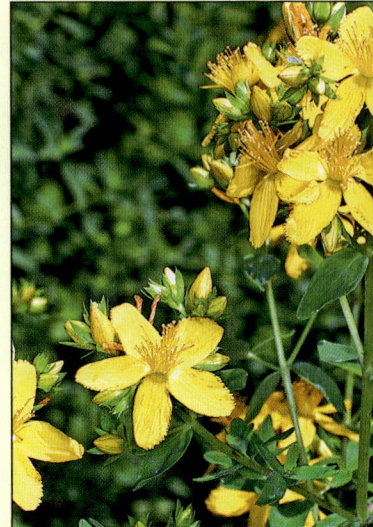

Homöopathikum und deutscher Pflanzename (mit Synonymen)

Alphabetische Anordnung der Pflanzen nach dem Homöopathikum

Wissenschaftlicher Familienname und deutscher Familienname der Pflanzen

Leitsymptome
Die wichtigsten Symptome/Hauptwirkungen des Mittels

Anwendung
Hier werden die wichtigsten und häufgsten Anwendungensmöglichkeiten beschrieben

Das Hauptanwendungsgebiet des homöopathischen Mittels für die Selbstbehandlung ist farbig unterlegt

Achtung

H | **Hypericum, Tüpfel-Johann**
Hypericaceae Johanniskrautgewäch

Allgemeinbefinden
Kopfbereich
Brustbereich
Bauchraum
Unterleib
Bewegungsapparat
Haut, Haare Nägel

Homöopathische Bedeutung
Leitsymptome Wichtigstes Mittel für Verletzungen von nervenreichem Gewebe
Anwendung Als pflanzliches Antidepre vum bekannt, entwickelt Hypericum in homöopathischer Form noch ganz and Qualitäten. Es ist das wichtigste Mittel Verletzungen von Körperteilen, die reic Nerven enthalten, wie z. B. Gehirn, Rüc mark/Wirbelsäule, Finger, Zehen, Nase Ohren etc. Die Schmerzen nach solcher Verletzungen sind unerträglich und he schießend oder stechend. Zu den Indik nen gehören Gehirnerschütterung, Stu auf den Rücken bzw. auf die Wirbelsäu Sturz auf das Steißbein, jegliche Schni verletzungen im Bereich von Finger un Zehen. Auslöser sind: Verletzung, Ersch terung, Schock, Schlag, Prellung. Besse durch Liegen auf dem Gesicht, Rückwä beugen, Reiben.
Achtung Bei Verletzungen wie oben beschrieben den Arzt aufsuchen.

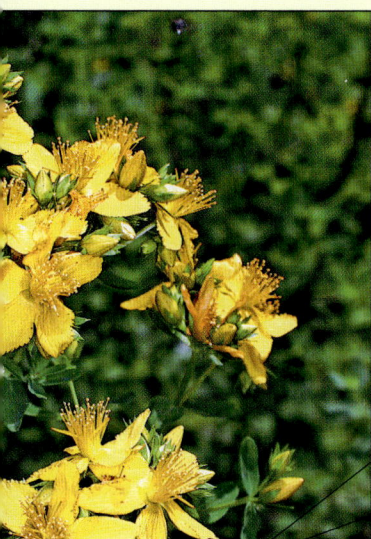

Hypericum perforatum

tanischer Steckbrief

3–1 m | Staude | Juni–August

chreibung Aufrechte Pflanze mit stark
stelter, spindelförmiger Wurzel, nur bei
er Art Stängel durchgehend mit 2 Längs-
ten. Blätter 1–3 cm lang, länglich bis
rmig, durchscheinend getüpfelt. Blüten
rugdolden, mit 5 gelben, am Rand
warz punktierten, bis 13 mm langen
nblättern, Kelchblätter fein zugespitzt.
kommen Wegränder, Magerrasen,
üsche. Europa, Asien.
kstoffe Hypericine (Naphthodianthro-
Hyperforin (Phloroglucinderivat), Fla-
oide wie Rutosid, Hyperosid und die
avone Biapigenin und Amentoflavon;
omere Procyanidine und weitere Cate-
gerbstoffe, Xanthone, geringe Mengen
erisches Öl.
ndlage der Arzneimittelherstellung
frische ganze Pflanze zu Beginn der
ezeit gesammelt.

Wissenschaftlicher Name (mit Synonymen)

Höhe (H)
Die Angabe beschreibt die Wuchshöhe

Wuchsform
Unterschieden werden:
einjährig, zweijährig, mehrjährig, Staude
(ausdauernde Pflanze), Strauch, Baum

Monatsangabe
Der oder die Monate geben den Zeitraum an,
in der die Pflanze gewöhnlich blüht

Beschreibung
Beschreibung der Pflanze, wichtige Merkmale
von Spross, Blättern, Blüten und Früchten

Vorkommen
Angaben zu den Standorten
und der natürlichen Verbreitung

Wirkstoffe
Es werden die wichtigsten Inhaltsstoffe
bzw. Stoffgruppen genannt

Grundlage der Arzneimittelherstellung
Angabe der verwendeten Pflanzenteile
auf Grundlage des Homöopathischen
Arzneibuchs (HAB)

Der Erfolg der Homöopathie

Die Methode Homöopathie ist in den letzten Jahren immer bekannter, beliebter und populärer geworden.

Warum möchten sich viele schwangere Frauen oder viele Mütter kleiner Kinder über Homöopathie, die Methode mit den „Kügelchen", informieren? Warum lassen sich immer mehr Hebammen, Ärzte und Apotheker in Homöopathie ausbilden?

Ganz einfach: Die Homöopathie ist eine erfolgreiche Methode, die auch vom nicht professionellen Anwender innerhalb definierter Grenzen erfolgreich und sicher eingesetzt werden kann, wenn er bestimmte Prinzipien und Grundlagen kennt. Das Jahr 1796 ist das Geburtsjahr der Homöopathie – damals veröffentliche Hahnemann die Ergebnisse seines berühmten Chinarinden- Selbstversuchs in einer Zeitschrift (→ Abs. Arzneimittelprüfung). Danach setzte ein beispielloser Siegeszug der Homöopathie ein, der vor keiner Grenze haltmachte. Bereits in der Mitte des 19. Jahrhunderts hatte sich das Wissen der Homöopathie über mehrere Kontinente verbreitet, spätestens seit Ende des 19. Jahrhunderts wird sie nahezu weltweit praktiziert. Mit Entwicklung der „technisierten Apparatemedizin" seit dem Anfang des 20. Jahrhunderts geriet die Homöopathie gegenüber der Schulmedizin ins Hintertreffen. Aber seit den 50er-Jahren gewann sie in Deutschland wieder kontinuierlich an Boden; diese Entwicklung beschleunigte sich sogar seit den 90er-Jahren in Deutschland. Heute ist die Homöopathie in Deutschland so populär wie noch nie.

Samuel Hahnemann – der Begründer der Homöopathie

Samuel Hahnemann wurde am 10. April 1755 in Meißen als Sohn eines Porzellanmalers geboren und starb am 2. Juli 1843 in Paris, auf der Höhe seines Ruhmes. Er war eine äußerst interessante Persönlichkeit mit gegensätzlichen Charakterzügen. Viele Menschen verehrten ihn, aber er hatte sich auch viele Feinde gemacht. Nach seinem Medizinstudium ließ er sich nicht als Arzt nieder, weil ihm die damalige Heilpraxis missfiel. Wie auch heute noch sind viele verwendete Arzneien giftig und schädigen den Menschen. So wurde damals Quecksilber verwendet. Daraufhin arbeitete er eine Zeit lang in der Apotheke seines Schwiegervaters und eignete sich dabei seine vorzüglichen Kenntnisse über die Arzneimittelherstellung an. Nebenbei übersetzte er medizinische Fachliteratur, arbeitete sich in die Wissenschaft der Chemie ein und wurde in diesem Fach ein international anerkannter Experte. Erst später entdeckte er seinen Arztberuf wieder und

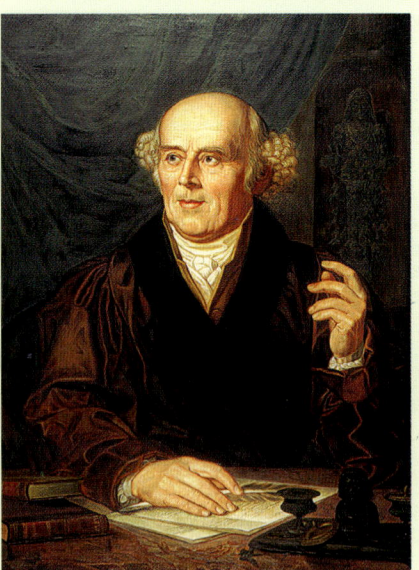

Dr. med. Samuel Hanemann (1755–1843), Begründer der Homöopathie

begann, Patienten zu behandeln. Im Jahr 1796, das als Geburtsjahr der Homöopathie gilt, war er immerhin schon 41 Jahre alt. Seine Zeitgenossen beschrieben ihn als unsteten Geist, immer auf der Suche, weshalb er mit seiner großen Familie (die Hahnemanns waren mit 11 Kindern gesegnet) über viele Jahre hinweg immer wieder den Wohn- und Arbeitsort wechselte. Sein Arbeitspensum war riesig: Tagsüber praktizierte er, nachmittags und abends unterrichtete er Studenten und Kollegen, abends und nachts schrieb er wissenschaftliche Arbeiten und stellte seine eigenen homöopathischen Arzneien her. In der zweiten Hälfte seines Lebens stellte sich dann auch der wohlverdiente Erfolg ein. Sein Ruhm reichte über die Grenzen hinweg bis ins Ausland, und manche Patienten kamen sogar aus Übersee zu ihm in Behandlung. Mit vielen Ärzten und Apothekern hatte er vehemente Auseinandersetzungen, was nicht zuletzt an einer gewissen cholerischen Ader gelegen haben mag, und zeit seines Lebens kritisierte er die Vertreter der Schulmedizin aufs Heftigste. Er besaß unglaubliche Energie und Vitalität; noch im Alter von 80 Jahren siedelte er mit seiner zweiten Frau nach Paris um, um dort bis an sein Lebensende eine Praxis erfolgreich zu betreiben.

Homöopathie – eine Erfolgsgeschichte

Die Gründe für den Erfolg dieser Methode sind vielfältig. Zum einen weiß heute (fast) jedes Kind, dass die Homöopathie eine *sanfte* Methode ist. Wenn Kinder in die Praxis des homöopathischen Arztes gehen, wissen sie, dass sie keine Angst haben müssen.

Die Hemmschwelle, zum Arzt zu gehen, ist heutzutage durchaus höher geworden – einerseits durch materielle Gründe (z. B. Praxisgebühr), andererseits durch immer noch lange Wartezeiten in den Praxen, nicht zuletzt auch durch eine gewisse Hilflosigkeit der Schulmedizin gegenüber den chronischen Erkrankungen. Nur zu oft bekommt der Patient zu hören: „Damit müssen Sie sich eben abfinden." Auch fühlen sich mehr und mehr Patienten durch die (politisch gewollte) zunehmende Spezialisierung der Ärzte bei „ihrem Arzt" nicht mehr richtig aufgehoben, nicht als ganzer Mensch wahrgenommen. Der Spezialist kümmert sich nur um ein Organ, nicht um den ganzen Menschen. Das hinterlässt beim Patienten Frustrationen. Daher suchen viele Menschen nach Alternativen. Weil die Zahl homöopathisch behandelnder Ärzte immer noch relativ gering ist, wendet sich der Patient immer häufiger Rat suchend an den Apotheker. Und weil die Nachfrage aus den Reihen der Kundschaft steigt, belegen immer mehr Apotheker Homöopathiekurse, damit sie ihre Kunden adäquat und umfassend beraten können.

Zu guter Letzt ist die Homöopathie eine Methode, die unter Beachtung gewisser Regeln für den nicht professionellen Anwender gut praktikabel und sicher anwendbar ist. Der nicht professionelle Anwender sollte jedoch nur einfache akute Erkrankungen (wie z. B. Hals- und Ohrenschmerzen, grippale Infekte, Durchfallerkrankungen) selbst behandeln. Die Behandlung chronischer Krankheiten (z. B. Neurodermitis, Rheuma, Allergien, Asthma etc.) ist wesentlich schwieriger und bleibt dem professionellen Homöopathen vorbehalten.

Dies wird auf den nächsten Seiten noch ausführlicher erläutert.

Homöopathie – eine Regulationstherapie

Die Denkweise eines homöopathischen Arztes unterscheidet sich von der eines schulmedizinischen Arztes grundlegend. Ein einfaches Beispiel,

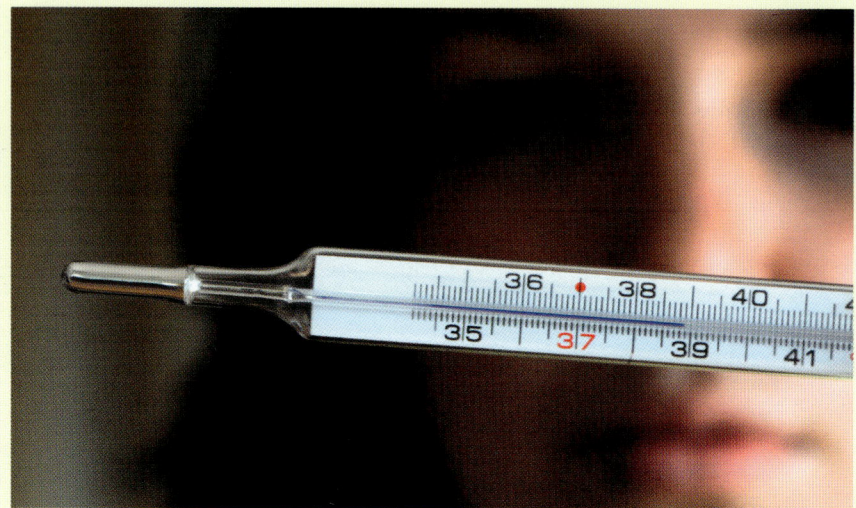

Fieber ist eine sinnvolle Reaktion unseres Organismus und unterstützt die Abwehrkräfte

das sicher jeder aus eigener Erfahrung kennt: das Fieber. Wenn wir an einem Virusinfekt erkrankt sind (z. B. grippaler Infekt), so steigt häufig die Körpertemperatur auf 38, 39 oder gar 40 Grad Celsius. Der Schulmediziner verordnet eine Arznei, die das Fieber senkt. Der Homöopath wird zwar auch eine Arznei verordnen, jedoch keine fiebersenkende. Denn das Fieber hat einen Sinn: Die Effizienz der vielen komplizierten Abwehrvorgänge unseres Körpers wird gesteigert, und der Krankheitserreger selbst hat es in der Regel schwerer, im Organismus zu überleben, wenn wir Fieber haben. Das bedeutet: Der Körper setzt sich zur Wehr, indem er Fieber erzeugt. Wenn man nun mit einer schulmedizinischen Arznei das Fieber senkt, nimmt man dem Organismus gewissermaßen eine seiner Waffen weg. Also wird es schwieriger für ihn, die Krankheit zu überwinden. Die homöopathische Arznei senkt nicht in erster Linie das Fieber, sondern sie unter-

stützt den Körper in seinen Abwehrreaktionen. Es kann sogar sein, dass nach Einnahme der richtigen (= passenden) homöopathischen Arznei das Fieber vorübergehend noch etwas höher ansteigt (das wäre die sogenannte homöopathische Erstreaktion, siehe Seite 17). Dies geschieht aber bei einem bereits verbesserten Allgemeinzustand, d. h., der Patient fühlt sich schon wohler und erleichtert. Mit der Unterstützung der passenden homöopathischen Arznei überwindet der Körper leichter die Krankheit. Das Immunsystem hat an dieser Erkrankung gelernt, und der Mensch geht gestärkt aus der Krankheit hervor. Er wird also nicht gleich beim nächsten Viruskontakt wieder die nächste Erkrankung bekommen. Hat man das Fieber mit einer schulmedizinischen Arznei unterdrückt, so kann der Organismus häufig die Erkrankung nicht vollständig überwinden, es bleiben gewisse „Altlasten" zurück, und beim nächsten Viruskontakt erkrankt der Mensch erneut – und das immer wieder. Gerade Kinder, die fortwährend nur antibiotisch und fiebersenkend behandelt werden, erkranken im Abstand von wenigen Wochen immer wieder.

Durch die homöopathische Behandlung wird eine Erkrankung nicht unterdrückt. Die Homöopathie hilft dem Körper in der Auseinandersetzung mit der Krankheit, und der Schaden wird „reguliert". Daher spricht man von einer Regulationstherapie. Ermöglicht wird die Regulation durch einen Impuls von außen: die homöopathische Arznei.

Die individuelle Symptomatik ist entscheidend

Eine weitere Besonderheit des homöopathischen Ansatzes ist die individuelle Herangehensweise des Arztes. Jeder Mensch ist einmalig und durchlebt auch seine Krankheit in individueller Ausprägung. D. h.: Es gibt keine zwei Patienten auf der Welt, die absolut hundertprozentig *dieselbe* Symptomatik haben! Zwar hört man immer wieder den Satz: „Erst hat es mich erwischt, und jetzt ist mein Kind krank, es hat genau dasselbe wie ich." Bei genauem Hinschauen erkennt der Homöopath aber Abweichungen. Der Verlauf des Fiebers oder die Qualität der Ohren- oder Halsschmerzen oder die Art des Hustens sind eben doch unterschiedlich. Und nach der Symptomatik, nach dem Gesamtbild, das der Patient bietet, wird die Arznei individuell ausgesucht. So kann es sein, dass ein Patient mit fieberhaftem Infekt Belladonna (Tollkirsche) bekommt, ein anderer Patient mit derselben schulmedizinischen Diagnose (fieberhafter Infekt) aber Pulsatilla (Küchenschelle) braucht.

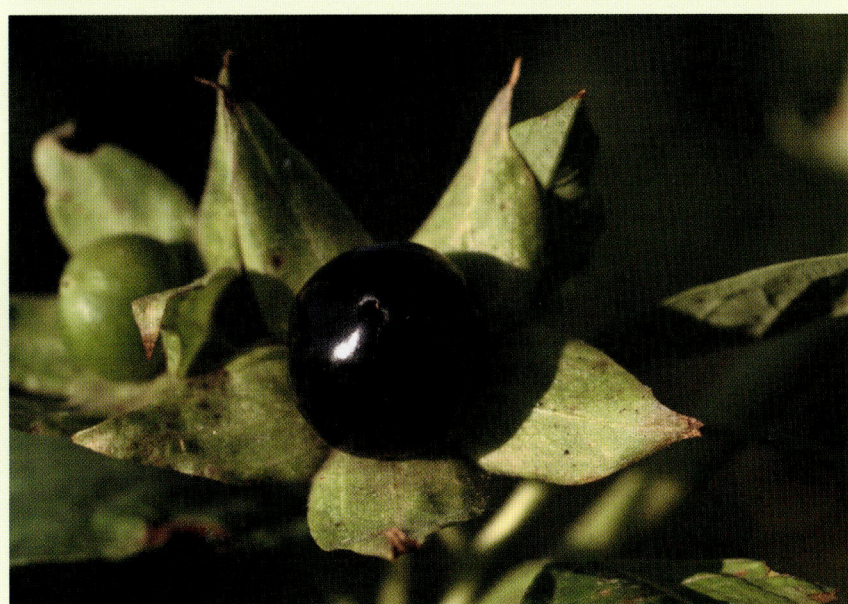

Belladonna – eine der wichtigsten Arzneien bei akuten fieberhaften Erkrankungen

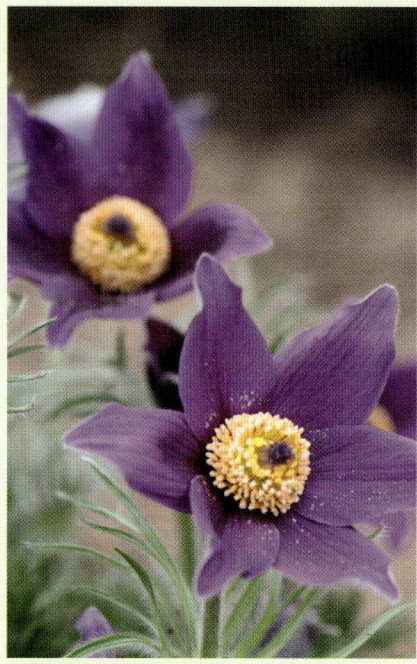

Pulsatilla, die Küchenschelle

Die drei Säulen der Homöopathie

Das gesamte System der Homöopathie ruht auf drei Säulen, die man kennen muss, um die Homöopathie erfolgreich anzuwenden: das Ähnlichkeitsprinzip – die Arzneimittelprüfung – die Potenzierung.

Das Ähnlichkeitsprinzip

Es wurde nicht etwa von Samuel Hahnemann entdeckt; man findet in der historischen Literatur mehrere Hinweise, dass es schon im Altertum bekannt war. Hahnemann war jedoch der Erste, der Konsequenzen daraus zog und das Ähnlichkeitsprinzip systematisch in der Praxis anwandte, um Krankheiten zu heilen.

Im Folgenden fünf Beispiele aus dem Alltag:

1. Was passiert, wenn Sie von einer Biene gestochen werden?
Sie spüren einen stechenden Schmerz. Der Haut- und Gewebebereich um den Stich herum färbt sich blassrosa oder rötlich und schwillt an. Die Schwellung kann – je nach individueller Reaktion – mehr oder weniger stark ausfallen. Bei manchen Menschen entwickelt sich sogar eine extreme Schwellung. Durch Auflegen eines kalten Umschlags werden Schwellung und Schmerzen gelindert.

Das Ganze sieht somit einer akuten entzündlichen und allergischen Reaktion sehr ähnlich. Und gerade wegen dieser Ähnlichkeit kann man die Honigbiene (*Apis mellifica*) als Mittel zur Erstbehandlung einer akuten Schwellung, z. B. entstanden im Rahmen einer Allergie, oder auch bedingt durch eine Entzündung oder Verletzung, einsetzen.

2. Was passiert, wenn Sie eine Zwiebel schälen und klein schneiden?
Die Augen beginnen als Reaktion auf die scharfen Dämpfe zu tränen; die Nase läuft; manche Menschen müssen vielleicht niesen. Der durch die Zwiebeldämpfe erzeugte Zustand ähnelt einem Schnupfen. Daher kann man – wegen der Ähnlichkeit – die Küchenzwiebel (*Allium cepa*) in homöopathischer Form zur Behandlung des einfachen, unkomplizierten Schnupfens einsetzen.

3. Falls Sie rauchen oder einmal geraucht haben – erinnern Sie sich noch an Ihre erste Zigarette?
Je jünger Sie damals waren, desto stärker haben Sie durch die giftige Wirkung des verbrannten Tabaks bzw. des Rauchs ein ausgeprägtes Elendsgefühl bekommen. Viele Menschen kennen Elendsgefühl mit Übelkeit und Schwindel,

indem sie reise- oder seekrank werden. Wegen der Ähnlichkeit zwischen der Symptomatik, die Tabak erzeugt, und der Reise- oder Seekrankheit kann man Tabak (Tabacum) in homöopathischer Form als Mittel gegen Reisekrankheit einsetzen.

4. Was geschieht, wenn Sie zu viel Kaffee trinken?
Sie bekommen Herzklopfen, Sie sind überreizt, Ihnen bricht der Schweiß aus, Ihre Gedanken jagen und drehen sich im Kreis – und Sie können nicht schlafen. Kurz gesagt: Kaffee verursacht einen akuten Zustand der Schlaflosigkeit. Deswegen kann man Kaffee in homöopathischer Form (Coffea) als Mittel gegen Schlaflosigkeit nutzen. Allerdings nur dann, wenn die Schlaflosigkeit ein akuter Zustand ist, d. h., sie besteht erst seit ein paar Tagen bis maximal zwei bis drei Wochen. Wenn Sie schon länger unter Schlaflosigkeit leiden, seit Monaten oder gar seit Jahren, ist diese Vorgehensweise nicht Erfolg versprechend. Denn die Behandlung chronischer Erkrankungen ist wesentlich schwieriger und komplizierter als die Behandlung von akuten, vorübergehenden krankhaften Zuständen. Doch dazu später mehr *(vgl. Abs. „Konstitutionsbehandlung")*.

5. Was passiert, wenn Sie eine Brennnessel streifen?
Sie verspüren ein Brennen auf Ihrer Haut, und es bilden sich mehr oder weniger stark gerötete Flecken, die erhaben sind, die also mit einer Schwellung und einem Aufwölben der Haut einhergehen. Diese Flecken nennt man Quaddeln.

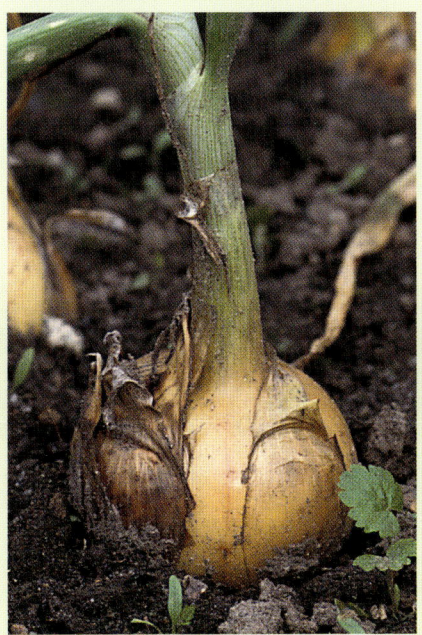

Allium cepa, die Küchenzwiebel

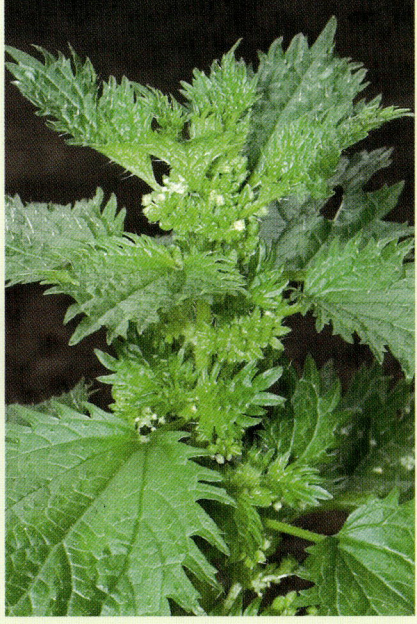

Urtica urens, die Brennnessel

Die Quaddeln können – je nach individueller Reaktion und Empfindlichkeit – kleiner oder größer ausfallen; bei manchen Menschen entsteht auch ein Juckreiz. Der Kontakt mit der Brennnessel lässt eine akute Nesselsucht (akute Urticaria) entstehen. Akute Nesselsucht ist eine recht häufige Erkrankung – etwa 25 % aller Menschen bekommt sie mindestens einmal im Leben. Auslöser sind häufig Nahrungsmittel, die nicht vertragen werden oder gegen die man allergisch ist, wie z. B. Muscheln oder Krebse oder Erdbeeren. Die Brennnessel kann aufgrund der Beschwerden, die sie bei einem gesunden Menschen hervorruft, als Sofortbehandlung bei der akuten Nesselsucht eingesetzt werden. Weil die Brennnessel eine akute Nesselsucht auslöst (daher auch ihr Name), kann sie zur Sofortbehandlung einer akuten Nesselsucht eingesetzt werden – wegen der Ähnlichkeit zwischen dem Zustand, den sie beim Gesunden verursacht, und einer krankhaft bedingten Nesselsucht (Urticaria).

Die Arzneimittelprüfung

Die erste dokumentierte Arzneimittelprüfung stammt – von wem anders als von Samuel Hahnemann! Es handelt sich um seinen berühmten Selbstversuch mit Chinarinde. Chinarinde wurde zu Hahnemanns Zeiten als Standardmittel gegen Malaria eingesetzt; sie wird sogar heute noch zur Herstellung von Malaria-Arzneien verwertet. Hahnemann kannte die Malaria aus Erfahrung am eigenen Leib, da er als junger Arzt selbst eine Malaria durchgemacht hatte. Im Jahr 1790 wagte er ein Experiment: Er wollte herausfinden, was passiert, wenn man als Gesunder eine Arznei einnimmt. Diese Denkweise war neu. Man kannte zwar bis dahin zahlreiche Berichte über Vergiftungen, z. B. waren die Symptome der Arsenvergiftung bekannt. Aber ein Gift nimmt natürlich niemand freiwillig ein, es sei denn in

suizidaler Absicht oder als Strafe, so wie Sokrates den Schierlingsbecher trank, weil er ihn trinken musste. Hahnemann fasste sich ein Herz und nahm als Gesunder die Chinarinde in üblicher Standarddosierung ein. Wichtig ist, dass er zu diesem Zeitpunkt gesund war. Daraufhin geriet er in einen Zustand, der einer Malaria sehr ähnlich war. Dieser Zustand hielt so lange an, wie er Chinarinde regelmäßig einnahm. Unterblieb die Einnahme, so gingen die Symptome wieder zurück. Hahnemann führte den Selbstversuch über einige Tage hinweg fort und schrieb akribisch alle Symptome auf, die während des Versuchs gekommen und gegangen waren. Bis zur Veröffentlichung dieses Experiments dauerte es noch sechs Jahre, also bis 1796, da Hahnemann in Verbindung mit der Prüfung von Chinarinde auch eine erste Formulierung des homöopathischen Heilprinzips wagte. Dieser ersten systematischen Arzneimittelprüfung folgten später noch viele weitere Prüfungen nach, die Hahnemann an sich selbst oder mit seiner Familie oder mit Kollegen und Studenten durchführte. So entdeckte er im Lauf der Jahre immer mehr Medikamente und führte sie der Nutzung durch die Medizin zu.

Die Potenzierung

Wie Sie weiter oben schon gelesen haben, übte Samuel Hahnemann den eben erlernten Arztberuf zunächst gar nicht aus, da er seine Patienten nicht mit giftigen Arzneien schädigen wollte. Einige Jahre später hatte er wieder so weit Mut gefasst, dass er begann, Patienten zu behandeln. Um die Sicherheit seiner Patienten zu gewährleisten, verdünnte er daraufhin seine Arzneien, bis er sicher war, dass sie nicht mehr toxisch (giftig) wirkten.

Vermutlich ging er selbst davon aus, dass sich die Wirksamkeit der Arzneien durch das Ver-

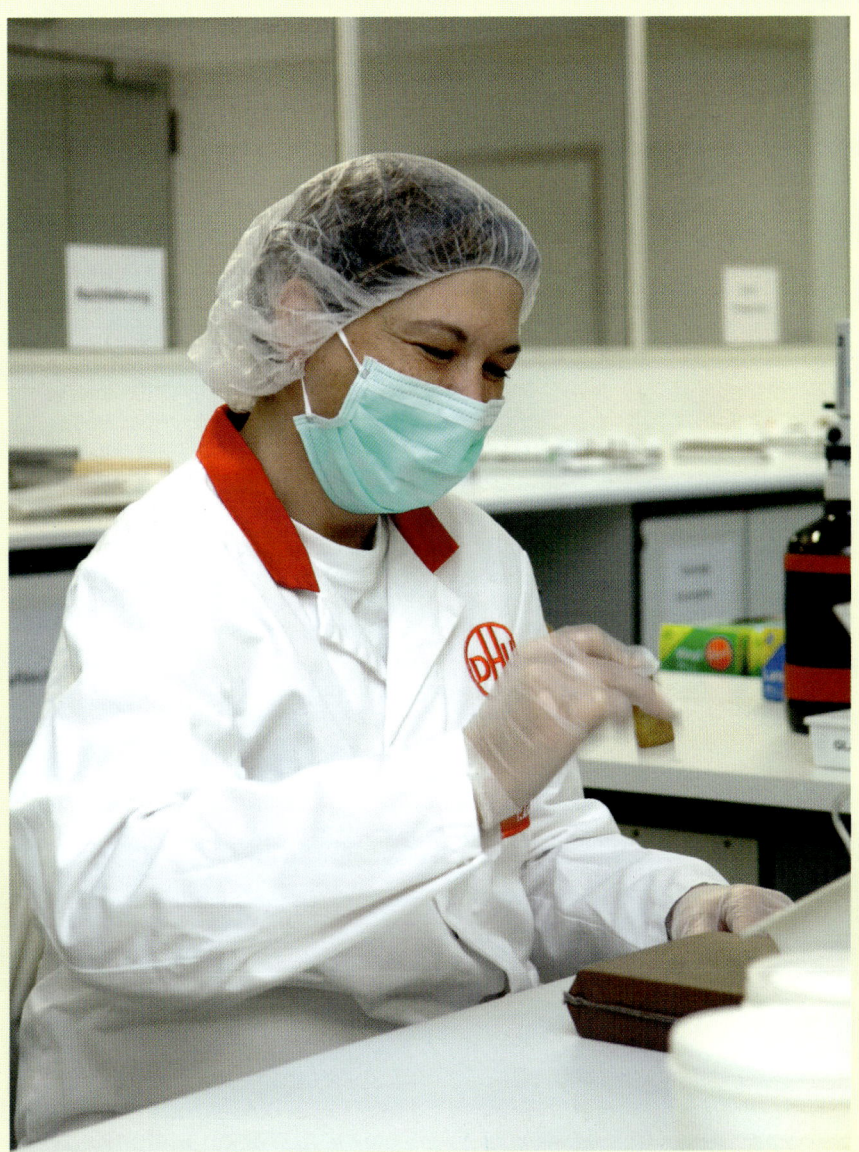

Im Prozess der Potenzierung: Das Arzneigefäß wird kräftig auf eine Unterlage geschlagen (Verschüttelung)

dünnen verringerte. Erstaunlicherweise war das aber nicht der Fall! Im Gegenteil: Je weiter er die Arzneien verdünnte, desto vollständiger und tiefer wurde die Wirkung! Allerdings war noch ein zusätzlicher „Trick" zu beachten. Durch alleiniges Verdünnen lässt sich die Wirkung der Arzneien nämlich nicht steigern. Hahnemann entdeckte das Verschütteln: Dazu schlug er nach jedem Verdünnungsschritt das Gefäß, das die Arznei enthält, auf eine elastische Unterlage (z. B. ein Polster). Doch kehren wir noch einmal zum Ausgangspunkt der Herstellung zurück. Ein Pflanzenextrakt in flüssiger Form (die sogenannte Urtinktur) wird im Verhältnis 1 : 10 mit Weingeist (ca. 70%iger Alkohol) gemischt. Das Gefäß, in dem sich die Mischung befindet, wird zehnmal kräftig auf ein Polster geschlagen. Somit hat man die Potenz D 1 hergestellt. Man spricht von der D-Potenz, weil im Verhältnis 1 : 10 verdünnt wird. Einen Teil der D 1 mischt man wiederum im Verhältnis 1 : 10 mit Weingeist, verschüttelt, und somit wurde die D 2 hergestellt. Von dieser wird wieder ein Teil mit Weingeist im Verhältnis 1 : 10 gemischt, und nach dem Verschütteln hat man die Potenz D 3 vorliegen, und so weiter.

Bei der Herstellung von C-Potenzen wird im Verhältnis 1 : 100 verdünnt, ansonsten ist die Vorgehensweise dieselbe. Schließlich gibt es noch LM-Potenzen (sie heißen auch Q-Potenzen), die im Verhältnis 1 : 50 000 verdünnt werden. Die LM- oder Q-Potenzen spielen jedoch für die Selbstmedikation keine Rolle.

Modalitäten – Wegweiser zur passenden Arznei

Homöopathie ist eine durch und durch ökologische Methode, da sie die Wechselwirkungen des gesunden und kranken Menschen mit seiner Umwelt betrachtet und berücksichtigt. Es gibt Patienten, die mit ihrem Husten gern an die frische Luft gehen, weil sie dort weniger husten müssen. Dies hat mit Einbildung nichts zu tun, sondern ist ein beobachtbares und damit objektives Phänomen. Für andere Patienten mag das Umgekehrte gelten: Ihr Husten verschlimmert sich draußen an der frischen Luft, und im warmen Zimmer müssen sie weniger husten. Oder: Jemand bekommt Durchfall, wenn er Kaffee trinkt. Oder: Ein Hautausschlag juckt unter warmem Wasser stärker, während der Juckreiz durch Abwaschungen mit kaltem Wasser verschwindet. Auch die Gemütsverfassung kann sich auf Symptome und Beschwerden auswirken: Manche Menschen werden krank, wenn sie sich ärgern oder fürchten oder wenn sie Kummer haben. Bei anderen Menschen verschwinden ihre Schmerzen, solange sie abgelenkt und beschäftigt sind. All diese Reize, die von außen oder von innen (Emotionen) auf den Menschen einwirken und zu einer Änderung des Befindens führen können, nennen wir Modalitäten. Auf die Modalitäten achtet der Homöopath sehr genau, weil sie wichtige Wegweiser zur passenden Arznei sind. Wenn z. B. ein Patient durch Bewegung an der frischen Luft deutliche Besserung erfährt, so denken wir schon an die Arznei Pulsatilla. Wenn dann noch auffällt, dass der Patient weinerlich ist und seine Symptome (fast) verschwinden, wenn er liebevoll getröstet und in den Arm genommen wird, so ist die Auswahl der Arznei Pulsatilla fast gesichert. Dies gilt jedoch nur für einfache akute Krankheiten, z. B. einen grippalen Infekt. Bei chronischen Erkrankungen sind die Wege zur Arzneimittelfindung viel komplizierter.

Akute Krankheit – chronische Krankheit – Konstitutionsbehandlung

Die Unterscheidung zwischen akuten und chronischen Erkrankungen ist sehr wichtig. Von einer akuten Erkrankung spricht die Homöopathie, wenn sie sich innerhalb von Stunden bis Tagen entwickelt und innerhalb von einigen Tagen bis maximal ein oder zwei Wochen ausheilt, beispielsweise die Mittelohrentzündung. Eine chronische Erkrankung dagegen besteht seit Monaten, Jahren oder gar seit kurz nach der Geburt, z. B. Neurodermitis. Eine Selbstbehandlung ist nur bei einfachen akuten Erkrankungen sinnvoll, weil hier die Symptome leicht zu erfassen sind, sodass die passende Arznei mit etwas Grundwissen und Erfahrung gefunden und eingesetzt werden kann. Natürlich gibt es auch schwere akute Erkrankungen (z. B. Herzinfarkt oder Nierenversagen), die vom nicht professionellen Anwender nicht selbst behandelt werden können. **Wann Sie den Arzt aufsuchen, müssen Sie letztlich selbst entscheiden. In jedem bedrohlichen Zustand muss aber der Arzt aufgesucht bzw. der Notarzt gerufen werden.**

Bei chronischen Erkrankungen muss ebenso der Arzt aufgesucht werden, da es viel schwieriger ist, die passende Arznei zu finden. Es geht hier nicht darum, einmal etwas auszuprobieren, denn nur eine sehr gut passende Arznei kann hier helfen. Natürlich ist die Versuchung groß, bei Erkrankungen wie Neurodermitis, Migräne, Rheuma, chronischen Entzündungen, Allergien, seelisch-psychischen Störungen oder gar Krebs „es einmal mit den Kügelchen zu probieren". Das wird aber leider nicht gelingen und ist nicht zu empfehlen. Solche schweren Erkrankungen können sehr wohl homöopathisch behandelt oder unterstützt werden, jedoch nur vom professionellen Homöopathen.

Bei einer chronischen Krankheit wird die sogenannte Konstitutionsbehandlung durchgeführt. Das bedeutet: Der Homöopath untersucht im Erstgespräch (homöopathische Anamnese) die Gesamtheit des Patienten. Er kümmert sich

um alle wesentlichen Krankheiten, die der Patient bisher hatte. Es geht um die Lebensgewohnheiten, die Empfindlichkeiten, Neigungen, Unverträglichkeiten und das sogenannte Vegetativum (Schlaf, Appetit, Durst, Verdauung etc.). Außerdem beobachtet der Homöopath, wie sich der Patient im Gespräch verhält, wie er emotional auf bestimmte Themen reagiert u.v.m. Um derart viele Informationen zu sammeln, braucht der Homöopath durchschnittlich 90 Minuten im Erstgespräch, manchmal auch länger. Bei Kindern können in manchen Fällen 60 Minuten ausreichend sein.

Nach dem Erstgespräch folgt die Fallanalyse: Jetzt geht es darum, alle Informationen zu sortieren und zu gewichten, um die für den Patienten individuell passende Arznei zu bestimmen. Es ist einleuchtend, dass der Laie hiermit überfordert ist. Nur nach mehrjähriger Ausbildung und mit großer praktischer Erfahrung können Konstitutionsbehandlungen erfolgreich durchgeführt werden.

Die homöopathische Erstreaktion

Gelegentlich kommt es vor, dass sich nach Einnahme der passenden Arznei ein oder mehrere Symptome vorübergehend verschlimmern, z. B.: Das Fieber steigt an, der Husten wird schlimmer, die Ohrenschmerzen werden heftiger etc. Vom Allgemeinzustand her ist der Patient jedoch schon deutlich entlastet, er hat vielleicht schon wieder Appetit und / oder Unternehmungslust. Dies ist eine Heilreaktion, ein etwas heftigeres In-Gang-Kommen der Selbstheilungsmechanismen. Hier ist es wichtig, dass man keine weitere Arznei einnimmt und abwartet, bis die Erstreaktion abklingt. Danach schreitet die Besserung umso rascher fort. Homöopathische Erstreaktionen treten jedoch bei einfachen akuten Erkrankungen und bei der empfohlenen Potenz (siehe nächster Abschnitt) seltener auf.

Die empfohlene Potenz

Bei der Selbstmedikation ist die homöopathische Potenz D 12 am besten zu handhaben. Sie hat eine kurze Wirkdauer, sodass keine Probleme auftreten, falls Sie nicht die richtige Arznei ausgewählt haben. Wenn eine Arznei in der D 12 nicht verfügbar ist, sondern nur in der D 6, so können Sie auch diese verwenden. Allerdings sind bei dieser tieferen Potenz noch allergische Reaktionen möglich, z. B. bei Allergie gegen Korbblütler (Arnica, Calendula) oder bei Allergie gegen Bienengift (Apis mellifica). Sollten Sie bekanntermaßen allergisch gegen eine Arzneigrundlage sein, muss ein Homöopath zurate gezogen werden.

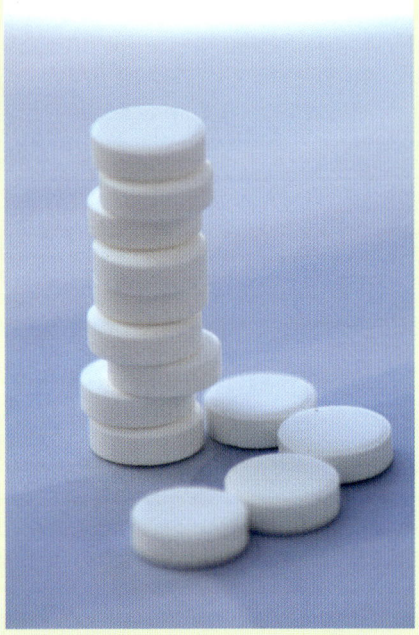

Homöopathische Tabletten

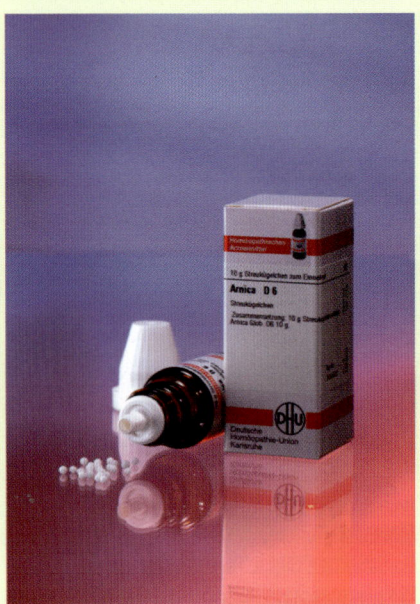

Homöopathische Globuli (Kügelchen)

Darreichungsformen

Homöopathische Arzneien gibt es als Globuli, Tabletten und Tropfen. Am bekanntesten und beliebtesten sind die Globuli – man kann fast sagen: Jedes Kind kennt die Kügelchen! Insofern empfiehlt es sich, mit den Globuli zu arbeiten. Sie bestehen aus Rohrzucker (Saccharose). Im Prinzip sind aber alle drei Darreichungsformen in ihrer arzneilichen Wirkung gleichwertig. Die Tabletten werden auf der Basis von Milchzucker (Laktose) hergestellt, deshalb sollten sie bei bekannter Laktoseunverträglichkeit nicht eingesetzt werden. Die Tropfen enthalten Alkohol, haben daher einen scharfen Geschmack und sind für Kinder weniger geeignet.

Dosierung

Bei akuter Erkrankung sollte viermal täglich Arznei gegeben werden, das bedeutet: morgens, mittags, abends und zur Nacht / zum Schlafengehen. Am besten wird die Arznei auf leeren Magen eingenommen, also vor den Mahlzeiten. Wenn sich der Zustand bessert, wird die Arznei reduziert, d. h., man gibt sie dreimal, später zweimal pro Tag. Wenn die Beschwerden abgeklungen sind, wird die Behandlung beendet.

Eine Dosis sind:
> für Erwachsene 5 Globuli bzw. 1 Tablette bzw. 5 Tropfen
> bei Kindern kann auf drei Globuli bzw. 3 Tropfen reduziert werden

Heilungshindernisse

Neben der empfohlenen Potenz und Dosierung sind noch einige weitere Dinge zu beachten, damit Sie mit der homöopathischen Selbstbehandlung ein gutes Ergebnis erzielen. Es gibt sogenannte Heilungshindernisse wie z. B. Substanzen, die die Aufnahme und Wirkung homöopathischer Arzneien beeinträchtigen, behindern oder sogar unmöglich machen können. Dazu gehören ätherische Substanzen wie Campher, Menthol, wie sie z. B. in Zahnpasten oder Badezusätzen enthalten sind. Aber auch Pfefferminz- und Kamillentee; Kaffee, koffeinhaltige Limonaden, Schwarztee, größere Mengen von Essig, Wein, Bier und Zigaretten zu meiden.

Generell sollte auf Dauer der Kaffeekonsum auf keinen Fall mehr als ein bis zwei Tassen Kaffee pro Tag betragen. Das Koffein (nur einer von vielen verschiedenen Wirkstoffen im Kaffee) hat intensive pharmakologische Wirkungen auf den menschlichen Organismus und kann – individuell unterschiedlich – mannigfaltige vegetative Funktionsstörungen bewirken. Sie können als Experiment einmal für ein bis zwei Wochen komplett auf Kaffee verzichten und werden häufig regelrechte Entzugserscheinungen mit Kopfschmerzen, Verdauungsbeschwerden und schlechter Laune bekommen. Die sind jedoch vorübergehend; danach werden Sie feststellen, dass Sie sich wohler und fitter fühlen, dass Sie wieder besser schlafen können. Ein weiteres Problem: Kaffee übersäuert nicht nur den Magen, sondern den ganzen Organismus. Nahezu alle chronischen Krankheiten lassen sich schon allein durch eine Umstellung auf eine basische Ernährung bessern; zu dieser Umstellung gehört u. a. das Weglassen von Kaffee.

Da Zahnpasta ein Heilungshindernis darstellt, sollten die Zähne eine halbe Stunde vor dem Schlafengehen geputzt werden; dann können die Globuli beim Zubettgehen eingenommen werden.

Weitere Heilungshindernisse können Suchtverhalten und schwere psychosoziale Belastungen sein. Der Organismus von Menschen, die unter extremsten Belastungen stehen, kann nicht mehr regulieren; er kann den Impuls der homöopathischen Arznei nicht (mehr) verwerten. Hier muss erst für Entlastung gesorgt werden, bevor die homöopathische Arznei wirken kann.

Grenzen der Homöopathie

Die Homöopathie hat dann ihre Grenzen – auch für den professionellen Homöopathen –, wenn die Regulationsfähigkeit des Organismus aufgehoben ist. Dies ist der Fall bei:
> schwersten, akut lebensbedrohlichen Erkrankungen;
> Erkrankungen, bei denen eine Operation erfolgen muss;
> Mangelzuständen, wie z. B. insulinpflichtiger Diabetes mellitus oder Mangel an Schilddrüsenhormonen nach Entfernung der Schilddrüse;

> bei vielen angeborenen Erkrankungen/Erbkrankheiten;
> bei Krebserkrankungen.

Bei Erbkrankheiten/angeborenen Erkrankungen und Krebserkrankungen kann der homöopathische Arzt aber die Homöopathie als begleitende und unterstützende Therapie einsetzen.

Die Rolle von Ernährung und Bewegung für die Gesundheit

Samuel Hahnemann maß der Ernährungs- und Lebensweise schon allergrößten Stellenwert zu. Viele seine Empfehlungen sind auch heute noch als fortschrittlich zu bezeichnen, wie z. B. die Empfehlung, Kartoffeln und Gemüse über Dampf zu garen. Heute kann man wissenschaftlich begründen, warum Dampfgaren eine schonendere Zubereitung ist als Kochen: Im weggeschütteten Kochwasser gehen wertvolle basische Inhaltsstoffe sowie Mineralien verloren. Bei der Entstehung nahezu aller chronischen Krankheiten spielt Übersäuerung durch industriegefertigte Nahrung (Zivilisationskost) eine ganz wesentliche Rolle. Ein hoher Konsum an koffeinhaltigen Limonaden führt nachweislich zur Osteoporose, auch schon in jungen Jahren und auch bei Männern. Schließlich braucht der Mensch zur Erhaltung seiner Gesundheit einen „vernünftigen" Lebensrhythmus mit ausreichend Schlaf und ausreichend Bewegung. Man sollte drei- bis viermal pro Woche für 45 Minuten einen leichten Sport mit Spaßfaktor ausüben. Die Belastung darf hierbei gering sein; Spazierengehen reicht bereits aus.

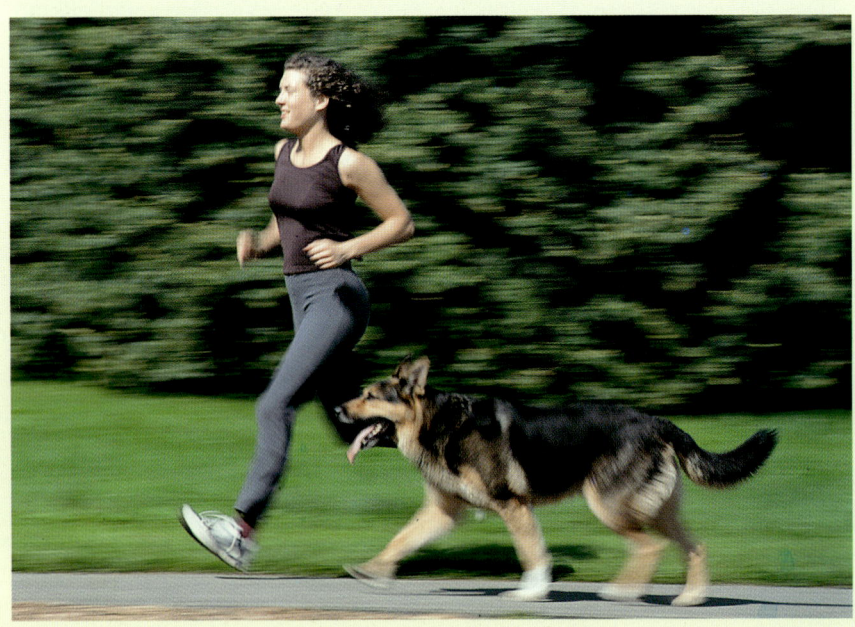

Drei- bis viermal leichte Bewegung pro Woche fördert die Erhaltung der Gesundheit

Wenn bekannt ist, dass bestimmte Nahrungsmittel nicht vertragen werden, sollten diese während einer homöopathischen Behandlung konsequent weggelassen werden, da sie sonst als permanenter Reiz wirken, der den Behandlungserfolg ernsthaft gefährden kann. Die häufigsten Unverträglichkeiten sind:

> Milch- / Laktoseunverträglichkeit;
> Weizenunverträglichkeit;
> Histaminunverträglichkeit;
> Zuckerunverträglichkeit.

Was ist bei einer Selbstbehandlung zu beachten?

Wenn Sie homöopathische Arzneien zur Selbstbehandlung einer einfachen akuten Erkrankung einsetzen wollen (z. B. Ohrenschmerzen), so schauen Sie im Kapitel „Beschwerden homöopathisch behandeln von A bis Z" unter dem entsprechenden Stichwort nach. Nehmen Sie sich in Ruhe ein Blatt Papier und schreiben Sie die Symptome, die Sie selbst haben oder unter denen Ihr Kind / Angehöriger leidet, untereinander. Notieren Sie alles, was Ihnen auffällt, und nehmen Sie die „W- Fragen" zu Hilfe, die Sie auf der Seite 220 ausführlich vorgestellt finden.

Anschließend lesen Sie das betreffende Kapitel (z. B. Ohrenschmerzen / Mittelohrentzündung) mit den dort empfohlenen Arzneien in Ruhe durch. Vergleichen Sie Ihre Notizen mit den beschriebenen Arzneien. Dann stellen Sie sich folgende Frage:

Wo besteht die größte Ähnlichkeit zwischen Ihren Notizen und einer der beschriebenen Arzneien?

Dann legen Sie sich auf die ähnlichste Arznei fest und nehmen diese ein. Bitte beachten Sie: die Übereinstimmung zwischen Ihren Beschwerden und einer Arznei wird nie 100%ig sein. Das ist aber auch nicht nötig; es genügt eine deutlich ausgeprägte *Ähnlichkeit*!

Wenn Sie die Arznei zwei- bis dreimal eingenommen haben und es ergibt sich keine Besserung, so haben Sie nicht die richtige Arznei ausgewählt. Sie können nun einen zweiten Versuch machen und nochmals eine Arznei bestimmen. Sind Sie auch dann erfolglos, beenden Sie den Versuch der Selbstbehandlung für dieses Mal. Sie werden feststellen, dass Sie mit zunehmender Erfahrung und zunehmendem Wissen immer erfolgreicher werden!

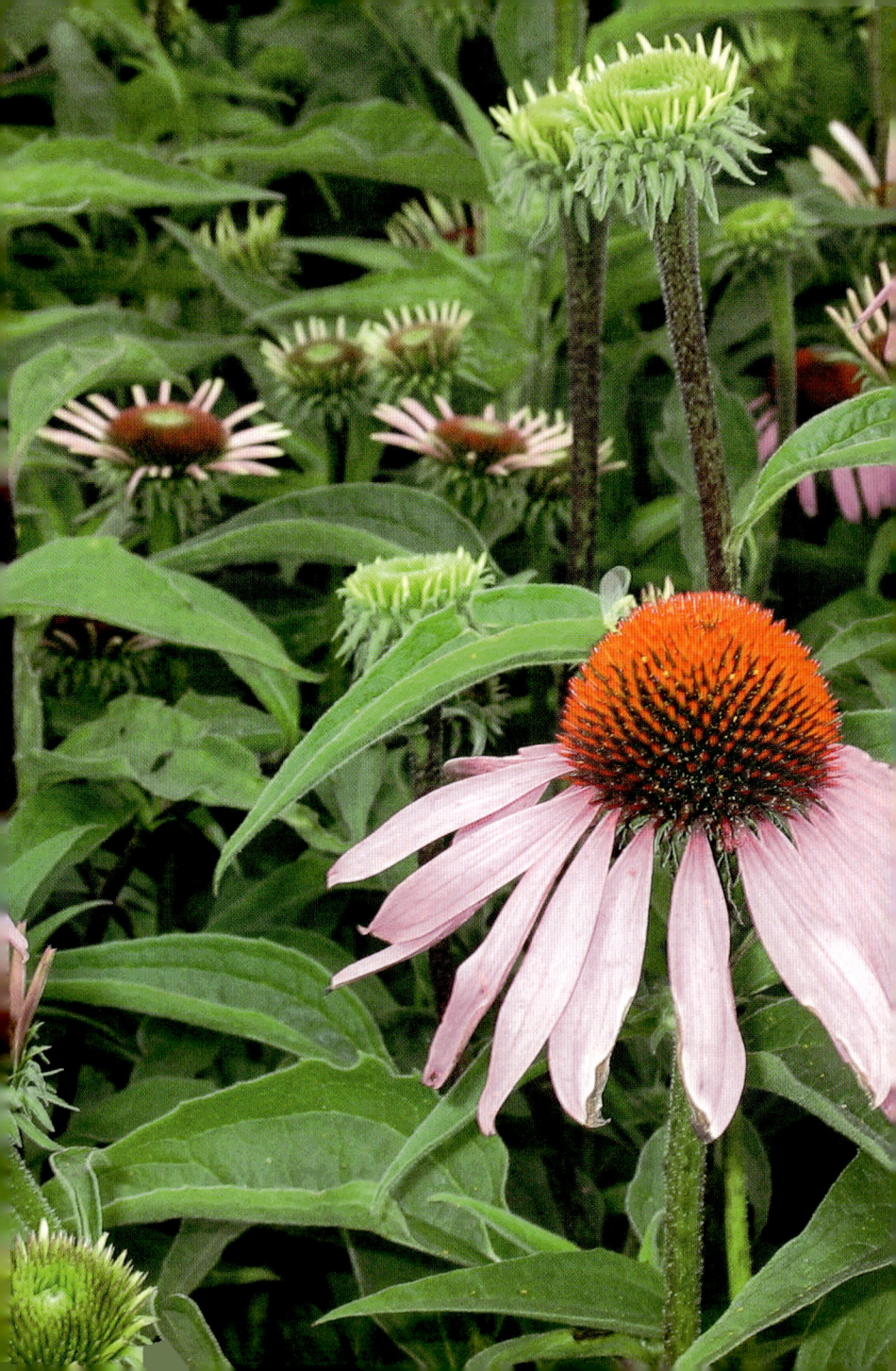

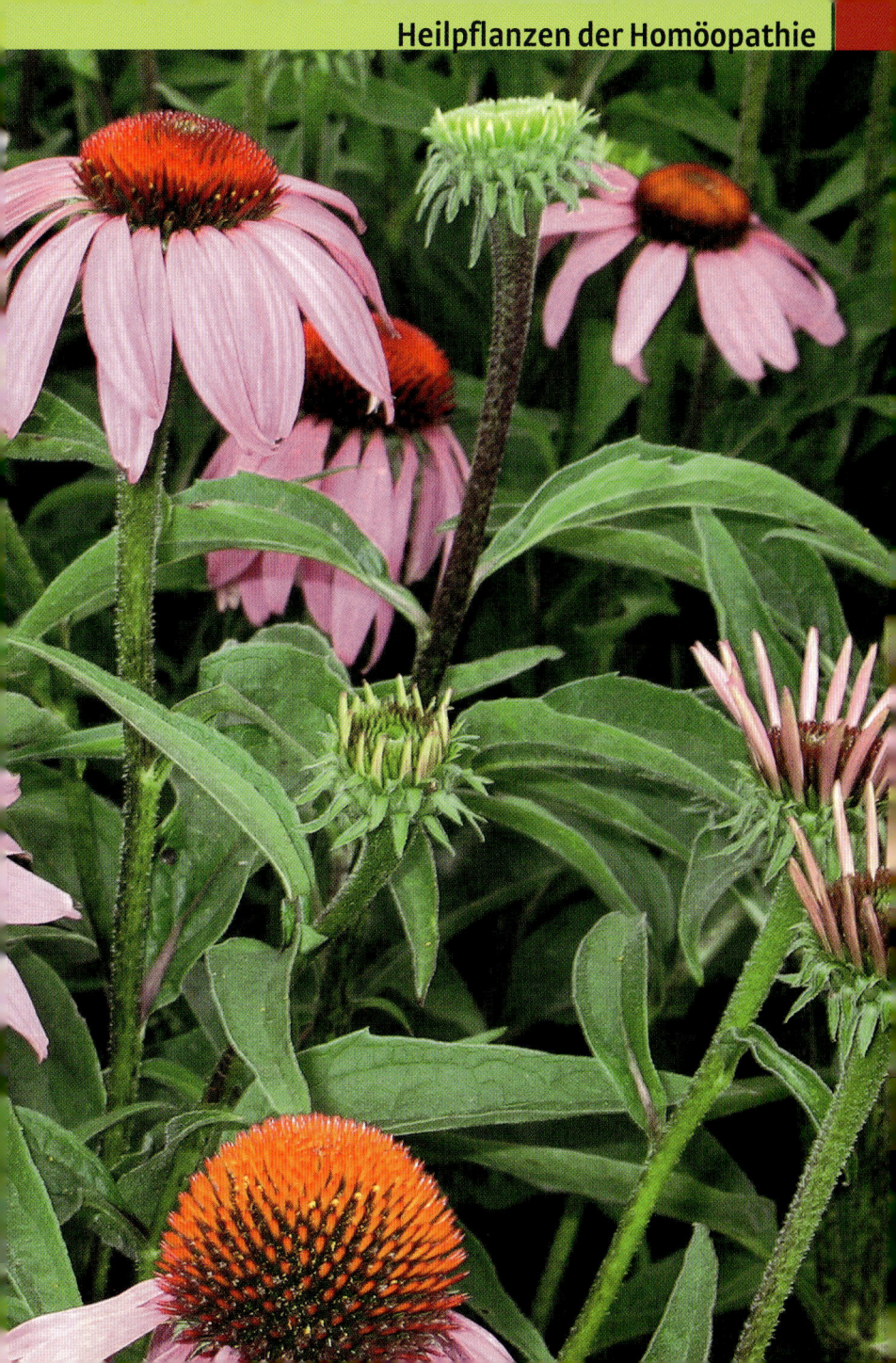

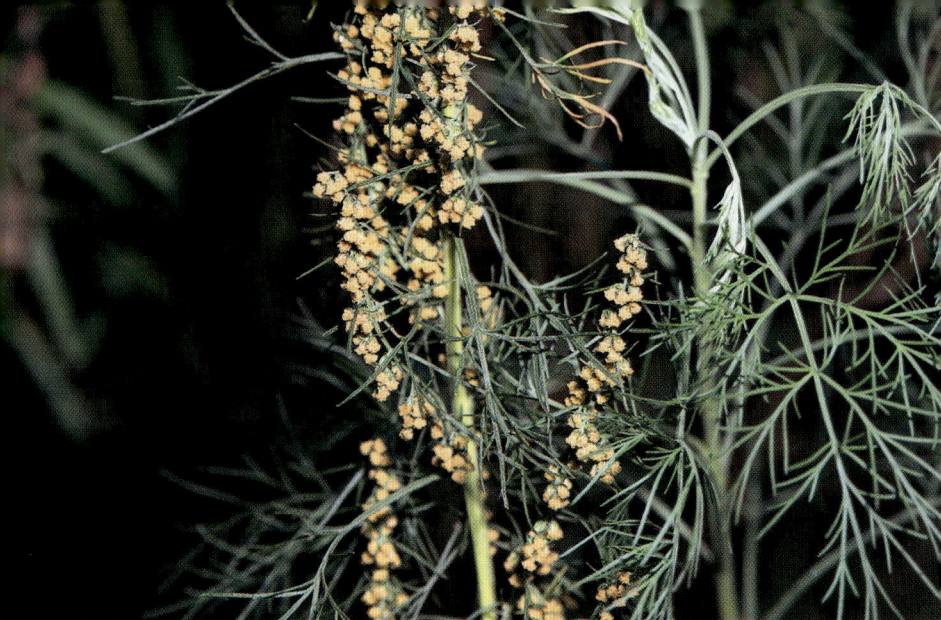

A

Abrotanum, Eberraute *Artemisia abrotanum*
Asteraceae   Korbblütler

Allgemein-befinden
Kopf-bereich
Brustbereich
Bauchraum
Unterleib
Bewegungs-apparat
Haut, Haare Nägel

Homöopathische Bedeutung

Leitsymptome Mittel für Krankheiten, die von einem Organ zum anderen, von einer Körperregion zur anderen wechseln.

Anwendung Abrotanum verursacht durch Wirkung auf die Nerven Empfindungen von Taubheit, Schwäche, Lähmung und Zittern. Es ist ein Mittel für Kinder, die trotz guten Appetits abmagern, vor allem an den Beinen. Ursache ist eine Störung der Aufschließung und Aufnahme der Nahrung; die Speisen passieren den Magen-Darm-Kanal unverdaut. Außerdem wichtiges Mittel für Erkrankungen, bei denen ein Symptom verschwindet und stattdessen ein anderes Symptom erscheint. Hilft bei Neigung zur Ergussbildung, z. B. in Gelenken, zwischen den Rippenfellen (Pleuraraum), in der Bauchhöhle (Peritonealraum). Erkrankungen von Neugeborenen und kleinen Kindern, besonders Jungen. Verschlimmerung: durch kalte Luft, Nässe, Nebel.

Achtung Nicht geeignet zur Selbstmedikation.

Botanischer Steckbrief

H 0,5–1,2 m | Halbstrauch | Juli–Oktober

Beschreibung Frisch zitronenartig duftende, am Grund verholzte Pflanze. Blätter 2fach fiederschnittig mit fädlichen Zipfeln, oberste Blätter 3-spaltig oder ungeteilt, unterseits ± grauhaarig. Kugelige, 1–3 mm breite, nickende Köpfchen aus blassgelben Röhrenblüten in reichen Trauben.

Vorkommen Alte Heil- und Gewürzpflanze, bisweilen verwildert, nur in wärmeren Gegenden blühend. Heimat O-Europa, W-Asien.

Wirkstoffe Ätherisches Öl mit Cineol oder Thujon als Hauptkomponente je nach Herkunft der Droge; Hydroxycumarine wie Isofraxidin und Scopoletin; Chlorogensäure.

Grundlage der Arzneimittelherstellung Die frischen jungen Triebe und Blätter.

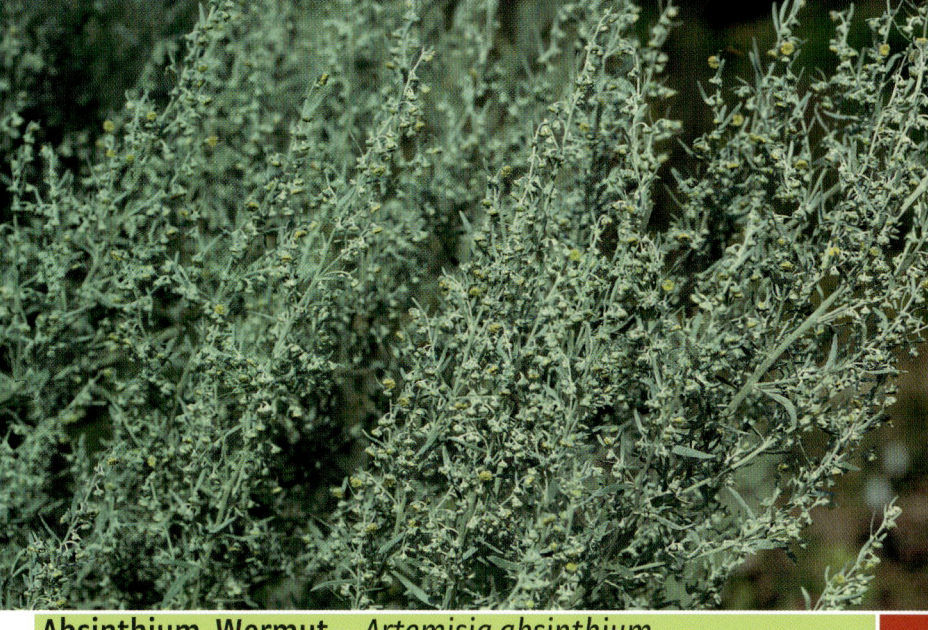

Absinthium, Wermut *Artemisia absinthium*
Asteraceae   Korbblütler

Botanischer Steckbrief

H 0,5–1,2 m | Halbstrauch | Juli–September

Beschreibung Stark aromatische, am Grund verholzte Pflanze. Die 2–3fach fiederteiligen Blätter mit ± stumpflichen Abschnitten, beiderseits seidig-filzig behaart. Die 3–4 mm breiten, fast kugeligen, nickenden Köpfchen aus gelben Röhrenblüten in reichen Rispen.

Vorkommen In Mitteleuropa seit alters als Arznei- und Gewürzpflanze kultiviert, an Ruderalstellen, Mauern, Wegrändern verwildert. Europa, Asien.

Wirkstoffe 1,5–2 % ätherisches Öl aus über 50 Komponenten, manche Herkünfte mit bis zu 80 % Thujon (!) und wechselnden Mengen Chamazulen, das sich bei der Wasserdampfdestillation aus Vorstufen bildet; bittere Sesquiterpenlactone wie Absinthin, Artabsin und Matricin; Flavonoide, darunter lipophile Flavone wie Artemisitin; Phenolcarbonsäuren.

Grundlage der Arzneimittelherstellung Frische obere Sprossteile mit Blättern und Blüten sowie die basalen Laubblätter allein oder in Mischung.

Homöopathische Bedeutung

Leitsymptome Mittel für Reizungen des Gehirns mit Zittern und Zuckungen im Gesicht und an den Extremitäten.

Anwendung Krämpfe, krampfhafte Zuckungen und voll ausgeprägte Krampfanfälle (Epilepsie) gehören zur Symptomatik dieses Mittels. Das Zittern kann den Krampfanfällen vorausgehen. Die Gesichtszüge sind krampfhaft verzerrt, die Zunge kann zittern. Heftiger Schwindel kann begleitend auftreten. Die Krampfanfälle treten in schneller Folge auf, unter Umständen mit Bewusstlosigkeit. Nach den Krampfanfällen besteht Amnesie, d. h., der Kranke kann sich an nichts erinnern. Schwindel tritt beim Aufrichten auf und führt dazu, dass der Kranke nach hinten fällt. Der Urin riecht sehr stark, manchmal wie der Urin von Pferden. Der Herzschlag wird als stürmisch und heftig empfunden.

Achtung Nicht geeignet zur Selbstmedikation.

Allgemeinbefinden

Kopfbereich

Brustbereich

Bauchraum

Unterleib

Bewegungsapparat

Haut, Haare Nägel

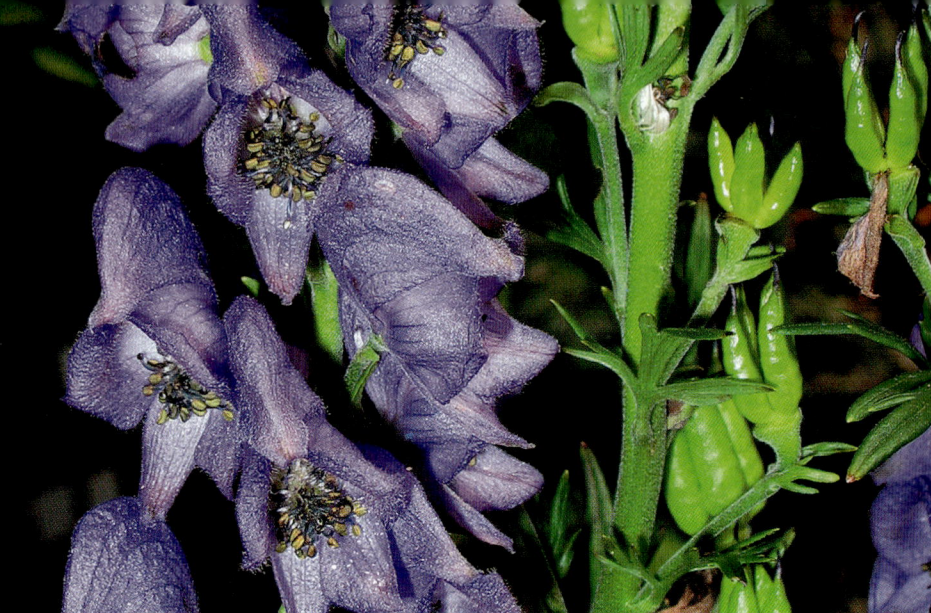

A

Aconitum, Blauer Eisenhut   *Aconitum napellus*
Ranunculaceae   Hahnenfußgewächse

Allgemein-befinden

Kopf-bereich

Brustbereich

Bauchraum

Unterleib

Bewegungs-apparat

Haut, Haare Nägel

Homöopathische Bedeutung

Leitsymptome Angst und Unruhe; plötzliche, heftige Beschwerden; hohes Fieber. Wichtigstes Akutmittel bei der Behandlung von Pseudokrupp.

Anwendung Die Wirkung ist kurz und stürmisch. Aconitum eignet sich für akute Erkrankungen, die sich in kurzer Zeit mit großer Heftigkeit entwickeln und von Ruhelosigkeit und Angstzuständen begleitet werden. Aconitum wird insbesondere zu Beginn akuter Entzündungen und hoch fieberhafter Infekte gegeben, wenn kalter Wind oder auch – seltener – Hitze der Auslöser war (heißes Wetter oder heißer Raum). Charakteristisch sind eine trockene Haut, ein blasses Gesicht und starker, brennender Durst. Der Gesichtsausdruck ist ängstlich, die Farbe kann zwischen Rot und Blass abwechseln. Manchmal ist eine Wange rot und heiß, die andere blass und kalt. Weitere Anwendungsgebiete sind akute, heftige Schmerzzustände, die mit großer Empfindlichkeit und Ängstlichkeit einhergehen, z. B.

akute Zahnschmerzen. Aconitum kann auch bei psychischem Schock (bzw. Folgen von Schock oder Schreck), der von starker Unruhe begleitet ist, eingesetzt werden. Der Patient ist überempfindlich, besonders gegen Licht und Geräusche, aber auch gegen Gerüche. Der Husten ist trocken, heiser und schmerzhaft; bei Pseudokrupp ist Aconitum die homöopathische Arznei, die sich am häufigsten bewährt hat. Die Haut ist trocken und heiß; die Handflächen sind heiß.

Die Beschwerden verschlimmern sich bzw. werden ausgelöst: insbesondere nachts und durch Einwirkung heftiger Emotionen wie Schreck und Ärger; durch Einwirkung von trockener Kälte, besonders wenn man gerade schwitzt. Zu einer Besserung bzw. Linderung kommt es im Freien, in Ruhe und wenn der Patient anfängt, warm zu schwitzen.

Achtung Bei Erkrankungen mit bedrohlichen Symptomen, wie z. B. Pseudokrupp, Arzt aufsuchen!

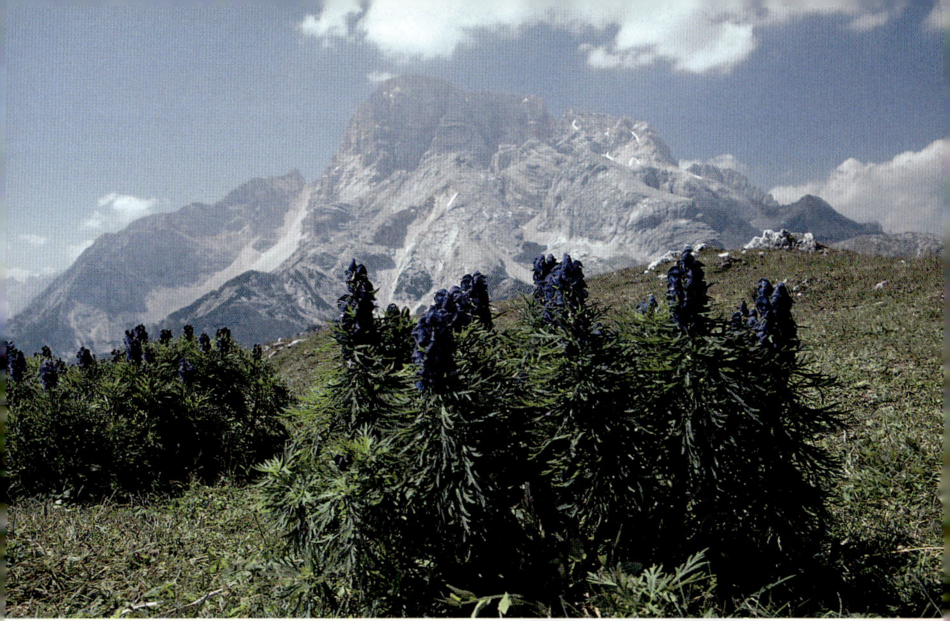

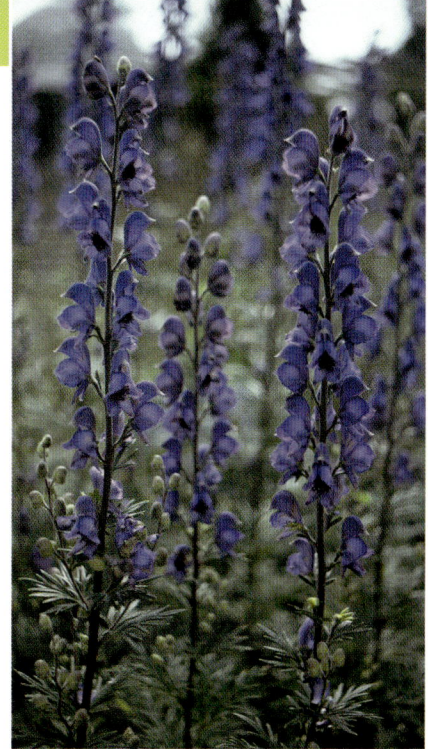

Botanischer Steckbrief

H 0,2–2 m | Staude | Juli–September| giftig| geschützt

Beschreibung Kräftige Pflanze mit knollig verdickter Wurzel. Blätter bis zum Grund handförmig 5–7-teilig mit nochmals geteilten Abschnitten. Dichte Trauben aus tiefblauen Blüten, deren Stiele und die Hüllblätter außen behaart; das oberste Hüllblatt einen Helm bildend, dieser in der Regel breiter als hoch. Samen schwarz.

Vorkommen Rasen, Staudenfluren, Gebüsche der Gebirge Süd- und Mitteleuropas.

Wirkstoffe Aconitin und weitere Diterpenalkaloide wie Mesaconotin und Hypaconitin. Sie gehören zu den stärksten Pflanzengiften und werden auch über die unverletzte Haut aufgenommen.

Grundlage der Arzneimittelherstellung Frische, zu Beginn der Blütezeit gesammelte ganze Pflanze mit Wurzelknolle.

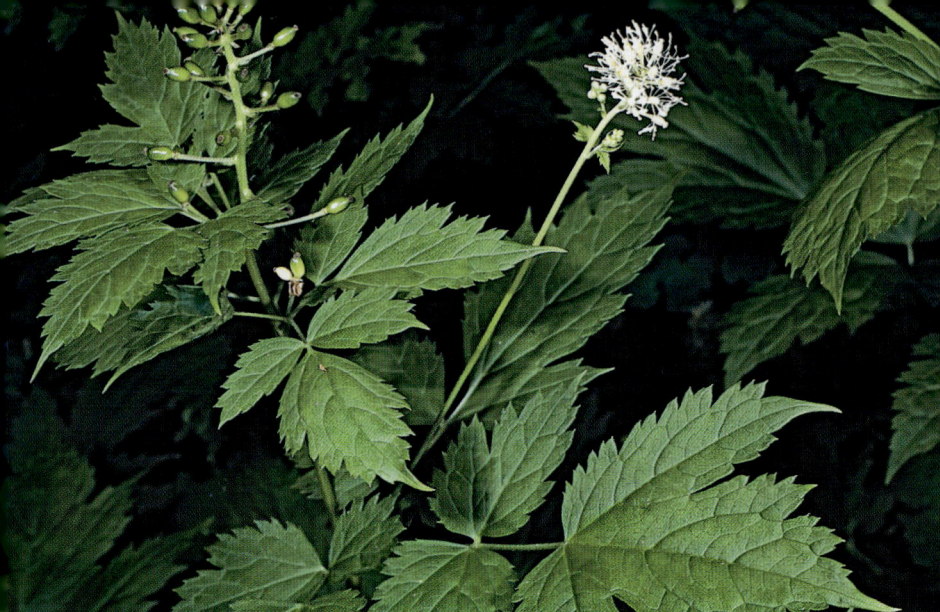

Actaea spicata, Ähriges Christophskraut   *Actaea spicata*
Ranunculaceae   Hahnenfußgewächse

Allgemein-
befinden

Kopf-
bereich

Brustbereich

Bauchraum

Unterleib

Bewegungs-
apparat

Haut, Haare
Nägel

Homöopathische Bedeutung

Leitsymptome Mittel für Gicht- oder Rheumaschmerzen der kleinen Hand- und Fingergelenke.

Anwendung Actaea wirkt besonders auf die Handgelenke, Fingergelenke und Sprunggelenke. Die Schmerzen können reißenden, ziehenden, kribbelnden oder auch zuckenden Charakter haben. Typisch ist, dass bereits nach geringer Ermüdung und Anstrengung Schwellungen der Gelenke auftreten. Die Finger sind farblos und starr. Auch durch psychische Auslöser wie Schreck können Beschwerden ausgelöst werden. Die betroffenen Körperteile sind schwach, wie gelähmt. Die Beschwerden werden schlimmer durch Kälte, kalte Luft, Wetterwechsel, Berührung und Bewegung.

Achtung Die beschriebenen Beschwerden eignen sich nicht zur Selbstmedikation.

Botanischer Steckbrief

H 0,3–0,6 m | Staude | Mai–Juli | schwach giftig

Beschreibung Blätter der Staude dreiteilig, mit 1–2fach gefiederten, am Rand gesägten Abschnitten. Blüten in reichen Trauben, mit 4–6 gelblich weißen Kelchblättern, 4–6 halb so langen, weißen Kronblättern und weißen Staubblättern. Eiförmige, vielsamige, schwarze Beeren. Diese gelten seit alters als giftig, in neuerer Zeit konnten aber keine Substanzen nachgewiesen werden, die als Giftstoffe infrage kommen. Von dem Verzehr wird aber abgeraten.

Vorkommen Laubwälder, fast ganz Europa.

Wirkstoffe Isochinolinalkaloide wie Magnoflorin, Triterpensaponine, trans-Aconitsäure.

Grundlage der Arzneimittelherstellung
Frische, nach dem Austrieb der Sprosse, aber vor der Blüte gesammelte, unterirdische Teile.

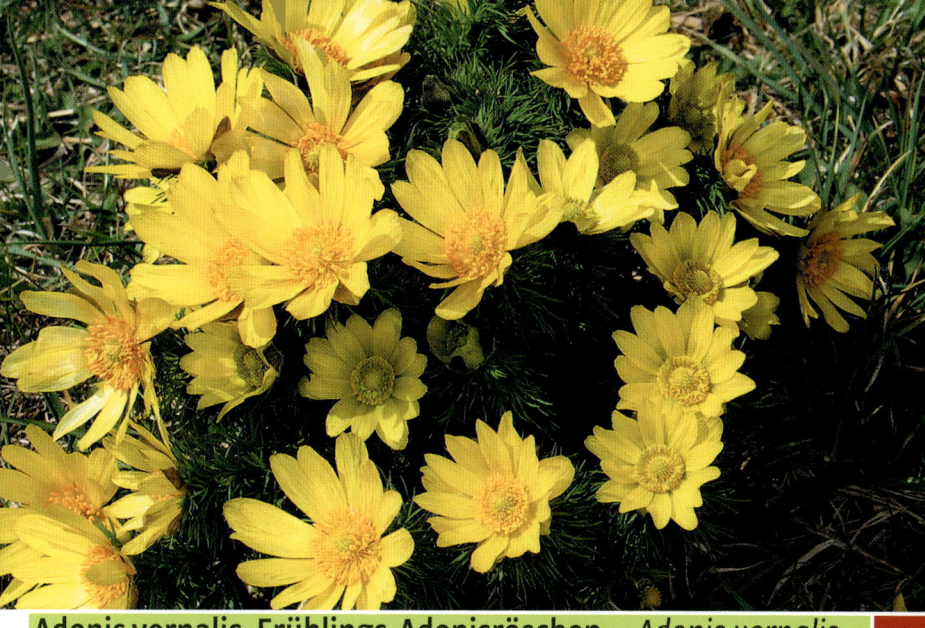

Adonis vernalis, Frühlings-Adonisröschen   *Adonis vernalis*
Ranunculaceae   Hahnenfußgewächse

Botanischer Steckbrief

H 0,1–0,4 m | Staude | April–Mai | giftig | geschützt

Beschreibung Niedrige Staude mit kräftigem Wurzelstock, Blätter stängelständig, 2–4fach gefiedert, ihre Abschnitte fein lineal. Blüten einzeln, endständig, 3–7 cm breit, mit 10–20 zitronengelben Kronblättern. Behaarte Früchtchen mit hakenförmigem Schnabel auf walzlichem Blütenboden.

Vorkommen Trockenrasen, lichte Eichen- und Kiefernwälder; in Deutschland selten, Hauptverbreitung in SO-Europa, W-Asien.

Wirkstoffe Etwa 30 Cardenolidglykoside (herzwirksame Glykoside), besonders Adonitoxin und Cymarin, die in ihrer Struktur Ähnlichkeiten mit jenen von *Strophanthus*-Arten zeigen; Flavonoide wie Adonivernit.

Grundlage der Arzneimittelherstellung Die frischen oberirdischen Teile zur Blütezeit.

Homöopathische Bedeutung

Leitsymptome Adonis wirkt auf das Herz und reguliert den Puls.

Anwendung Im Verlauf von Erkrankungen wie Rheuma, Influenza (echte Virusgrippe) oder Nierenentzündungen, kann das Herz angegriffen werden. Hier wirkt Adonis, indem es den Puls reguliert und die Kontraktionskraft des Herzens verstärkt, ähnlich wie Digitalis. Es wurde eingesetzt bei den typischen Folgen der Herzinsuffizienz, wie Ödemen und Herzrhythmusstörungen. Die Harnbildung und damit die Wasserausscheidung werden angeregt. Auch bei nervösen Herzstörungen und Schilddrüsenüberfunktion wurde Adonis eingesetzt. Weitere Symptome sind wandernde Schmerzen im Körper sowie Schwindel mit Herzklopfen. Die Beschwerden verschlimmern sich: durch Kälte und im Liegen. Besserung: tritt bemerkenswerterweise bei körperlicher Anstrengung ein.

Achtung Die beschriebenen Beschwerden eignen sich nicht zur Selbstmedikation.

Allgemeinbefinden

Kopfbereich

Brustbereich

Bauchraum

Unterleib

Bewegungsapparat

Haut, Haare Nägel

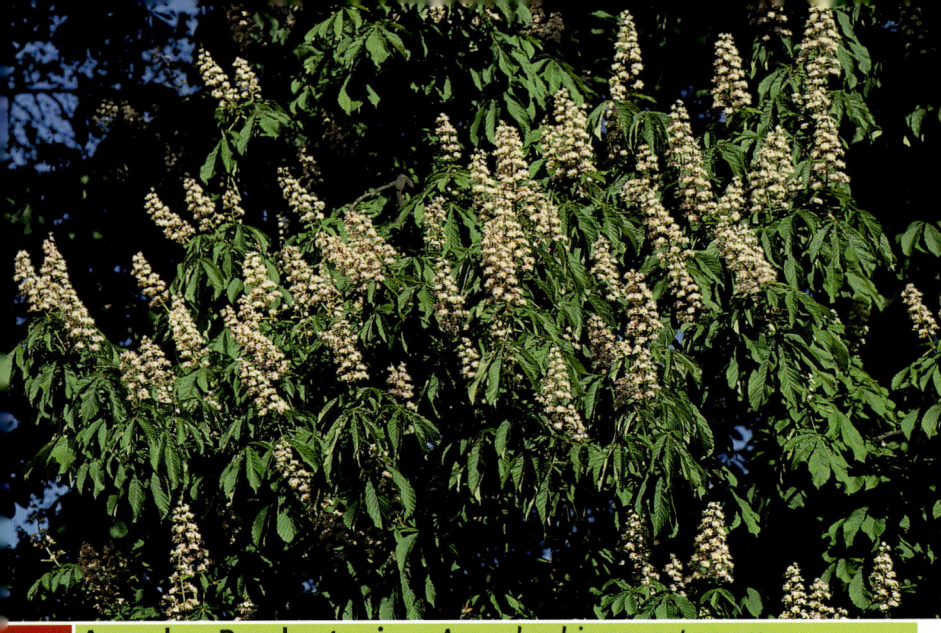

Aesculus, Rosskastanie   *Aesculus hippocastanum*
Hippocastanaceae   Rosskastaniengewächse

Allgemein-befinden

Kopf-bereich

Brustbereich

Bauchraum

Unterleib

Bewegungs-apparat

Haut, Haare Nägel

Homöopathische Bedeutung
Leitsymptome Venöse Stauung im Becken mit Hämorrhoiden; trockene Katarrhe im Nasen-Rachen-Raum.

Anwendung Aesculus ist ein wichtiges Mittel bei Hämorrhoiden. Es ist indiziert bei dem Gefühl, als befänden sich im Mastdarm kleine Fremdkörper, z. B. Stöckchen oder Splitter. Die Hämorrhoidenschmerzen können den Rücken hinaufschießen. Möglich ist auch Brennen im After, mit Frostschauern, oder eine schmerzhafte Zusammenschnürung des Afters. Der erste Teil des Stuhlgangs kann hart und schwarz sein, der Rest weiß und weich. Die Beschwerden verschlimmern sich: morgens beim Erwachen, durch Bewegung, nach dem Stuhlgang, im Stehen. Besserung: durch kaltes Abwaschen und wenn die Hämorrhoiden bluten. Weitere Anwendungsgebiete sind: Schnupfen mit Trockenheitsgefühl und Brennen im Rachen; Kreuzschmerzen, die wie heiße Blitze über den ganzen Körper fliegen.

Botanischer Steckbrief
H 20–30 m | Baum | April–Mai | giftig

Beschreibung Hoher Baum mit 5–7-zählig gefingerten, sommergrünen Blättern, Blättchen alle sitzend. Blüten in reichen, aufrechten Trauben, bis 6 cm im Durchmesser, Kronblätter weiß, gelb und/oder rot gefleckt, die oberen etwas größer. Frucht stachelig, mit großen, braunen, nicht essbaren Samen. Samenkerne und Samenschalenteile führen zu Reizerscheinungen im Magen-Darm-Trakt.

Vorkommen Heimat SO-Europa, W-Asien, als Zier- und Straßenbaum oft gepflanzt.

Wirkstoffe Ein Komplex aus Triterpensaponin-Glucosiden, der als Aescin bezeichnet wird; Flavonoide, oligomere Proanthocyanidine, Catechingerbstoffe. In der Samenschale wie in der Rinde die Cumaringlucoside Aesculin, Fraxin und Scopolin. In Rinde und Blättern nur Spuren von Aescin.

Grundlage der Arzneimittelherstellung
Die frischen, geschälten Samen.

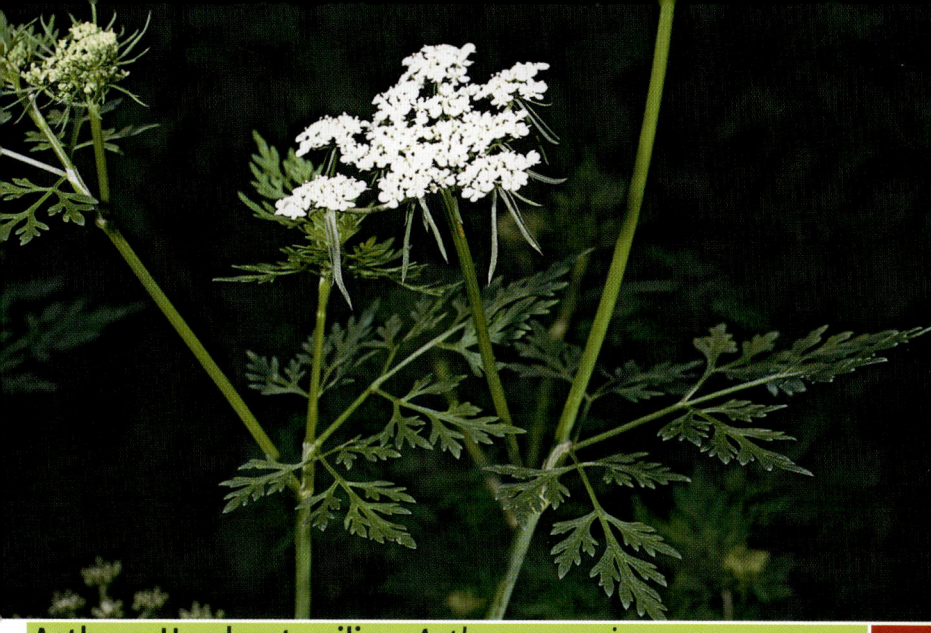

Aethusa, Hundspetersilie *Aethusa cynapium*

Apiaceae Doldenblütler

Botanischer Steckbrief

H 0,2–1,2 m | ein- bis zweijähriges Kraut | Juni–September | giftig

Beschreibung Pflanze beim Zerreiben mit widerlichem Geruch nach Mäuse-Urin. Stängel kahl, nicht selten schmutzig violett überlaufen und bläulich bereift. Blätter unterseits stark glänzend, 2–3fach gefiedert, mit schmalen Endzipfeln. Dolden meist ohne Hülle, aber 3 Hüllchenblätter charakteristisch einseitswendig nach außen und abwärts gerichtet. Kronblätter weiß. Früchte breit eiförmig. Die Art gilt allgemein als giftig, Verwechslungen der Blätter mit denen der Gartenpetersilie sind möglich.

Vorkommen Äcker, Gärten, Schuttstellen. Europa, W-Asien, N-Afrika.

Wirkstoffe Polyine Aethusin, Aethusanol A und B.

Grundlage der Arzneimittelherstellung
Die frische blühende Pflanze mit unreifen Früchten.

Homöopathische Bedeutung

Leitsymptome Die Arznei wirkt auf Gehirn, Nervensystem und Magen-Darm-Trakt und erzeugt hier heftige Symptome.

Anwendung Die Symptome zeichnen sich durch besondere Heftigkeit aus: Krämpfe (auch epileptische), Erbrechen, Schmerzen. Zum Gesamtbild gehören auch ausgeprägte Schwäche und tiefe Erschöpfung. Ganz prägnant ist die Unverträglichkeit von Milch: Sie wird unweigerlich erbrochen. Das Erbrechen erfolgt plötzlich, wie gewaltsam, entweder gleich nach dem Schlucken oder mit zeitlicher Verzögerung. Die erbrochene Milch ist geronnen und klumpig. Nach dem Erbrechen fällt der Patient (häufig Kinder) in einen tiefen Schlaf, um nach dem Erwachen mit erneutem Hunger zu essen oder Milch zu trinken. Mit demselben Ergebnis: Sie wird erneut erbrochen. Schlimmer wird es nachts, zwischen 3 und 4 Uhr und bei heißem Wetter. Besser wird es im Freien und durch Konversation.

Achtung Nicht geeignet zur Selbstmedikation.

Allgemeinbefinden

Kopfbereich

Brustbereich

Bauchraum

Unterleib

Bewegungsapparat

Haut, Haare Nägel

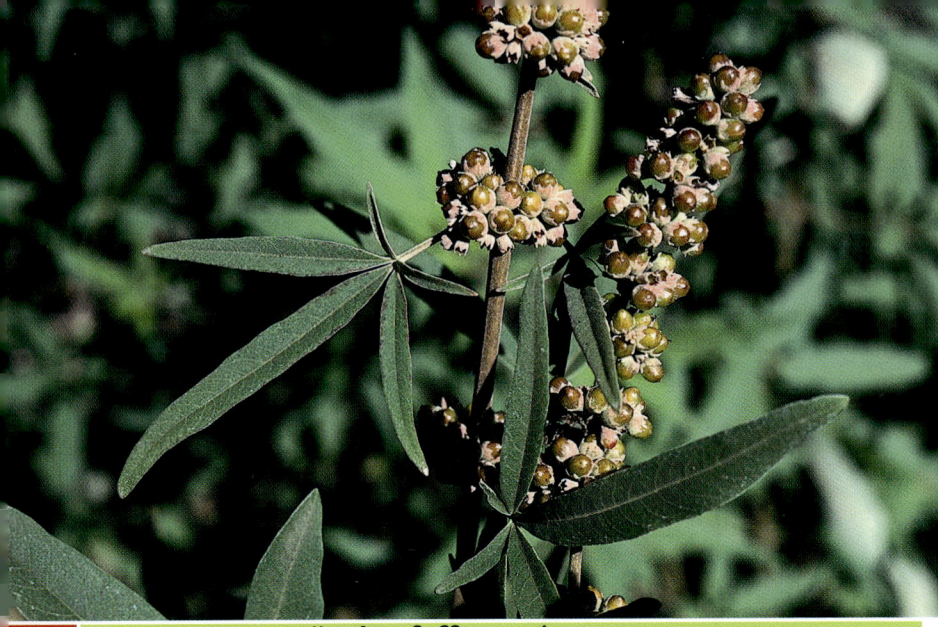

Agnus castus, Mönchspfeffer *Vitex agnus-castus*

Verbenaceae   Eisenkrautgewächse

Allgemein-befinden

Kopf-bereich

Brustbereich

Bauchraum

Unterleib

Bewegungs-apparat

Haut, Haare Nägel

Homöopathische Bedeutung

Leitsymptome Die Hauptwirkung von Agnus castus gilt den Sexualorganen beider Geschlechter; vor allem für Männer bietet sich hier eine effektive Möglichkeit zur Selbstmedikation.

Anwendung Impotenz und vorzeitiges Altern gehören zum Symptomenbild; exzessive sexuelle Betätigung kann, muss jedoch nicht die Ursache hierfür sein. Eine depressive Grundstimmung kann vorherrschend sein. Wenn früher die sexuelle Aktivität sehr ausgeprägt war, so ist jetzt das sexuelle Verlangen umso geringer. Erektionen bleiben ganz aus oder sind unvollständig bzw. zu schwach. Auffällig ist eine sehr unangenehme Kälteempfindung an den männlichen Geschlechtsorganen; Hodensack und Penis sind klein, schlaff und kalt. Dosierung: einmal täglich 3 Globuli Agnus castus D 12 für 14 Tage; bei Erfolg vorher absetzen.

Achtung Sehr schöne Möglichkeit zur Selbstmedikation bei Erektionsstörungen, wenn die beschriebene Symptomatik passt!

Botanischer Steckbrief

H 1–6 m | Strauch | Juni–November

Beschreibung Sommergrüner Strauch. Blätter fingerförmig 5–7fach gefiedert, die gestielten Teilblätter lanzettlich, ganzrandig und unterseits weißfilzig. Blaue oder rosa Blüten mit zweilippiger, 6–9 mm langer Krone in verzweigten, ährenartigen Blütenständen. Kleine, fleischige, rötlich schwarze Steinfrüchte mit scharfem Geschmack (Pfefferersatz!), bis über die Hälfte vom graufilzig behaarten Kelch umschlossen.

Vorkommen Flussufer, feuchte Standorte, bisweilen gepflanzt. Mittelmeergebiet, SW-Asien.

Wirkstoffe Casticin unter anderem lipophile Flavonoide, Iridoidglykoside Agnusid und Aucubin, ätherisches Öl mit Bornylacetat, Cineol, Limonen und weiteren Mono- und Sesquiterpenen, Diterpene wie Rotundifuran und Vitexilacton, fettes Öl.

Grundlage der Arzneimittelherstellung Die reifen getrockneten Früchte.

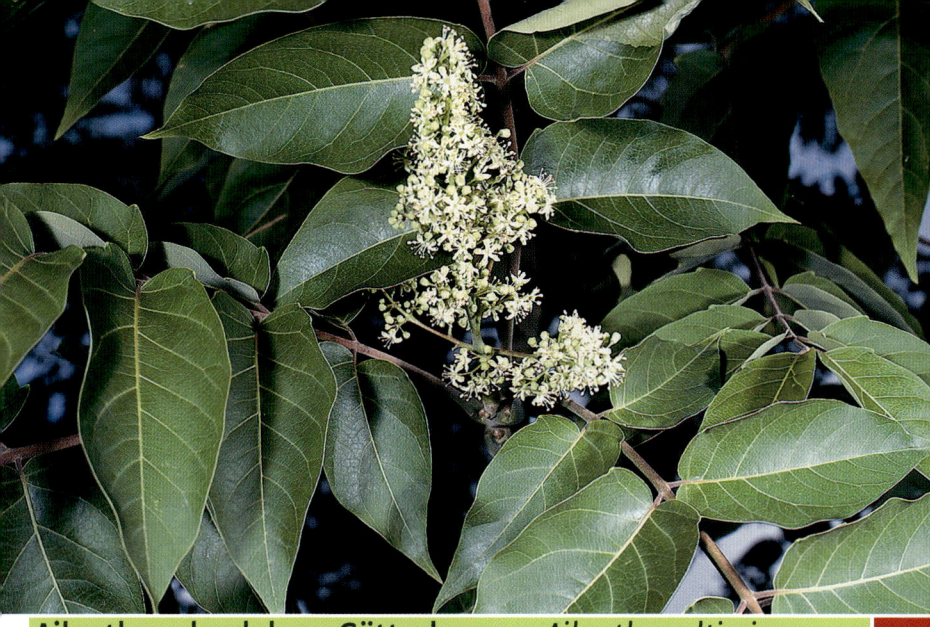

Ailanthus glandulosa, Götterbaum   *Ailanthus altissima*
Simaroubaceae   Bittereschengewächse

Botanischer Steckbrief

H bis 25 m | Baum | Juni–Juli | giftig

Beschreibung Laubwerfender Baum mit großen, unpaarig gefiederten Blättern, die eilanzettlichen, lang zugespitzten Blättchen an der Basis mit 2–4 Drüsen tragenden Zähnen. Blüten in endständigen, unangenehm riechenden Rispen, 7–8 mm breit, mit 5–6 gelblichen Kronblättern. Nüsschen geflügelt, 3–4 cm lang, hellbraun bis leuchtend rot, bis zum Winter am Baum bleibend. Nicht eindeutig ist die Giftigkeit der Art, die Rinde wirkt in größeren Dosen drastisch abführend und löst Übelkeit, Schwindel und Kopfschmerzen aus, der Saft ist hautreizend.

Vorkommen Als Zierbaum oft gepflanzt, gelegentlich verwildert. Heimat China.

Wirkstoffe Bitter schmeckende Triterpene (Quassinoide), Indolalkaloide, Gerbstoffe.

Grundlage der Arzneimittelherstellung 2 Teile frische blühende Triebe, 1 Teil frische Stamm- und Astrinde.

Homöopathische Bedeutung

Leitsymptome Ailanthus erzeugt Fieberzustände und wirkt unter anderem auf den Hals und auf die Haut.

Anwendung In früheren Zeiten wurde Ailanthus gegen bösartige Verläufe von Scharlach, Masern und Diphtherie eingesetzt. Die Haut ist bläulich oder bläulich rot verfärbt. Vom Gemüt her ist der Patient gleichgültig. Der Hals ist dunkelrot oder bläulich verfärbt und stark geschwollen. Auf den Mandeln sieht man viele tiefe Geschwüre. Die Haut zeigt einen Ausschlag mit dunklen, unregelmäßig verteilten Flecken. Auch große Blasen, die mit dunkler Flüssigkeit gefüllt sind, können auftreten. Die Beschwerden verschlimmern sich: durch Unterdrückung von Hautausschlägen, z. B. durch Cortisonsalben; Aufrichten, Aufstehen, Aufsetzen; körperliche Anstrengung. Besserung: durch heiße Getränke, Liegen auf der rechten Seite.

Achtung Nicht geeignet zur Selbstmedikation.

Allgemeinbefinden
Kopfbereich
Brustbereich
Bauchraum
Unterleib
Bewegungsapparat
Haut, Haare Nägel

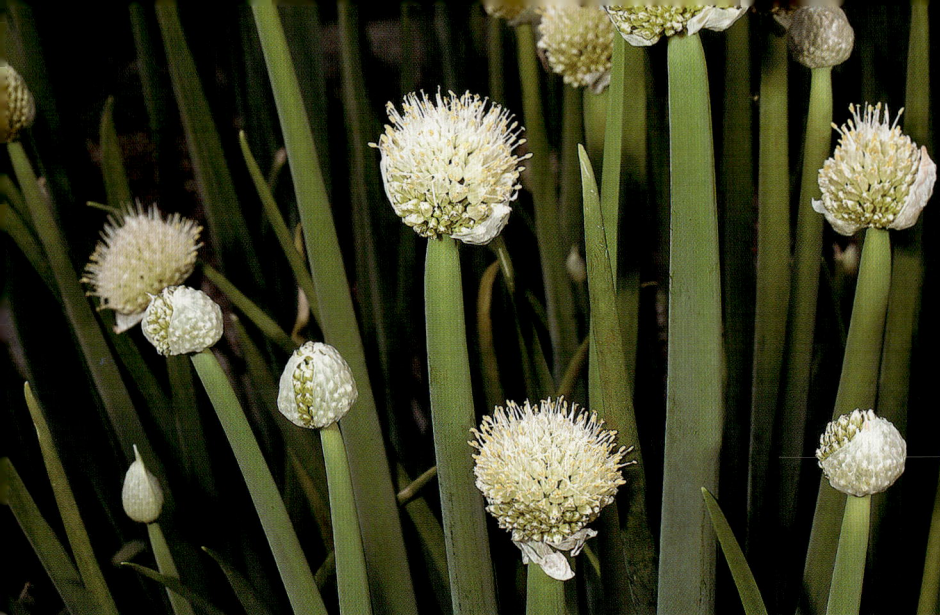

Allium cepa, Küchen-Zwiebel *Allium cepa*

Liliaceae s. l. *(Alliaceae)*   Liliengewächse

Allgemein-
befinden

Kopf-
bereich

Brustbereich

Bauchraum

Unterleib

Bewegungs-
apparat

Haut, Haare
Nägel

Homöopathische Bedeutung

Leitsymptome Wirkt besonders auf die Schleimhäute von Nase, Augen, Kehlkopf und Darm. Gut bewährtes Schnupfenmittel.

Anwendung Wenn man die Küchenzwiebel schält und klein schneidet, erzeugt sie einen Schnupfen mit tränenden Augen, laufender Nase, evtl. auch Niesen. Diese Erfahrung dürfte (fast) jeder schon einmal gemacht haben. Und weil Allium cepa einen Schnupfen erzeugt, kann man diese Arznei – wegen der Ähnlichkeit – gegen Schnupfen einsetzen. Allerdings muss auch in diesem Fall die Symptomatik des Patienten passen. Es gibt auch andere „Schnupfenarzneien", aber Allium cepa hat sich schon besonders oft bewährt. Den „Allium-cepa-Schnupfen" erkennen Sie an: scharfem, wund machendem Nasensekret und milder, d. h. die Haut nicht reizender Tränenflüssigkeit. Die Haut unterhalb der Nase ist also gerötet. In der Regel muss der Patient auch heftig und häufig niesen. Bei Heuschnupfen, der diese Symptomatik zeigt, kann ebenfalls Allium

cepa eingesetzt werden. Für die „umgekehrte Symptomatik" mit mildem Nasensekret und scharfer, hautreizender Tränenflüssigkeit wird → *Euphrasia* (S. 97) eingesetzt.

Der Patient ist außerdem empfindlich gegen Gerüche und gegen die Haut von Pfirsichen. Auffällig ist, dass der Genuss von Gurken und/oder Salat eine akute Durchfallerkrankung (begleitet von Schmerzen und übel riechenden Blähungen) auslösen kann. Zusätzlich ist der Kranke heiser und muss durch ein Kitzeln in den Atemwegen ständig hüsteln, besonders wenn kalte Luft eingeatmet wird. Beim Husten hat er das Gefühl, als werde der Kehlkopf gespalten oder zerrissen; der Kehlkopf schmerzt auch beim Sprechen. Alle genannten Beschwerden verschlimmern sich bzw. werden ausgelöst: durch Aufenthalt im warmen Zimmer, aber auch durch feuchtes Wetter und nasse Füße. Besserung: durch kühle Luft bzw. im Freien.

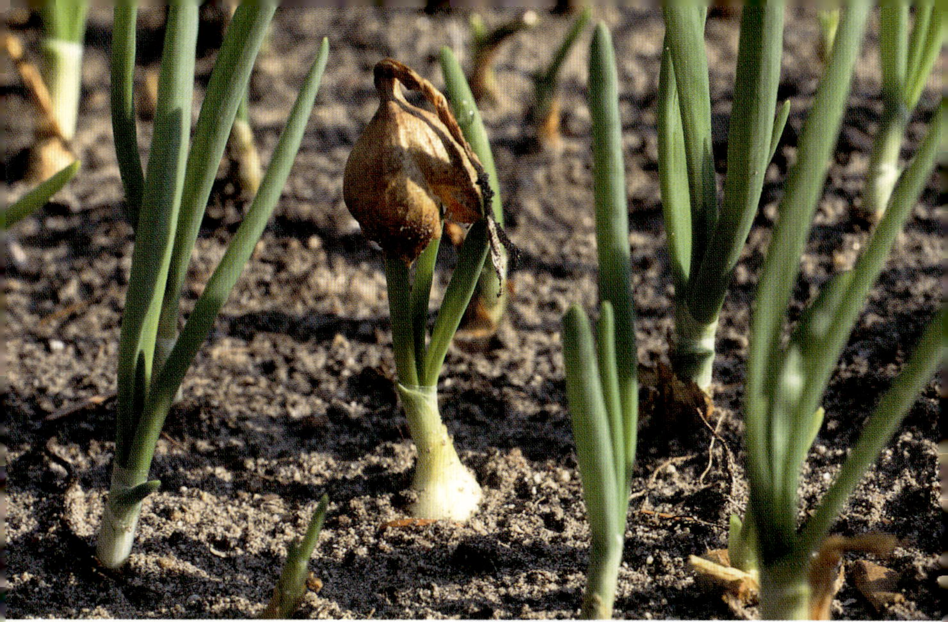

Botanischer Steckbrief

H 0,6–1,2 m | Zwiebelpflanze | Juni–August

Beschreibung Röhrige Blätter und Stängel unterhalb der Mitte bauchig aufgeblasen. Blütenstand groß, kugelig, mit oder ohne Brutzwiebeln, die Blütenstiele bis 8-mal so lang wie die 6 grünlich weißen, stumpfen Hüllblätter.

Vorkommen Weltweit angebaut. Heimat wohl im westlichen Asien.

Wirkstoffe In der frischen Pflanze organische Schwefelverbindungen, neben Alliin (Allylcysteinsulfoxid) auch Propenylcysteinsulfoxid. Beim Zerkleinern entsteht unter Einwirkung des Enzyms Alliinase unter anderem Thiopropanal-S-Oxid, die zu Tränen reizende Verbindung, außerdem Thiosulfinate, Cepaene und Dialkyloligosulfide.

Grundlage der Arzneimittelherstellung Frische Zwiebeln.

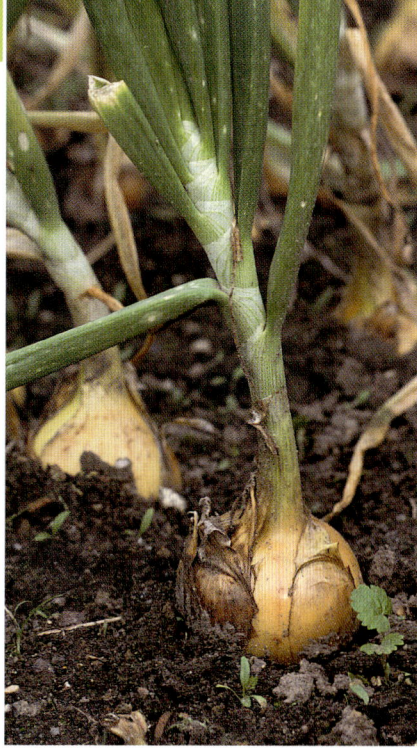

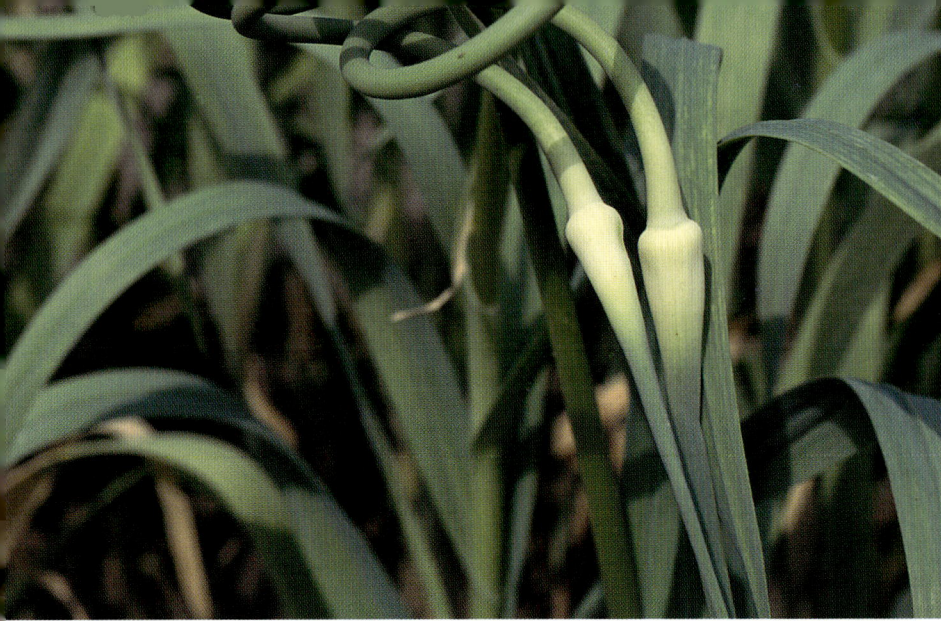

Allium sativum, Knoblauch   *Allium sativum*
Liliaceae s. l. *(Alliaceae)*   Liliengewächse

Allgemein-
befinden

Kopf-
bereich

Brustbereich

Bauchraum

Unterleib

Bewegungs-
apparat

Haut, Haare
Nägel

Homöopathische Bedeutung

Leitsymptome Knoblauch in homöopathi-
scher Form wirkt unter anderem auf den
Magen-Darm-Trakt, wird aber in der
Homöopathie kaum verwendet, da kaum
Arzneimittelprüfungen vorliegen.

Anwendung Knoblauch wirkt auf die Darm-
schleimhaut und fördert die Peristaltik. Er
wirkt bei Vegetariern offenbar weniger gut
als bei Fleischessern. Allium hilft überge-
wichtigen Personen, die gern schlemmen
und im Verhältnis zu wenig trinken. Auffällig ist eine reichliche Bildung von süßem
Speichel und das Gefühl, man habe ein Haar
auf der Zunge oder im Hals. Bei Allium-sati-
vum-Patienten führt der geringfügigste
Diätfehler zur Magenverstimmung. Das
Trinken von Heilwässern kann zu Beschwerden führen; es besteht ein Verlangen nach
Butter. Die Beschwerden verschlimmern
sich: durch Temperaturänderungen, Gehen,
Druck und nach Schlemmerei. Besserung:
durch nach vorn gebeugtes Sitzen.

Botanischer Steckbrief

H 0,2–1 m | Zwiebelpflanze | Juni–August

Beschreibung Zwiebelpflanze mit zahlreichen Nebenzwiebeln („Zehen"), die ringför-
mig um einen zentralen Schaft angeordnet
sind. Stängel bis zur Mitte mit flachen,
gekielten, am Rand rauen Blättern besetzt.
Die halbkugelige Scheindolde aus wenigen,
weißlichen bis rötlichen, Blüten und Brutzwiebeln. Hüllblatt lang geschnäbelt.

Vorkommen Besonders in S-Europa häufig
kultiviert. Heimat Zentralasien.

Wirkstoffe In der frischen Pflanze organische Schwefelverbindungen wie Alliin (Allylcysteinsulfoxid). Beim Zerkleinern entstehen durch das Enzym Alliinase sogenannte
Lauchöle, instabile Dialkylthiosulfinate wie
Allicin, die wiederum zu den unangenehm
riechenden Dialkyloligosulfiden abgebaut
werden. Außerdem entstehen Vinyldithiine
und Ajoene.

Grundlage der Arzneimittelherstellung
Die frischen Zwiebeln.

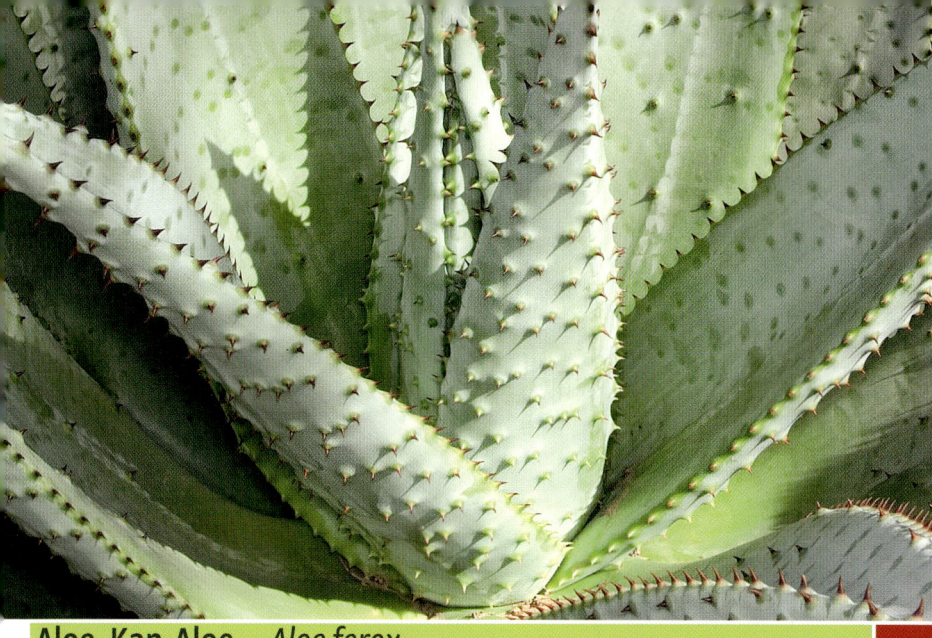

Aloe, Kap-Aloe   *Aloe ferox*
Liliaceae s. l. *(Asphodelaceae)*   Liliengewächse

Botanischer Steckbrief
H 2–5 m | ausdauernd | Mai–August | geschützt
Beschreibung Stammbildende Pflanze mit 0,5–1 m langen, kräftigen, fleischigen, grau-grünen Blättern, an den Rändern und oft auch auf beiden Blattflächen mit rötlichen Dornen. Blütenstand bis 1 m hoch, 5–8 Äste mit zahlreichen, 3,5 cm großen, orangeroten Blüten, die Staubblätter 2–2,5 cm herausragend.
Vorkommen Trockene Gebüsche, S-Afrika.
Wirkstoffe Anthranoide Aloin A und Aloin B (Glykoside des Aloe-Emodinanthrons, insgesamt 13–27 %), 5-Hydroxyaloin, Aloinoside, Bitterstoffglykoside, Aloeharz mit Methylchromonderivaten.
Grundlage der Arzneimittelherstellung Der aus den Blättern gewonnene, durch Trocknung eingedickte Zellsaft, ausschließlich von *Aloe ferox*.

Homöopathische Bedeutung
Leitsymptome Aloe wirkt auf die Venen von Leber, Dickdarm und Beckenorganen. Es wurde früher in nicht homöopathischer Form als drastisches Abführmittel eingesetzt.
Anwendung Seine Hauptwirkung hat Aloe im Bereich der Bauch- und Beckenorgane. Durch Blutfülle entsteht hier eine Empfindung von Schwere und Herabdrängen. Es besteht ein Gefühl von Unsicherheit im Bereich des Darmschließmuskels; der Patient muss sofort zur Toilette und entleert schwallartig wässrigen Stuhlgang. Beim Abgang von Blähungen kann auch Stuhl austreten; umgekehrt kann es sein, dass Stuhldrang besteht, aber nur Winde abgehen. Auch beim Wasserlassen kann gleichzeitig Stuhl abgehen; der Schließmuskel ist schwach. Die Beschwerden verschlimmern sich: durch Hitze, feuchtwarmes Wetter, durch Gähnen oder Kauen. Besserung: im Freien, durch kühle Luft, kalte Umschläge.
Achtung Es handelt sich nicht um *Aloe vera*!

Allgemeinbefinden

Kopfbereich

Brustbereich

Bauchraum

Unterleib

Bewegungsapparat

Haut, Haare Nägel

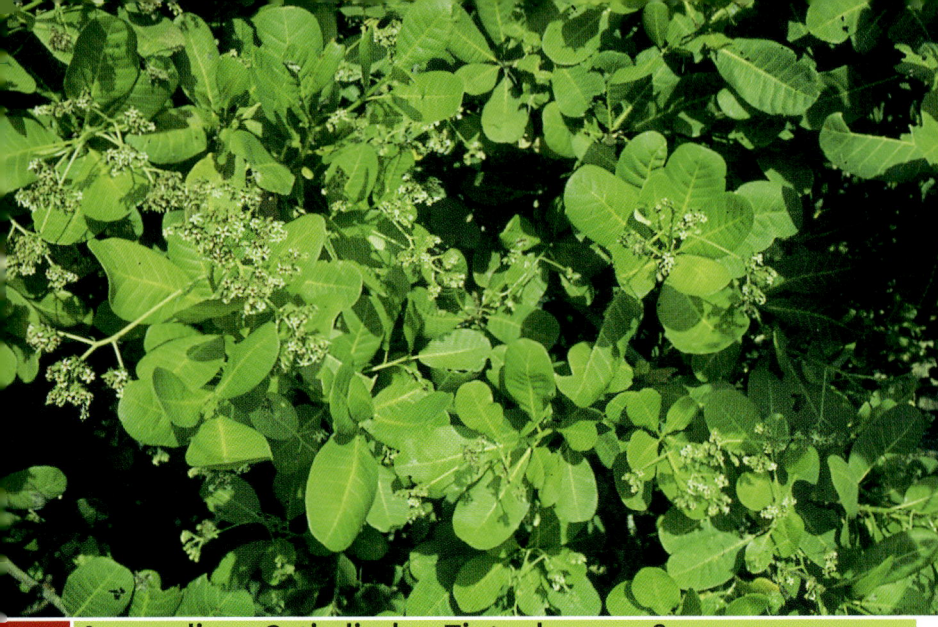

Anacardium, Ostindischer Tintenbaum *Semecarpus anacardium (Anacardium orientale)* *Anacardiaceae* Sumachgewächse

Allgemein-befinden

Kopf-bereich

Brustbereich

Bauchraum

Unterleib

Bewegungs-apparat

Haut, Haare Nägel

Homöopathische Bedeutung

Leitsymptome Anacardium hat als auffälliges Symptom das Gefühl, als befände sich ein Pflock im Körperinneren (in den Eingeweiden, also z. B. im Magen, Darm oder Enddarm).

Anwendung Die Patienten leiden unter großer Gedächtnisschwäche, bedingt z. B. durch eine Altersdemenz: Der Betroffene vergisst Namen, erkennt die Familie nicht mehr, vergisst alles, was er gesehen hat. Das Gefühl eines stumpfen Drucks (typischerweise „wie ein Pflock") kann in verschiedenen Körperteilen bestehen. Als geistige Störung sind auch Zustände beschrieben, bei denen der Betroffene das Gefühl hat, er bestehe aus zwei Personen, bzw. zwei verschiedene Personen oder ein fremder Willen hätten von ihm Besitz ergriffen. Die Beschwerden verschlimmern sich durch: geistige Anstrengung, Gemütsbewegungen. Besserung: durch Essen und Hitze bzw. heißes Bad.

Achtung Nicht geeignet zur Selbstmedikation.

Botanischer Steckbrief

H 6–25 m | Baum | Juni–September | giftig

Beschreibung Laubwerfender, zweihäusiger Baum mit gestielten, bis 50 cm langen, eiförmig-länglichen, ganzrandigen, unterseits behaarten, an den Zweigenden gehäuft stehenden Blättern. Unscheinbare grünlich gelbe, 5-zählige, etwa 1 cm große Blüten in endständigen Rispen. Früchte auf fleischiger, orangefarbener Achse, schief eiförmig, zuletzt schwarz, bis 2,5 cm lang.

Vorkommen Wälder. Indien, kultiviert in S-Asien und weiteren tropischen Gebieten.

Wirkstoffe In dem stark ätzenden Balsam phenolische Verbindungen wie Anacardol, fettes Öl mit Anacardsäure, Farbstoffe, die die frühere Nutzung zur Tintenherstellung erklären (Name!).

Grundlage der Arzneimittelherstellung Die reifen getrockneten Früchte.

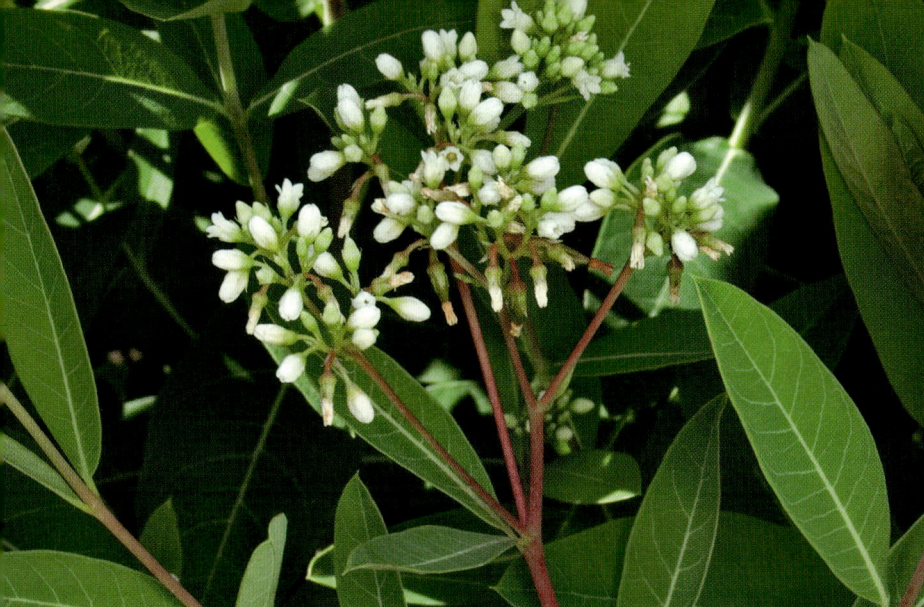

Apocynum cannabinum, Kanadischer Hanf
Apocynum cannabinum   *Apocynaceae*   Hundsgiftgewächse

Botanischer Steckbrief

H 0,6–1,2 m | Staude | Juni–September | giftig
Beschreibung Milchsaft führende Staude
mit aufrechten oder aufsteigenden Zweigen
und gegenständigen, eilanzettlichen, zugespitzten Blättern. Blüten 5-zählig, mit
2–4 mm langer weißer Krone, in dichten endständigen Blütenständen, je Blüte 2 schmale,
bis 10 cm lange Balgfrüchte. Mit dem Indi-
schen Hanf *Cannabis sativa* ist die Pflanze
nicht verwandt, wohl aber mit dem Oleander
oder *Strophanthus*-Arten.
Vorkommen Prärien und Flussufer im östlichen N-Amerika, Kulturen auch in Europa.
Wirkstoffe Herzwirksame Steroidglykoside
(Cardenolide), besonders Cymarin (eine
Komponente des k-Strophanthins, das in
Strophanthus kombé enthalten ist), Apocan-
nosid, Cynocannosid.
Grundlage der Arzneimittelherstellung
Verwendet werden die frischen, unterirdi-
schen Teile.

Homöopathische Bedeutung

Leitsymptome Kanadischer Hanf enthält
digitalisähnliche Substanzen und wirkt vor
allem auf Herz und Harnorgane.
Anwendung Apocynum cannabinum wird
eingesetzt bei ödematösen Flüssigkeitsan-
sammlungen im ganzen Körper, also bei
Schwellungen durch Wassereinlagerungen.
Die Ödeme werden meist von Beschwerden
am Herzen und von Verdauungsstörungen
begleitet. Es besteht Übelkeit mit Schläfrigkeit und ein flaues Gefühl in der Magengrube. Der Puls ist verlangsamt, oft aussetzend,
unregelmäßig. Schmerzen am Herzen und
am linken Schulterblatt können auftreten.
Der Patient ist durstig, erbricht aber alle
Getränke sofort, Speisen ebenfalls. Die
Beschwerden verschlimmern sich: durch
Kälte, kalte Getränke, Entblößen. Besserung:
durch Wärme.
Achtung Nicht geeignet zur Selbstmedikation.

Allgemein-befinden

Kopf-bereich

Brustbereich

Bauchraum

Unterleib

Bewegungs-apparat

Haut, Haare Nägel

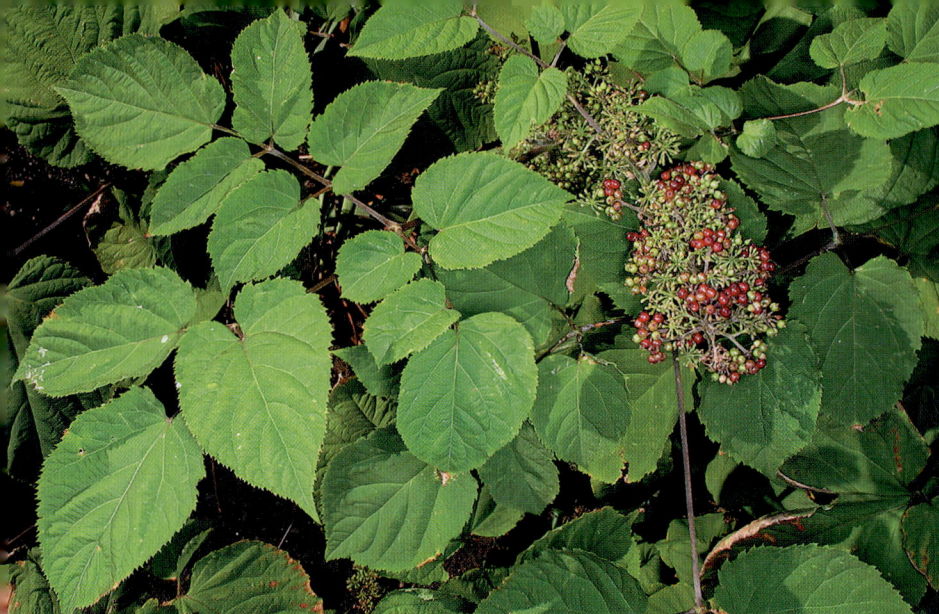

Aralia racemosa, Amerikanische Narde *Aralia racemosa*

Araliaceae Araliengewächse

Allgemein-befinden

Kopf-bereich

Brustbereich

Bauchraum

Unterleib

Bewegungs-apparat

Haut, Haare Nägel

Homöopathische Bedeutung

Leitsymptome Mittel gegen asthmatische Zustände.

Anwendung Aralia racemosa wirkt auf die Atmung und verursacht asthmatische Zustände, Atemnot und heftigen Husten. Die Atembeschwerden des Patienten treten gleich nachdem er zum ersten Mal eingeschlafen ist bzw. bald nach dem Hinlegen auf. Er muss sich dann aufsetzen, da im Liegen ein Erstickungsgefühl besteht. Die Atmung ist pfeifend; durch Abhusten von salzig schmeckendem Auswurf bessert sich der Zustand. Niesen beim geringsten Luftzug, mit wässrigem, wund machendem Sekret. Die Beschwerden verschlimmern sich: nach kurzem Schlaf, gegen 23 Uhr, in der Zugluft. Besserung: durch Aufsetzen oder Liegen mit hoch gelagertem Kopf.

Achtung Nicht geeignet zur Selbstmedikation.

Botanischer Steckbrief

H 1–1,8 m | Staude | Juli–August | giftig

Beschreibung Reich verzweigte, kahle oder spärlich behaarte Staude mit dickem, aromatischem Wurzelstock. Blätter meist 3-teilig, mit gefiederten Abschnitten, die Blättchen dünn, herzförmig, 5–15 cm lang, scharf doppelt gesägt. Zahlreiche traubig oder rispig angeordnete Dolden mit wenigen pfriemlichen Hüllblättern, die 2–3 mm breiten Blüten mit 5 grünlichen Kronblättern. Etwa 7 mm große, rotbraune Beeren.

Vorkommen Wälder, nordöstliches N-Amerika.

Wirkstoffe Triterpensaponine, ätherisches Öl, Polyine.

Grundlage der Arzneimittelherstellung Frischer Wurzelstock mit Wurzeln.

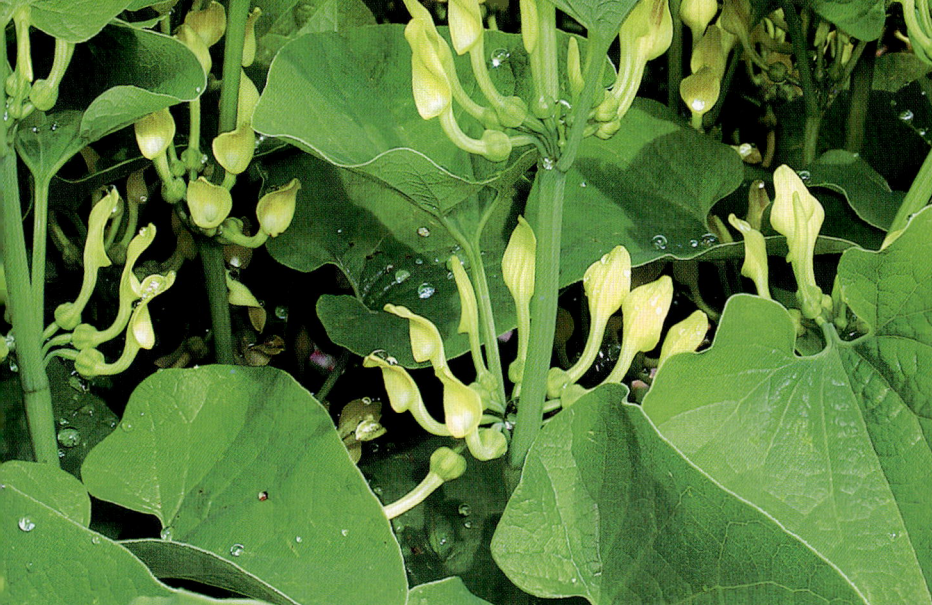

Aristolochia, Echte Osterluzei   *Aristolochia clematitis*
Aristolochiaceae   Osterluzeigewächse

A

Botanischer Steckbrief

H 0,2–1 m | Staude | Mai–September | giftig
Beschreibung Pflanze mit kriechendem
Wurzelstock. Die einfachen krautigen Stän-
gel oft hin und her gebogen, mit lang gestiel-
ten, kahlen, gelbgrünen, rundlichen, am
Grund tief herzförmigen Blättern, am Rand
durch kleine Zähne rau. Blüten zu 2–8 ach-
selständig, mit 2–3 cm langer, gelber, röhri-
ger, am Grund bauchig erweiterter und oben
zungenförmig verbreiterter Blütenhülle.
Zunächst abwärts gerichtete Haare an der
Innenseite wirken für Insekten als Falle.
Vorkommen Laubwälder, Unkrautfluren,
SO-Europa bis SO-Asien, sonst aus alten
Kulturen verwildert und gebietsweise einge-
bürgert.
Wirkstoffe Aristolochiasäuren, Isochinoli-
nalkaloide wie Magnoflorin, wenig ätheri-
sches Öl.
Grundlage der Arzneimittelherstellung
Die frischen oberirdischen Teile.

Homöopathische Bedeutung

Leitsymptome Aristolochia wirkt sehr stark
auf die weiblichen Geschlechtsorganen, die
Harnwege, die Haut und auf das venöse System.
Anwendung Der Allgemeinzustand zeichnet
sich durch große Zerschlagenheit und
Müdigkeit aus, aber auch Phasen mit erhöh-
ter Vitalität kommen vor. Das Mittel ist sehr
„verfroren" mit kalten Extremitäten und Neigung zu „abgestorbenen" Fingern und Frost-
beulen. Auffällig ist, dass es durch Beginn
einer Absonderung (wie Schnupfen oder
Regelblutung) zu einer Symptombesserung
kommt! Z. B. bessern sich Kopfschmerzen,
wenn die Nase zu laufen beginnt. Oder die
vorher wochenlang niedergeschlagene Stimmung bessert sich, sobald die Regelblutung
beginnt. Auch der Bezug zum weiblichen
Zyklus ist sehr charakteristisch: Vor und
nach der Regel sind alle Beschwerden
schlimmer, während der Regel aber kommt
es zur Besserung! – Außerdem typisch: kleine Verletzungen heilen schlecht.

Allgemein-
befinden

Kopf-
bereich

Brustbereich

Bauchraum

Unterleib

Bewegungs-
apparat

Haut, Haare
Nägel

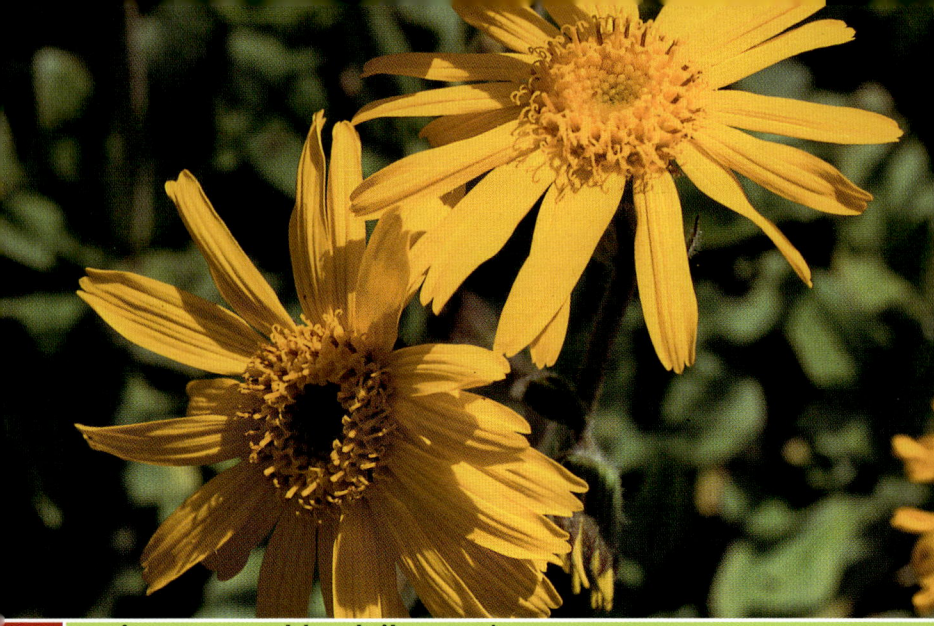

Arnica, Bergwohlverleih *Arnica montana*
Asteraceae   Korbblütler

Allgemein-befinden

Kopf-bereich

Brustbereich

Bauchraum

Unterleib

Bewegungs-apparat

Haut, Haare Nägel

Homöopathische Bedeutung

Leitsymptome Arnica ist **das** homöopathische Mittel nach Verletzungen jeglicher Art sowie nach Schock und Schreck.

Anwendung Arnica wird gegen Traumata aller Art eingesetzt, egal ob physischer oder psychischer Art, sowohl unmittelbar nach dem Trauma als auch mehr oder weniger lange Zeit danach. Arnica wirkt gegen die durch Schock bedingte Erschlaffung der Blutgefäße, gegen die damit verbundene Blutungsneigung, Hämatome, auch Nasenbluten etc. Typisch nach einem Sturz ist die Zerschlagenheit des ganzen Körpers, der Wundheitsschmerz der Muskulatur, die Berührungsempfindlichkeit, das Gefühl, als wäre das Bett zu hart. Der Patient sagt manchmal, ihm fehle nichts, obwohl er sich in einem ernsten Zustand befindet; oder er befürchtet (noch im Schock), dass das Trauma sich wiederholt; oder er verbleibt in einer koma-ähnlichen Schläfrigkeit. Arnica beschleunigt die Wundheilung und stärkt die Abwehr, sodass das Risiko einer Wundinfektion oder gar Sepsis veringert wird. Auch nach Knochenbrüchen und nach Überanstrengung jeder Art kommt Arnica erfolgreich zum Einsatz. Typisch: Die Augen können blutunterlaufen sein; das Gesicht ist rot oder blaurot. Außerdem ist es ein wichtiges Mittel in der Geburtshilfe, z. B. für schmerzhafte Nachwehen, spontan oder beim Stillen wiederkehrend; oder nach invasiven Maßnahmen wie Zangengeburt oder Dammschnitt. Die sogenannte Arnica-Blutung ist hellrot, evtl. klumpig. Die Haut ist durch Blutergüsse dunkelrot, fleckig. Auch bei Hexenschuss durch Überanstrengung ein setzbar. Die Beschwerden werden ausgelöst oder verschlimmern sich: durch Verletzung, Schlag, Prellung, Sturz, Quetschung; Schreck, Schock; nach Entbindung; Berührung; Überanstrengung; Verrenkung. Besserung: durch ruhiges Liegen, evtl. mit tief gelagertem Kopf.

Achtung Vorsicht bei Allergien auf Korbblütler.

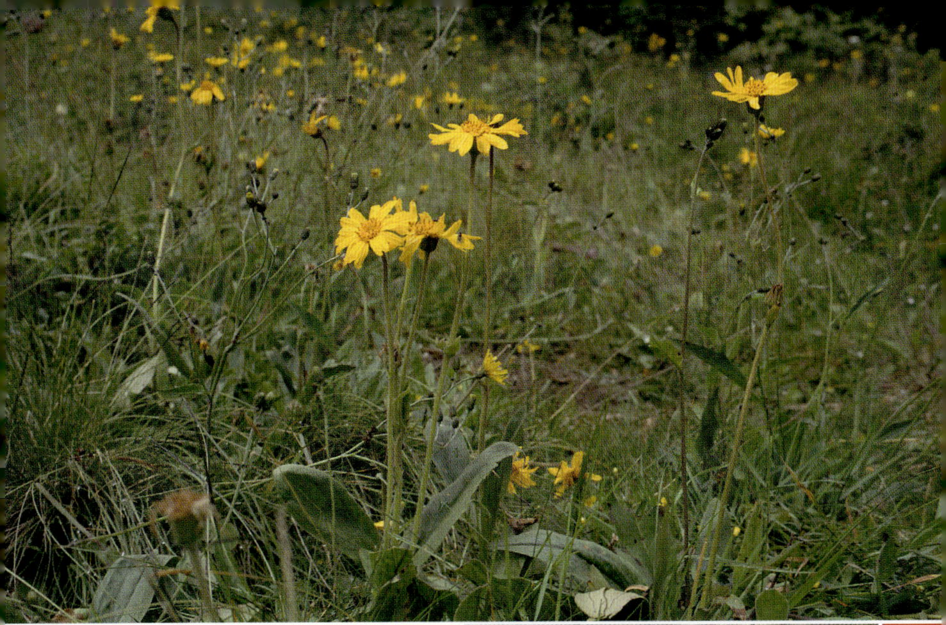

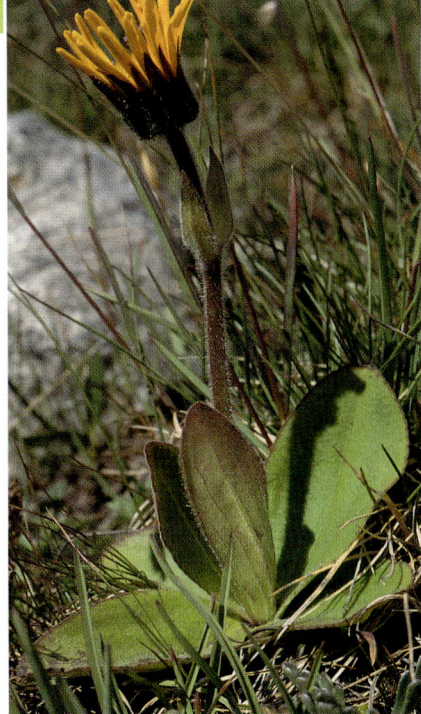

Botanischer Steckbrief

H 0,2–0,6 m | Staude | Mai–August | geschützt

Beschreibung Aromatisch duftende Pflanze mit kurzem dickem Wurzelstock und grundständiger, dem Boden anliegender Rosette aus behaarten, elliptischen, ± spitzen, ganzrandigen Blättern. Stängel oft einfach, mit 1–3 Paaren gegenständiger Blätter. Blütenköpfe 1–3 (selten bis 9), 5–8 cm breit, Zungen- und Röhrenblüten goldgelb.

Vorkommen Magerrasen, Moorwiesen. Bis in die alpine Stufe weiter Teile Europas. Die Art steht für Arzneizwecke erst in jüngerer Zeit wieder ausreichend zur Verfügung, seit durch neue Sorten ein feldmäßiger Anbau möglich und wirtschaftlich lohnend ist.

Wirkstoffe Ätherisches Öl, vor allem mit Thymalderivaten; Dihydrohelenalinderivate in Spuren; Phenolcarbonsäuren wie Chlorogensäure und Cynarin, Polyacetylene.

Grundlage der Arzneimittelherstellung Die Getrockneten unterirdischen Teile.

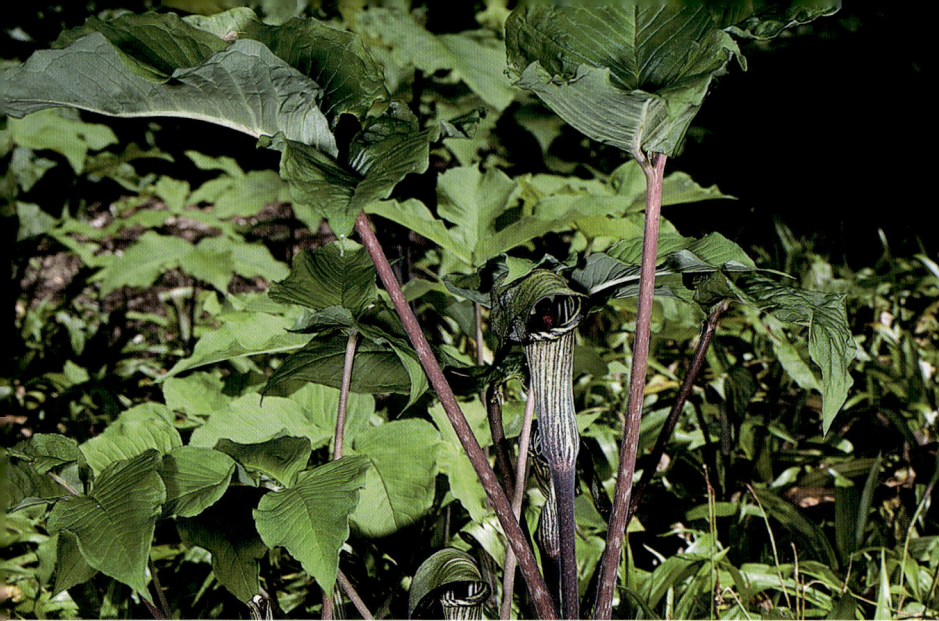

Arum triphyllum, Dreiblättriger Aron *Arisaema triphyllum*
Araceae Aronstabgewächse

Allgemein-
befinden

Kopf-
bereich

Brustbereich

Bauchraum

Unterleib

Bewegungs-
apparat

Haut, Haare
Nägel

Homöopathische Bedeutung

Leitsymptome Ein sehr bewährtes Mittel gegen die Heiserkeit der Redner und Sänger.

Anwendung Arum triphyllum greift vor allem die Schleimhäute von Mund, Hals und Kehlkopf an. Schleimabsonderungen sind scharf und wund machend und bewirken ein Brennen und ein rohes Gefühl auf den Schleimhäuten. Man zupft an Lippen oder Nase, obwohl diese schon Wund sind oder blutig. Die Stimme ist heiser, kann sich überschlagen oder brechen, oder sogar völlig wegbleiben. Der Hals ist empfindlich gegen Berührung; trotzdem greift der Patient sich an den Hals. Arum triphyllum hat sich bewährt als Mittel gegen Heiserkeit bzw. Stimmverlust von Rednern und Sängern, wenn die Stimme überanstrengt wurde, oder auch durch Erkältung. Die Beschwerden verschlimmern sich bzw. werden ausgelöst: durch Überanstrengung der Stimme beim Sprechen oder Singen, nasses, kaltes, windiges Wetter.

Botanischer Steckbrief

H 0,3–0,9 m | Staude | April–Juni | giftig

Beschreibung Staude mit fast kugelförmiger Sprossknolle, aus der 1–2 lang gestielte, 3-lappige Blätter und der kolbenförmige Blütenstand entspringen, männliche und weibliche Blüten am selben oder an verschiedenen Kolben. Das grün oder braunviolett gestreifte Hochblatt mit seiner Spitze das herausragende Kolbenende weit überdeckend. Orangerote Früchte.

Vorkommen Feuchte Wälder und Gebüsche, östliches N-Amerika.

Wirkstoffe Scharfstoffe unbekannter Zusammensetzung im frischen Wurzelstock, Stärke, Calciumoxalat-Nadeln in allen Pflanzenteilen.

Grundlage der Arzneimittelherstellung
Frische, vor der Entwicklung der Blätter gesammelte unterirdische Teile.

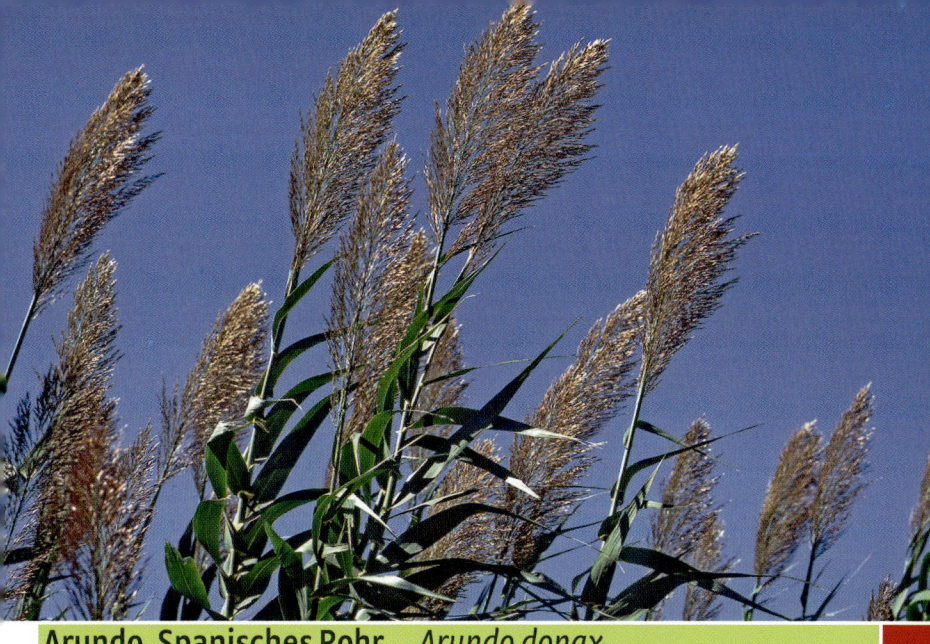

Arundo, Spanisches Rohr · *Arundo donax*
Poaceae Süßgräser

Botanischer Steckbrief

H 2–4(–8) m | Staude | August–Dezember

Beschreibung Größtes Gras Europas, an Bambus erinnernd, Halme 3–5 cm dick, holzig, überwinternd. Blätter graugrün, flach, auf der Oberseite und an den Rändern rau, meist überhängend, bis 6 cm breit, Blattscheiden an der Öffnung mit 5–7 mm langem Haarbüschel. Blüten in 30–70 cm langen, dichten Rispen, die 3- bis 6-blütigen Ährchen gewöhnlich violett überlaufen. Deckspelzen mit einer Granne und 6–8 mm langen, seidigen Haaren auf dem Rücken.

Vorkommen Gräben, Flussufer, feuchte Standorte. Im Mittelmeergebiet seit langer Zeit kultiviert (z. B. für Windschutzpflanzungen) und eingebürgert, Heimat wohl Zentralasien.

Wirkstoffe Indolalkylamine wie Gramin und Donaxerin, Zucker.

Grundlage der Arzneimittelherstellung Frische Wurzelstocksprosse.

Homöopathische Bedeutung

Leitsymptome Die Arznei reizt besonders die Schleimhäute des Hals-Nasen-Ohren-Bereiches.

Anwendung Die Haarwurzeln am Kopf sind schmerzhaft. Im Hals-Nasen-Ohren-Bereich leidet der Patient unter Juckreiz: am Gaumen, in den Naseneingängen, in den Gehörgängen. Außerdem können die Augen jucken (Bindehäute). Zur Selbstbehandlung eines Heuschnupfens eignet sich Arundo dann, wenn der Patient – bedingt durch den Juckreiz – im Ohr (Gehörgang) bohrt und durch diesen mechanischen Reiz Linderung erfährt.

Allgemeinbefinden

Kopfbereich

Brustbereich

Bauchraum

Unterleib

Bewegungsapparat

Haut, Haare Nägel

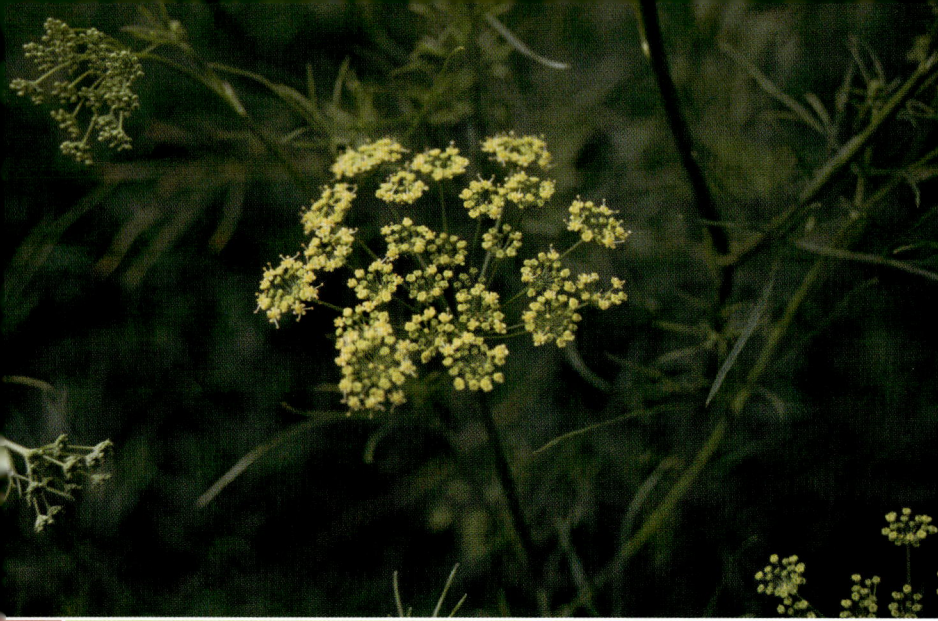

A

Asa foetida, Stink-Asant *Ferula assa-foetida*
Apiaceae Doldenblütler

Allgemein-befinden

Kopf-bereich

Brustbereich

Bauchraum

Unterleib

Bewegungs-apparat

Haut, Haare Nägel

Homöopathische Bedeutung

Leitsymptome Starke Blähungsneigung mit Umkehrung der Darmperistaltik nach oben und explosivem Aufstoßen.

Anwendung Im Verdauungstrakt bewirkt Asa foetida Blähungen und krampfhafte Kontraktionen, die durch eine Umkehrung der Peristaltik nach oben statt nach unten drängen. Im Hals besteht die Empfindung einer Kugel, die nach oben steigt (Kloßgefühl, Globus hystericus). Typisch ist ständiges lautes, explosives Aufstoßen. Die Därme sind wie verknotet, sodass die Winde nicht nach unten abgehen können. Als weitere Kuriosität können Hautausschläge auftreten, die aus luftgefüllten Bläschen bestehen. Neigung zu ohnmachtartiger Schwäche. Die Beschwerden verschlimmern sich: nachts, im Sitzen, durch Unterdrückung von Absonderungen. Besserung: durch Bewegung im Freien.

Achtung Selbstmedikation nur nach fachärztlicher Abklärung der geschilderten Beschwerden.

Botanischer Steckbrief

H 1–2(–3) m | Staude | März–April

Beschreibung Kräftige Staude, die fleischige Wurzel bis 15 cm dick. Grundblätter 2–3fach, Stängelblätter bis 4fach fiederschnittig, unterseits fein flaumig behaart. Der kompakte Blütenstand aus zahlreichen zusammengesetzten, 20- bis 30-strahligen Dolden ohne Hülle und Hüllchen. Gelbe Blüten, in den Seitendolden nur männliche, in der Hauptdolde zwittrige, aus denen je 2 ovale, abgeflachte Teilfrüchte hervorgehen. Identität und Synonymik dieser Sippe sind nicht ausreichend geklärt.

Vorkommen Iran.

Wirkstoffe Im Gummiharz ätherisches Öl mit schwefelhaltigen organischen Verbindungen (u. a. Alkayldisulfide), die den widerlichen, an Knoblauch erinnernden Geruch hervorrufen; Sesquiterpencumarinether, Schleimstoffe.

Grundlage der Arzneimittelherstellung Getrocknetes Gummiharz, auch aus *Ferula foetida*.

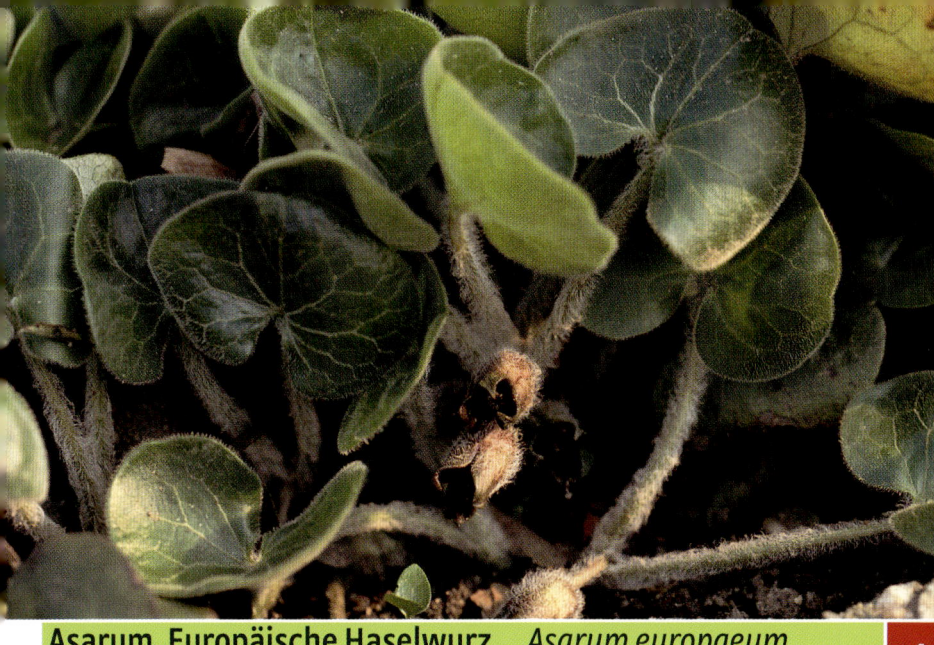

Asarum, Europäische Haselwurz   *Asarum europaeum*
Aristolochiaceae   Osterluzeigewächse

Botanischer Steckbrief
H 0,05–0,1 m | Staude | März–Mai | giftig
Beschreibung Staude mit kriechender Grundachse, daran schuppenförmige Niederblätter und 2 nierenförmige, wintergrüne Laubblätter. Meist eine kurz gestielte, drüsig behaarte Blüte, außen grünlich, innen rötlich braun, glockenförmig mit 3 Zipfeln. 4 Chemotypen mit unterschiedlich zusammengesetztem ätherischem Öl wurden beschrieben.
Vorkommen Laubwälder, Gebüsche. Mittel- und O-Europa, W-Asien.
Wirkstoffe Ätherisches Öl vor allem mit den Phenylpropanderivaten trans-Isoasaron (α-Asaron) und trans-Isomethyleugenol; Flavonoide, Kaffeesäurederivate.
Grundlage der Arzneimittelherstellung
Frische unterirdische Teile phenylpropanhaltiger Rassen.

Homöopathische Bedeutung
Leitsymptome Die Arznei bewirkt einen ausgeprägten Zustand von Überempfindlichkeit und Überreizung der Nerven.
Anwendung Der Patient kann Geräusche wie Kratzen auf einer rauen Unterlage oder Rascheln von Papier nicht ertragen. Bereits bei der Vorstellung, dass jemand mit der Fingerspitze oder mit dem Fingernagel Kratzgeräusche erzeugt, entsteht ein äußerst unangenehmer Schauer. Gleichzeitig muss der Betroffene sich diese Situation pausenlos vorstellen! Auch Gemütsbewegungen lösen Schauder aus. Weiterhin charakteristisch ist ein Leichtigkeitsgefühl, als würde man in der Luft schweben. Das Gehör ist schmerzhaft überempfindlich; oder aber: Gefühl, als wären die Ohren verstopft. Außerdem: nervöses Hüsteln, einzelne Körperteile werden eiskalt, das Frieren bessert sich nicht durch Zudecken. Verschlimmerung: durch durchdringende Geräusche, kaltes, trockenes Wetter. Besserung: durch kaltes Baden oder Waschen.

Allgemeinbefinden
Kopfbereich
Brustbereich
Bauchraum
Unterleib
Bewegungsapparat
Haut, Haare Nägel

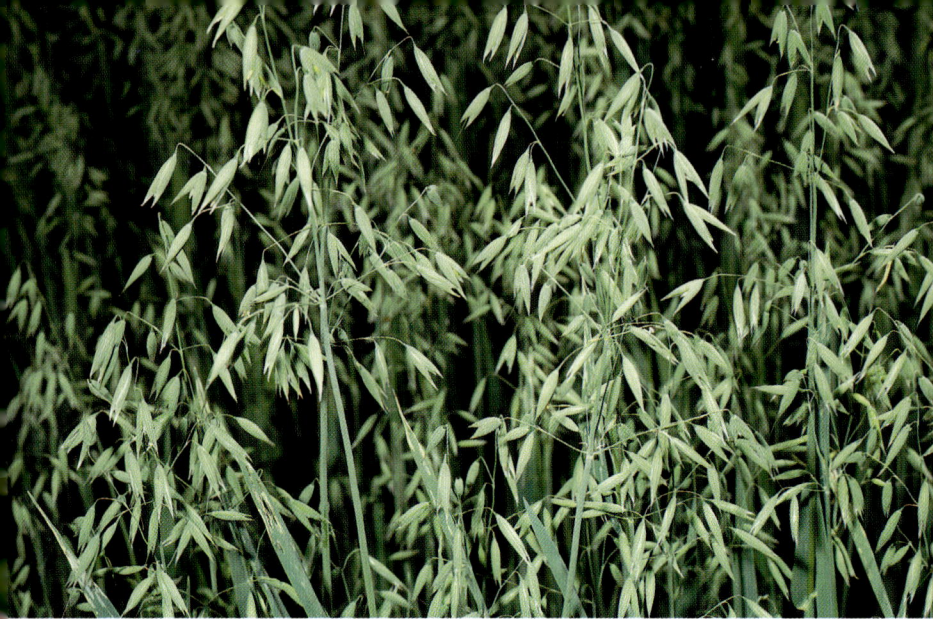

A

Avena sativa, Saat-Hafer *Avena sativa*
Poaceae Süßgräser

Allgemein-befinden

Kopf-bereich

Brustbereich

Bauchraum

Unterleib

Bewegungs-apparat

Haut, Haare Nägel

Homöopathische Bedeutung

Leitsymptome Avena sativa kommt als unspezifisches Schlaf- und Kräftigungsmittel zum Einsatz.

Anwendung Zur Wirkung von Avena sativa liegen keine homöopathischen Arzneimittelprüfungen vor. Insofern handelt es sich bei Einsatz und Verordnung dieser Arznei nicht um Homöopathie. Als Potenz werden die Urtinktur und die D 1 eingesetzt. Hafer hat beruhigende und kräftigende Wirkung und wird zur Schlafförderung oder auch zur allgemeinen Kräftigung eingesetzt. Auch bei sexueller Schwäche und bei milden Entzugssyndromen sagt man ihm positive Wirkung nach.

Achtung Avena sativa wird anders dosiert und eingenommen als die homöopathischen Arzneien. Zur Schlafförderung werden 20 bis 30 Tropfen eine Stunde vor dem Schlafengehen in etwas warmem Wasser eingenommen; kann bei Bedarf im Lauf der Nacht wiederholt werden.

Botanischer Steckbrief

H 0,6–1,5 m | einjähriges Kraut | Juni–August

Beschreibung Blaugrüne Kulturpflanze, Blattspreite 5–15 mm breit, rau, am Grund ohne Öhrchen. Bis 20 cm lange, allseitswendig ausgebreitete, lockere Rispe mit zwei- bis dreiblütigen, zur Reifezeit hängenden Ährchen. Deckspelzen kahl, an der Spitze zweizähnig, nur die untere Blüte mit langer, rückenständiger Granne. Ährchenachse bei der Fruchtreife nicht zerfallend.

Vorkommen Kulturpflanze gemäßigter Breiten, häufig verwildert.

Wirkstoffe In den Früchten Stärke, lösliche Polysaccharide (β-Glucan und Arabinoxylane), Eiweißstoffe, Sterole, Triterpensaponine wie Avenacin und Avenacosid. In den grünen Pflanzenteilen lösliche Silikate, relativ viel Eisen, Mangan und Zink, Flavonoide, Triterpensaponine.

Grundlage der Arzneimittelherstellung Frische oberirdische Teile blühender Pflanzen.

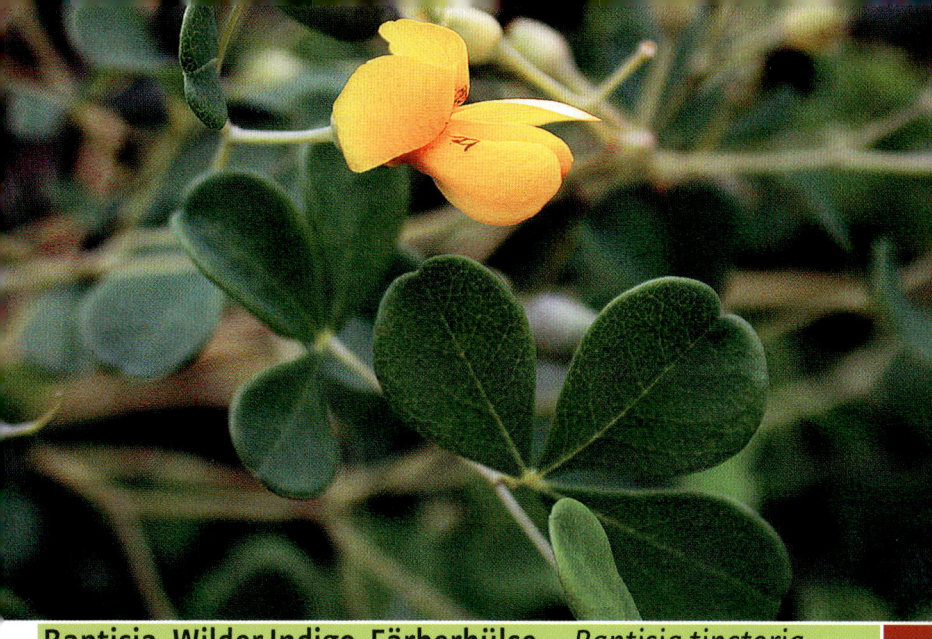

Baptisia, Wilder Indigo, Färberhülse   *Baptisia tinctoria*
Fabaceae   Schmetterlingsblütler

Botanischer Steckbrief
H 0,6–1,2 m | Staude | Juni–August | giftig

Botanik Kahle und etwas fleischige Staude mit aufrechten, verzweigten Trieben, Blätter wechselständig, gestielt, dreiteilig gefingert. Zahlreiche, armblütige, endständige Trauben mit etwa 1,3 cm langen, gelben Schmetterlingsblüten. Frucht eine 2–3 cm lange, kugelige bis eiförmige, schwarzblau gefärbte Hülse mit langer Griffelspitze am Ende.

Vorkommen Östliches N-Amerika.

Wirkstoffe Wasserlösliche Polysaccharide, vor allem Arabinogalactane; Glykoproteine; Chinolizidinalkaloide wie Cytisin, Methylcytisin, Anagyrin und Spartein; Isoflavonoide, unter anderem Baptisin, Trifolirhizin; Hydroxycumarine.

Grundlage der Arzneimittelherstellung
Frische oder getrocknete, im Herbst gesammelte unterirdische Organe.

Homöopathische Bedeutung
Leitsymptome Gefühl von Zerschlagenheit; delirante Zustände mit dem Gefühl, doppelt oder aus mehreren Teilen zu bestehen.

Anwendung Wurde früher als Mittel gegen Typhus eingesetzt. Charakteristisch sind ausgeprägte Gefühle von Erschöpfung, Wundheit, Schwere und Schmerzen der Muskeln. Hinzu kommt ein eigenartiger Geisteszustand mit dem Gefühl, doppelt zu existieren. Der Kranke fühlt sich zerbrochen. Variante: das Gefühl, Körperteile wären abgetrennt und lägen herum – er wirft sich im Bett umher, um die Teile zusammenzusuchen! Der Patient bildet sich ein, die eigenen Gliedmaßen unterhielten sich miteinander. Die Gedanken sind verwirrt; das Gesicht ist dunkelrot, wie bei Betrunkenen, und aufgeschwemmt. Zusätzlich kotet und nässt sich der Patient ein. Verschlimmerung: durch feuchte Wärme, Nebel, kalten Wind, heißes Wetter.

Achtung Nicht geeignet zur Selbstmedikation.

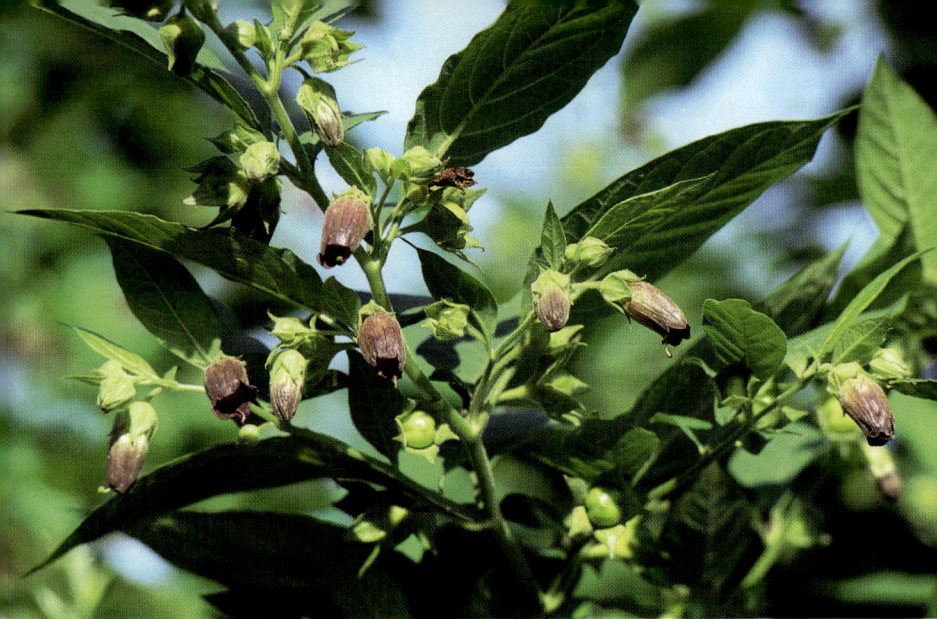

B

Belladonna, Tollkirsche *Atropa bella-donna*
Solanaceae   Nachtschattengewächse

Allgemein-
befinden

Kopf-
bereich

Brustbereich

Bauchraum

Unterleib

Bewegungs-
apparat

Haut, Haare
Nägel

Homöopathische Bedeutung

Leitsymptome Rascher, heftiger Krankheitsverlauf; akute Schmerzen; starke Hitze.

Anwendung Belladonna ist ein wichtiges Fiebermittel, insbesondere bei Kindern. Anwendungsgebiete für Belladonna sind akute, plötzlich auftretende Entzündungen vor allem im Kopf-Hals-Bereich, die mit hohem Fieber, dampfender Hitze und heftigen, pulsierenden, stechenden oder brennenden Schmerzen einhergehen. Dazu zählen beispielsweise grippale Infekte, Zahnungsbeschwerden, Mandelentzündungen, beginnender Scharlach oder Mittelohrentzündungen.

Typischerweise ist der Kopf glühend heiß und das Gesicht gerötet. Die Pupillen sind geweitet, Schläfen- und Halsadern treten hervor. Oft kommen hämmernde, pulsierende Kopfschmerzen hinzu; auch andere Schmerzen, gleich wo im Körper, haben oft klopfenden oder pulsierenden Charakter. Hände und Füße sind meist kalt. Der Patient ist erregt, schläft unruhig und reagiert empfindlich auf Berührung, Licht, Geräusche sowie Kälte. Meist besteht ein großes Bedürfnis nach Ruhe.

Zusätzlich kann es zu heftigem Herzklopfen, Fieberkrämpfen und Halluzinationen sowie Wut- und Tobsuchtsanfällen kommen. Belladonna hat hier eine beruhigende Wirkung auf das zentrale Nervensystem.

Darüber hinaus wirkt Belladonna im Bereich des Magen-Darm-Traktes sowie der Gallen- und Harnwege krampflösend. Es wird daher beispielsweise bei Blasen- und Nierenentzündungen mit krampfartigen Schmerzen sowie bei Gallenkoliken eingesetzt. In der Frauenheilkunde findet Belladonna besonders bei krampfartigen Menstruationsschmerzen sowie bei Brustentzündungen nach der Entbindung bzw. in der Stillzeit Anwendung. Dabei ist die Brust gerötet, verhärtet, überwärmt, mit klopfenden Schmerzen.

Achtung Bei hohem Fieber, Fieberkrampf, Kolik, Verdacht auf Brustentzündung Arzt aufsuchen.

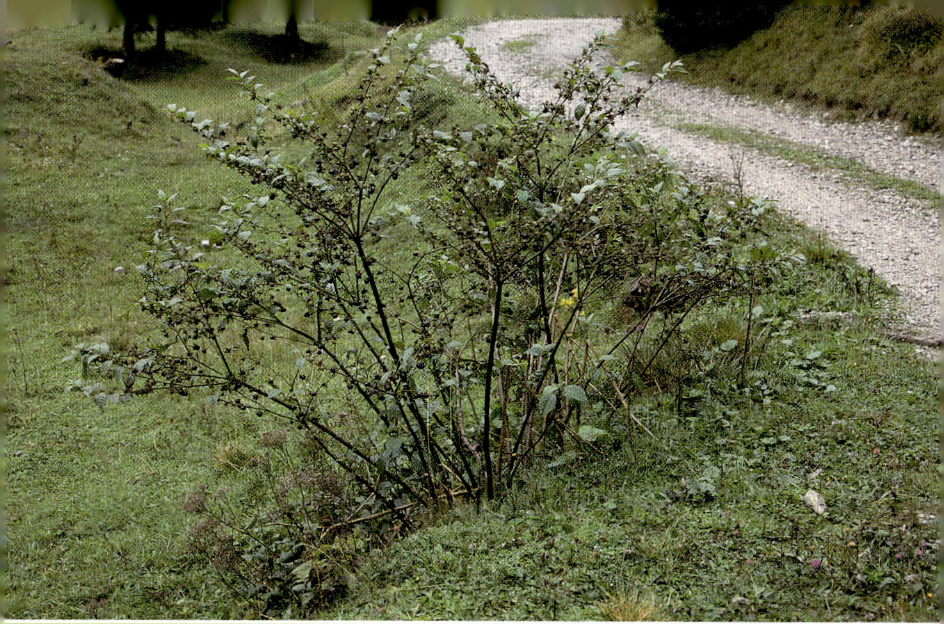

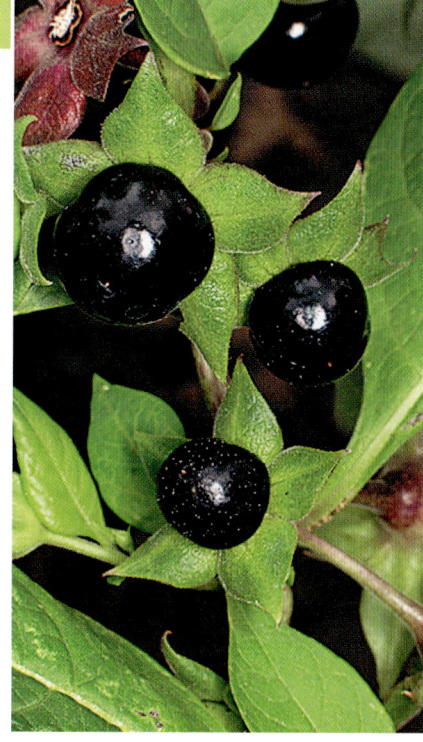

Botanischer Steckbrief

H 0,5–1,5 m | Staude | Juni–August | giftig

Beschreibung Staude mit dickem Wurzelstock, Stängel ausladend verzweigt. Blätter breit lanzettlich, ganzrandig, in der Blütenregion jeweils ein kleineres und ein größeres genähert. Blüten einzeln, die glockenförmige, bis 25 mm lange Krone braunviolett, innen schmutzig gelb, purpurrot geadert, mit kurzem, 5-teiligem Saum. Kugelige, etwa kirschgroße, glänzend schwarze Beeren.

Vorkommen Waldlichtungen, Schläge. Gemäßigtes Europa, SW-Asien, N-Afrika.

Wirkstoffe In den oberirdischen Teilen Tropanalkaloide, in der frischen Pflanze vor allem Hyoscyamin (das nur halb so wirksame Racemat Atropin, DL-Hyoscyamin, entsteht während der Aufarbeitung), in geringer Menge Scopolamin; Cumarinderivate, Flavonoide. In den Wurzeln neben Hyoscyamin Cuskhygrin.

Grundlage der Arzneimittelherstellung Frische ganze Pflanze ohne die verholzten unteren Stängelteile am Ende der Blütezeit.

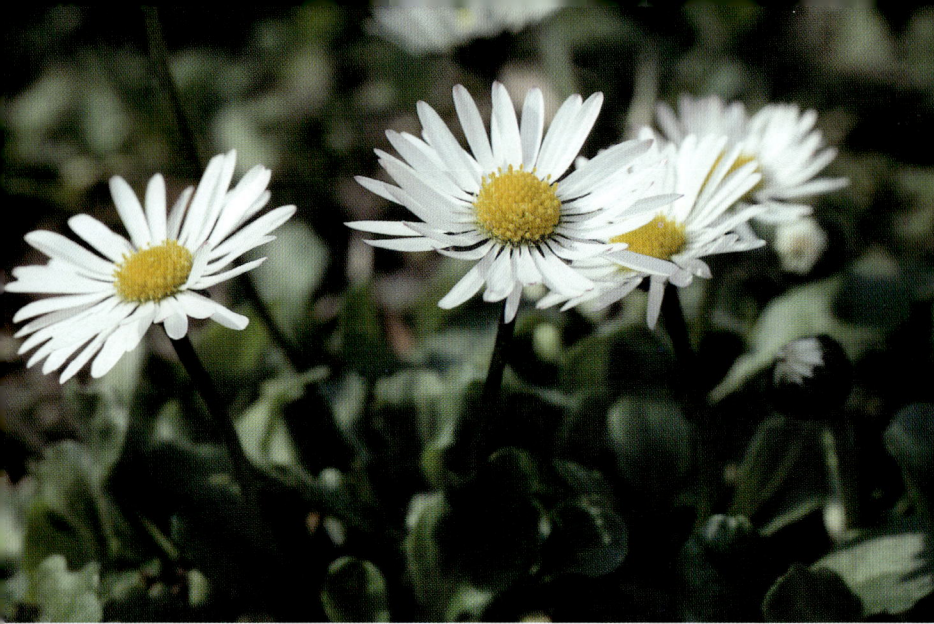

Bellis perennis, Gänseblümchen *Bellis perennis*

Asteraceae   Korbblütler

Allgemein-befinden

Kopf-bereich

Brustbereich

Bauchraum

Unterleib

Bewegungs-apparat

Haut, Haare Nägel

Homöopathische Bedeutung

Leitsymptome Das „Arnica der Geburtshilfe"; wird eingesetzt nach Trauma und/oder Operation der tieferen Gewebe der Bauch- und Beckenorgane (z. B. Kaiserschnitt).

Anwendung Bellis perennis ist ähnlich wie Arnica ein Mittel für die Folgen von Überanstrengung und Verletzung. Charakteristisch ist ein Zerschlagenheits- und Wundheitsgefühl im ganzen Körper. Es kommt zum Blutstau in Brüsten und Gebärmutter. Die Gebärmutter schmerzt, wie gequetscht; die Bauchwände sind empfindlich. Starkes Abwärtsdrängen in der Gebärmutter, verbunden mit Kreuzschmerzen. Die Beschwerden verschlimmern sich: durch Berührung, kaltes oder heißes Bad, Bettwärme, Abkühlung in erhitztem Zustand. Besserung: durch fortgesetzte Bewegung; viele Patienten haben dementsprechend einen Bewegungsdrang. Weiteres Anwendungsgebiet: Sturz auf das Steißbein (vgl. → Hypericum).

Botanischer Steckbrief

H 0,05–0,25 m | Staude | März–November

Beschreibung Rosettenpflanze mit spatelförmigen, stumpfen, unregelmäßig gesägten Blättern. Auf blattlosem, behaartem Schaft nur ein 15–30 mm breites Blütenköpfchen, Zungenblüten weiß, unterseits und an der Spitze oft rötlich überlaufen, Röhrenblüten gelb. Hüllblätter meist 13, nur in einer Reihe.

Vorkommen Wiesen, Weiden, Parkrasen, durch fast ganz Europa, in gemäßigten Breiten heute weltweit.

Wirkstoffe Triterpensaponine, Flavonoide, Polyine, in Spuren ätherisches Öl.

Grundlage der Arzneimittelherstellung Die frische ganze Pflanze zur Blütezeit.

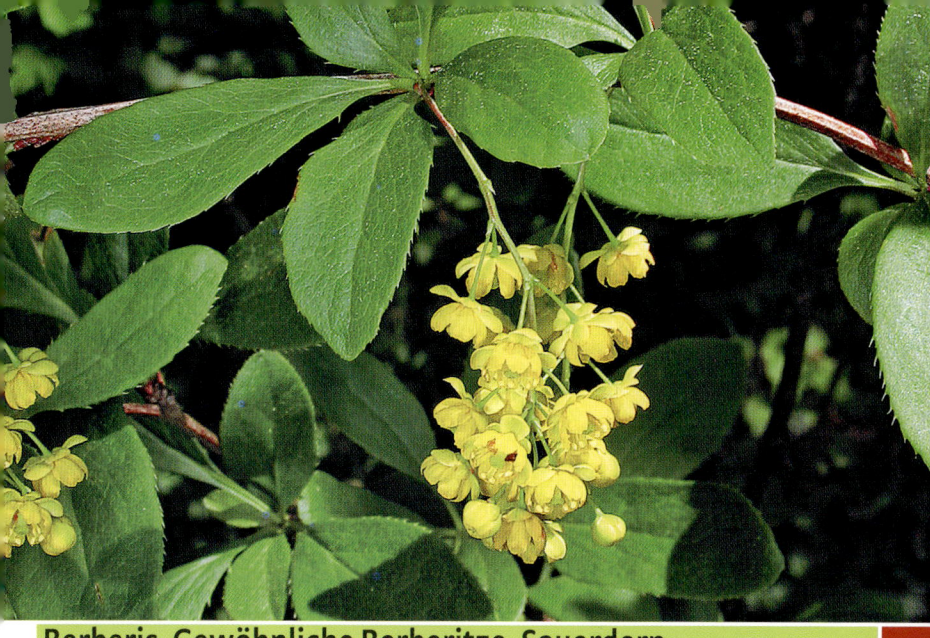

Berberis, Gewöhnliche Berberitze, Sauerdorn
Berberis vulgaris   Berberidaceae   Sauerdorngewächse

Botanischer Steckbrief

H 1–3 m | Strauch | Mai–Juni

Beschreibung Sommergrüner Strauch mit einfachen bis 7-teiligen Blattdornen und büschelig stehenden, verkehrt eiförmigen, am Rand grannig gezähnten Blättern. Blüten gelb, in hängenden Trauben an Kurztrieben, meist 6-zählig, nur die Endblüte 5-zählig. Rote, etwa 1 cm lange, walzenförmige Beeren mit 2–3 rotbraunen Samen. In reifem Zustand sind sie (nur bei dieser Art) alkaloidfrei und nicht giftig wie die anderen Pflanzenteile.

Vorkommen In trockenen Gebüschen durch W-, Mittel- und S-Europa bis W-Asien.

Wirkstoffe In Wurzeln und Rinde (in Blättern und Holz in viel geringerer Konzentration): Isochinolinalkaloide wie Berberin, Berbamin, Oxyacanthin, Palmatin, Jatrorrhizin. In den Früchten: Vitamin C, Fruchtsäuren, Carotinoide, Anthocyane, Zucker, Pektin.

Grundlage der Arzneimittelherstellung Getrocknete Rinde ober- und unterirdischer Teile.

Homöopathische Bedeutung

Leitsymptome Berberis wirkt besonders auf Harnwege und Gallenwege.

Anwendung Symptome können rasch in ihr Gegenteil umschlagen, wie z. B. Durstlosigkeit in Durst, Appetitlosigkeit in Hunger, trüber Urin zu wasserklarem etc. Schmerzen, gleich von wo sie ausgehen, wechseln rasch den Ort und den Charakter. Auch können Schmerzen von einem Punkt ausstrahlen und durch den ganzen Körper schießen. Berberis wird eingesetzt bei Gallenkoliken und Nierenkoliken. Kolikschmerzen: von der Niere aus, die Harnleiter hinab oder zur Leber-, Magen- und Milzgegend hin ziehend; von der Gallenblase zum Magen. Verschlimmerung: durch Erschütterung, Aufstehen vom Sitzen, Stehen, Ermüdung, Wasserlassen. Weitere Anwendungsgebiete sind neuralgische Schmerzen der Hoden und Samenstränge, evtl. die Seiten wechselnd.

Achtung Nieren- und Gallenkoliken sowie Hodenschmerzen können nicht selbst behandelt werden.

Allgemein-befinden
Kopf-bereich
Brustbereich
Bauchraum
Unterleib
Bewegungs-apparat
Haut, Haare Nägel

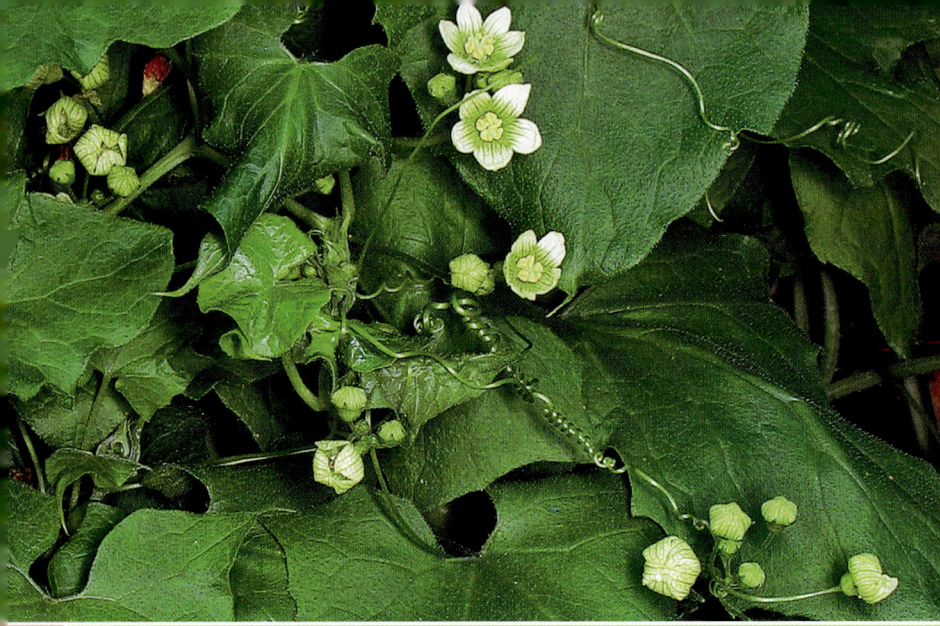

B

Bryonia, Rotbeerige Zaunrübe — *Bryonia cretica*
Cucurbitaceae   Kürbisgewächse

Allgemein-befinden

Kopf-bereich

Brustbereich

Bauchraum

Unterleib

Bewegungs-apparat

Haut, Haare Nägel

Homöopathische Bedeutung

Leitsymptome Trockenheit der Schleimhäute; großer Durst auf kalte Getränke; stechende Schmerzen; Aversion gegen die geringste Bewegung.

Anwendung Bryonia hat eine ausgeprägte Wirkung auf sogenannte seröse Häute, wie Rippenfell, Bauchfell, Gelenkinnenhäute. Hier ruft Bryonia trockene Entzündungen hervor. Typisch für Bryonia sind stechende Schmerzen, die sehr heftig sein können und sich bei geringster Bewegung ins Unerträgliche steigern. Der Bryonia-Patient hält sich absolut ruhig, da jede noch so geringe Bewegung eine sofortige Verschlimmerung bzw. ein Wiederauftreten seiner Beschwerden bewirkt. Dies gilt für Schmerzen genauso wie für andere Beschwerden, z. B. Husten oder Durchfall o. Ä. Bryonia ist ein Mittel für grippale Infekte mit Beteiligung der Bronchien. Die Schleimhäute sind trocken, und der Patient hat starken Durst, besonders auf kalte Getränke. Der Husten ist eher trocken, hart und sehr schmerzhaft, mit Stichen in der Brust beim Husten; man drückt beim Husten mit beiden Händen auf die Brust. Besonderer Bezug zur rechten Körperseite, jedoch nicht zwingend. Die Beschwerden verschlimmern sich durch die geringste Bewegung, also auch durch Aufrichten, Bücken, Husten, körperliche Anstrengung, tiefes Atmen etc. Außerdem durch äußere Wärme, aber auch durch Ärger oder Berührung. Besserung bringen bewegungslose Ruhe, äußerer Druck (z. B. durch Bandagieren), Liegen auf dem schmerzhaften Teil, kühle frische Luft, Anziehen der Beine (bei Bauchschmerzen). Darüber hinaus hat sich Bryonia bestens bewährt bei: akuter Sehnenscheidenentzündung (Extremität ruhig halten bis zum Abheilen!), akutem Hexenschuss (Lumbalgie, Lumboischialgie), sofern der Patient durch Ruhe deutliche Linderung erfährt.

Achtung Bei schmerzhaftem Husten und Verdacht auf Bandscheibenvorfall (Kontrollverlust von Blasen- oder Mastdarmschließmuskel) Arzt aufsuchen!

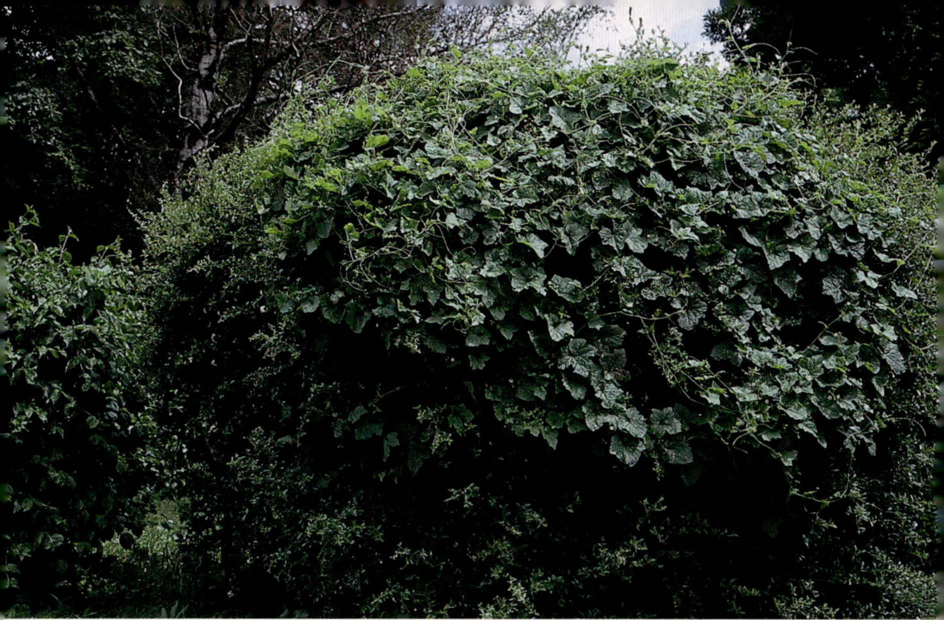

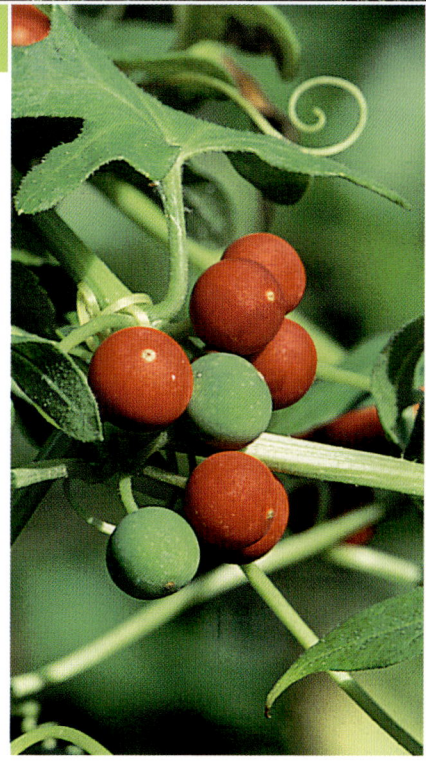

Botanischer Steckbrief

H 2–4 m | Staude | Juni–September | giftig

Beschreibung Zweihäusige Staude mit rübenförmiger Wurzel, Stängel mit spiralig gedrehten, unverzweigten Ranken kletternd. Blätter bis über die Mitte handförmig 5-teilig, der mittlere Lappen kaum länger als die seitlichen. Blütenkrone 5–(6–7)-zipfelig, gelb, grün geadert, doppelt so lang wie die Kelchblätter und länger. Beeren scharlachrot.

Vorkommen Gebüsche, Hecken, Zäune, auch gepflanzt. S- und Mitteleuropa, N-Afrika.

Wirkstoffe Cucurbitacine, Lectine, Triterpensäuren, in den Früchten das toxische Protein Brydiofin.

Grundlage der Arzneimittelherstellung Wurzel von der ssp. dioica oder von der Schwarzfrüchtigen Zaunrübe *Bryonia alba*.

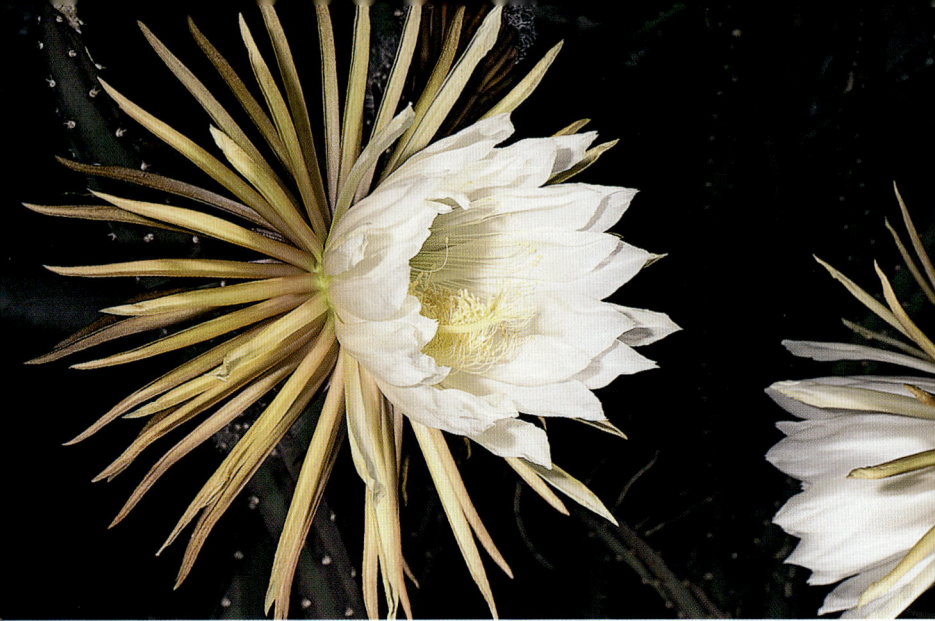

C

Cactus, Königin der Nacht · *Selenicereus grandiflorus*

Cactaceae   Kaktusgewächse

Allgemein-befinden

Kopf-bereich

Brustbereich

Bauchraum

Unterleib

Bewegungs-apparat

Haut, Haare Nägel

Homöopathische Bedeutung

Leitsymptome Die Hauptwirkung bezieht sich auf Herz und Kreislauf.

Anwendung Auch die Ringmuskeln des Körpers werden angeregt; Folge sind Empfindungen von Zusammenschnürung und Zusammenziehung am Herzen, im Hals, in der Brust, in der Blase, im Mastdarm, in der Scheide. Das Herz fühlt sich an, als wäre es durch ein eisernes Band eingeengt bzw. als würde es abwechselnd zusammengepresst und losgelassen. Cactus ist eine Arznei für Schmerzen, die periodisch auftreten bzw. wiederkommen. Krampfartige Herzschmerzen mit Ausstrahlung in den linken Arm; linker Arm taub, Prickeln in den Fingern, eiskalte Hände. Gesicht rot und aufgedunsen. Verschlimmerung: durch Liegen auf der linken Seite; Liegen auf dem Hinterkopf; periodisch; von 10 bis 11 oder gegen 23 Uhr. Besserung: im Freien, durch Drücken auf den Scheitel.

Achtung Bei akuten Herzbeschwerden Notarzt rufen!

Botanischer Steckbrief

H bis 5(–10) m | Staude | Juni–Juli | giftig | geschützt

Beschreibung Sukkulente, verzweigte, kletternde Triebe mit Büscheln von 4–6 mm langen Dornen an den 5–8 vorspringenden Längsrippen. Blüten groß, bis 30 cm lang und 20 cm breit, äußere Blütenhüllblätter bräunlich gelb, innere weiß. Sie blühen, nach Vanille duftend, jeweils nur eine Nacht ab 9 Uhr abends einige Stunden lang.

Vorkommen Trockenwälder und -gebüsche. Kuba, Jamaika, in Mittelamerika und weltweit als Zierpflanze kultiviert.

Wirkstoffe Amine wie Tyramin, Methyltyramin, Hordenin (Dimethyltyramin), Flavonoide. Die Inhaltsstoffe sind noch ungenügend erforscht.

Grundlage der Arzneimittelherstellung
Die frischen jungen Stängel und Blüten.

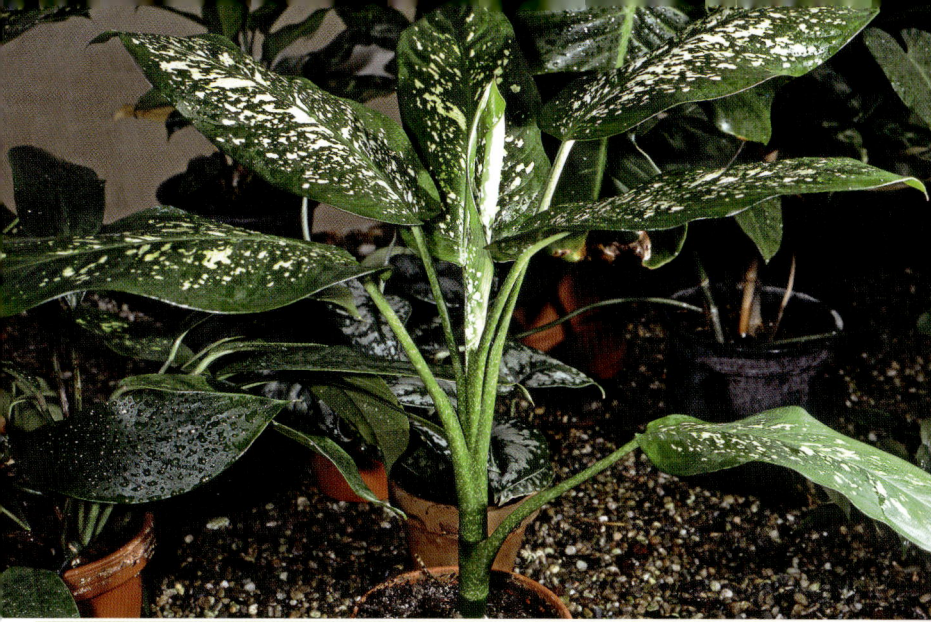

Caladium seguinum, Dieffenbachie, Schweigohr
Dieffenbachia seguine   *Araceae*   Aronstabgewächse

Botanischer Steckbrief
H 0,3–2 m | Staude | Januar–Dezember | giftig
Beschreibung Staude mit oft auffällig weiß oder gelb gezeichneten, dunkelgrünen, herzförmig-länglichen Blättern. Blütenkolben aus dem cremefarbenen Hochblatt herausragend. Orangefarbene oder scharlachrote Früchte. *D. seguine* wird heute auch in *D. maculata* (*D. picta*) eingeschlossen.
Vorkommen Feuchte Tieflandwälder, Westindien. Schon seit dem 18. Jahrhundert in Europa als Topfpflanze, in Kultur meistens Hybriden.
Wirkstoffe Calciumoxalat in Form von Bündeln feinster Oxalatnadeln (Raphiden) und freie Oxalsäure, eiweißspaltende Enzyme, blausäurehaltige Glykoside, auch Alkaloide und Saponine werden genannt.
Grundlage der Arzneimittelherstellung Die frische ganze Pflanze.

Homöopathische Bedeutung
Leitsymptome Wirkt auf die Genitalien beider Geschlechter; bewährtes Mittel zur Selbstmedikation von Erektionsstörungen.
Anwendung Menschen im Caladium-Zustand sind nervös und leicht erregbar, dabei besorgt und ängstlich, z. B. bezüglich der eigenen Gesundheit. Das Verlangen zu rauchen ist stark ausgeprägt. Männliche Geschlechtsorgane: Die Genitalien wirken schlaff, dabei wie aufgedunsen vergrößert. Die Eichel kann eine abgegrenzte Rötung zeigen. Beim Geschlechtsverkehr ist die Erektion zunächst normal, erschlafft jedoch sofort nach dem Einführen in die Scheide. Der Penis bleibt schlaff trotz vorhandenen sexuellen Verlangens. Jucken im Genitalbereich kann bei beiden Geschlechtern auftreten, ist jedoch bei Frauen bisweilen extrem ausgeprägt. Verschlimmerung: durch sexuelle Ausschweifungen, Rauchen. Besserung: durch kalte Luft und kurzes Schläfchen.
Achtung Erektionsstörungen bitte vom Urologen abklären lassen!

Allgemein-befinden

Kopf-bereich

Brustbereich

Bauchraum

Unterleib

Bewegungs-apparat

Haut, Haare Nägel

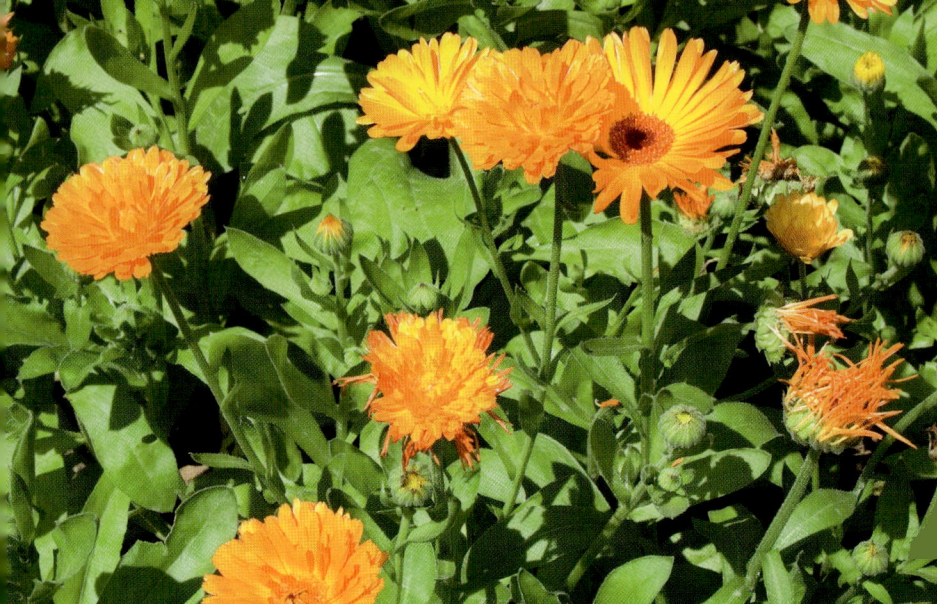

Calendula, Garten-Ringelblume *Calendula officinalis*
Asteraceae   Korbblütler

Allgemein-befinden

Kopf-bereich

Brustbereich

Bauchraum

Unterleib

Bewegungs-apparat

Haut, Haare Nägel

Homöopathische Bedeutung

Leitsymptome Wichtiges Heilmittel bei Risswunden und Quetschungen.

Anwendung Calendula wirkt besonders auf die Muskeln und deren Verletzungen: Risswunden, Schnittverletzungen, Quetschungen mit Gewebszerstörungen, Wunden mit gezackten oder zerklüfteten Rändern, eiternde Wunden, Wunden mit Substanzverlust (wie bei Abschürfungen) und schmierigem Belag. Außerdem Wunden mit starken Schmerzen, die in keinem Verhältnis zur Größe der Wunde stehen. Calendula kann auch lokal angewandt werden (s. u.): Calendula-Verbände beseitigen rasch die Schmerzhaftigkeit von frischen Wunden. Verschlimmerung: durch feuchtes und bewölktes Wetter sowie beim Fieberschauer (Arzt aufsuchen!). Besserung: durch Herumgehen oder durch ruhiges Liegen.

Achtung Zusätzlich zur oralen Anwendung können ggf. Verbände mit Calendula-Urtinktur angelegt werden (Vorsicht bei Allergie gegen Korbblütler!)

Botanischer Steckbrief

H 0,2–0,5 m | ein- seltener zweijähriges Kraut | Juni –September

Beschreibung Aromatisch riechende Pflanze mit weich behaarten, eilanzettlichen, ganzrandigen oder entfernt gezähnten Blättern, obere mit verschmälertem Grund sitzend. Köpfchen 3–7 cm breit, aus gelben bis orangefarbenen Zungen- und Röhrenblüten oder alle Blüten zungenförmig ausgebildet. Verschieden gestaltete Früchte.

Vorkommen Alte Heil- und Zierpflanze, nur in Kultur bekannt, Herkunft unsicher.

Wirkstoffe Triterpenalkohole wie Faradiol; Triterpensaponine (Oleanolsäureglykoside), ätherisches Öl mit Cadinol und Torreyol als Hauptbestandteile und über 60 weitere Komponenten: Carotinoide, Flavonoide, Xanthophylle, Hydroxycumarine, Polyine, wasserlösliche Polysaccharide.

Grundlage der Arzneimittelherstellung
Frische, zur Blütezeit gesammelte oberirdische Teile.

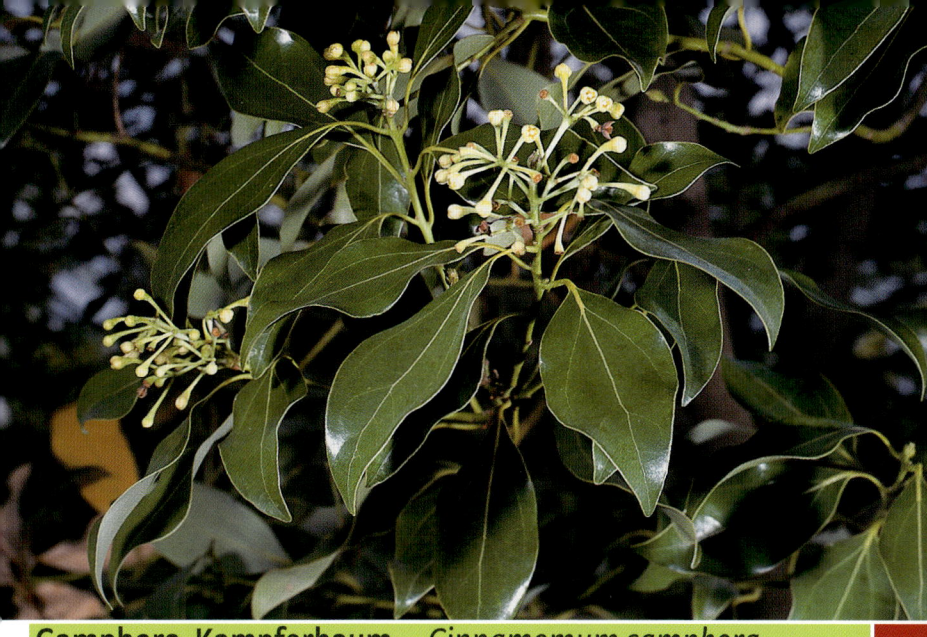

Camphora, Kampferbaum — *Cinnamomum camphora*
Lauraceae Lorbeergewächse

Botanischer Steckbrief

H 15–40 m | Baum | April–Mai

Beschreibung Immergrüner Baum mit wechselständigen, eiförmig-lanzettlichen, ganzrandigen, bis 10 cm langen Blättern. Rispig angeordnete Blüten mit (4–)6(–8) gelblichen, nur 0,3 cm großen Kronblättern. Kleine, schwarzrote, kugelige beerenartige Früchte, in einem vom Kelch gebildeten Becher.

Vorkommen Heimat SO-Asien, auch weiter kultiviert, im südöstlichen N-Amerika eingebürgert.

Wirkstoffe Natürlicher D-Campher, der vor allem aus rechtsdrehendem Campher besteht, enthält im Gegensatz zum synthetischen (racemischen) DL-Campher in Spuren Monoterpene wie Cineol, Eugenol und Borneol. Zur Herstellung des synthetischen Camphers verwendet man Pinen.

Grundlage der Arzneimittelherstellung Wird durch Wasserdampfdestillation aus dem zerkleinerten Stamm- und Wurzelholz des Kampferbaums gewonnen.

Homöopathische Bedeutung

Leitsymptome Kampfer wurde von Samuel Hahnemann 1831 als vorbeugendes Mittel und als Heilmittel in frühen Stadien der Cholera erfolgreich angewandt. Der Kampfer besitzt eine Sonderstellung, da er in unverdünnter Form die Wirkung nahezu aller homöopathischen Arzneien aufheben kann (Antidotwirkung).

Anwendung Camphora ist ein Mittel bei plötzlichem Kollaps, z. B. durch Sonnenstich. Nase, Gesicht und Zunge sind kalt; die ganze Haut ist kalt und blass. Sogar heißer Tee wird als kalt empfunden. Hinzu kommen Durchfälle mit großer Schwäche, kaltem Schweiß und Kollaps. Außerdem brennender Durst; Brennen im Magen und im Bauch. Verschlimmerung: durch Kälte, Zugluft, im Halbschlaf beim Einschlafen, Unterdrückung von Absonderungen. Besserung: wenn er/sie an die Beschwerden denkt.

Achtung Nicht geeignet zur Selbstmedikation. Bei Kollaps und Sonnenstich Arzt rufen!

Allgemeinbefinden

Kopfbereich

Brustbereich

Bauchraum

Unterleib

Bewegungsapparat

Haut, Haare Nägel

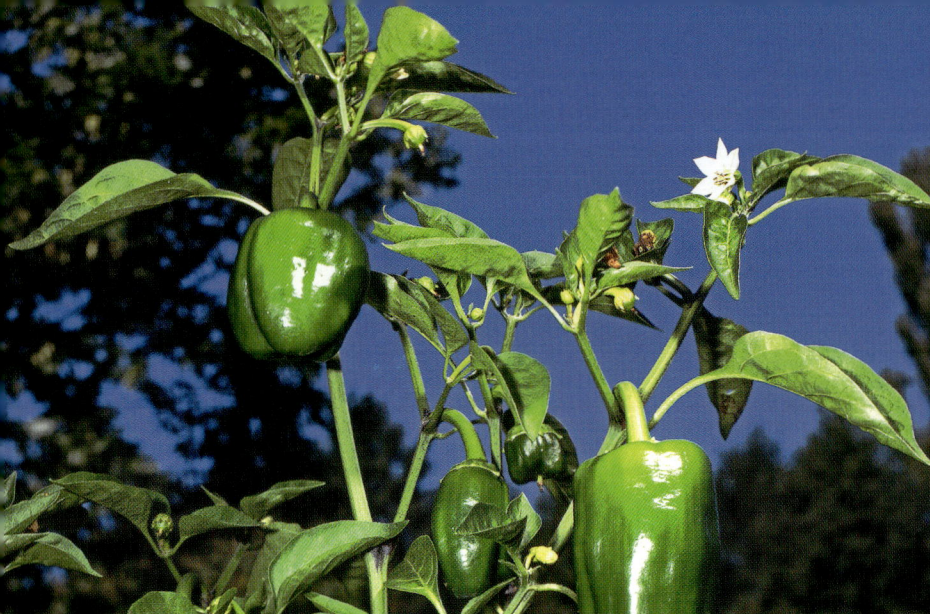

Capsicum, Spanischer Pfeffer   *Capsicum annuum*

Solanaceae   Nachtschattengewächse

Allgemein-
befinden

Kopf-
bereich

Brustbereich

Bauchraum

Unterleib

Bewegungs-
apparat

Haut, Haare
Nägel

Homöopathische Bedeutung

Leitsymptome Brennende, beißende Schmerzen, die sich durch kaltes Wasser verschlimmern. Wichtiges Mittel gegen Heimweh.

Anwendung Capsicum wirkt besonders intensiv auf die Schleimhäute und auf den sogenannten Processus mastoideus, das ist der Knochenwulst direkt hinter dem Ohr. Gesicht und Nase sind rot, aber kalt. Überhaupt ist der ganze Körper kalt; dem entsprechend wird äußere Kälte nicht ertragen. An der Zungenspitze quält den Patienten ein beißendes Brennen. Auch der innere Hals brennt. Verlangen nach scharfen Speisen, Kaffee und Schnaps. Brennende Hämorrhoiden. Husten verursacht eigenartigerweise Brennen in entfernten Körperteilen: z. B. in den Beinen. Verschlimmerung durch geringen Luftzug, Kälte, kaltes Wasser, Trinken. Besser durch fortgesetzte Bewegung, Wärme, Essen. Vom Gemüt her ist als Kuriosum zu erwähnen, dass Capsicum das Hauptmittel gegen Heimweh ist.

Botanischer Steckbrief

H 0,2–0,5 m | ein- bis zweijähriges Kraut | Juni–September

Beschreibung Blätter lang gestielt, lanzettlich bis eiförmig, zugespitzt. Blüten mit 5(-7)-zipfeliger Krone. Früchte immer hängend, bei der in der Homöopathie genutzten Sorte länglich-kegelförmig, 6–12 cm lang, am Grund 4 cm breit, orangebraun bis dunkelrot, daran der meist 5-teilige Kelch mit dem Rest eines Fruchtstiels. Hellgelbe, 3–5 mm breite, scheibenförmige Samen.

Vorkommen Heimat Mittelamerika, heute in wärmeren Gegenden weltweit kultiviert.

Wirkstoffe Capsaicin, unter anderem scharf schmeckende Capsaicinoide in unterschiedlich hoher Konzentration, Carotinoide, ätherisches Öl, Flavonoide, Vitamin C. Deutlich höher liegt der Gehalt an Scharfstoffen in den Früchten des Cayennepfeffers *Capsicum frutescens* s. l., einer Sippe aus dem tropischen S-Amerika.

Grundlage der Arzneimittelherstellung
Die reifen getrockneten Früchte.

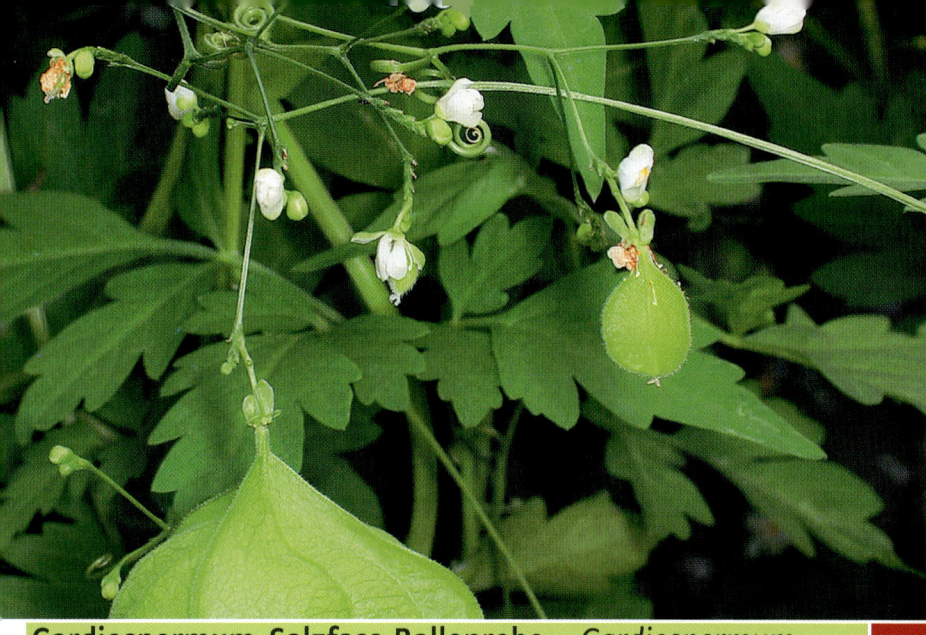

Cardiospermum, Salzfass-Ballonrebe *Cardiospermum halicacabum* *Sapindaceae* Seifenbaumgewächse

Botanischer Steckbrief

H 1–4 m | Staude | Januar–Dezember

Beschreibung Krautige, mit Ranken kletternde Pflanze, ihre Blätter 2fach dreiteilig gefiedert. Aus weißen, 4-zähligen, 0,5 cm breiten Blüten ballonartig aufgeblasene, 2,5 cm große Früchte, die kleinen schwarzbraunen Samen am Ansatz mit einem weißen Herz.

Vorkommen Ursprünglich im tropischen Amerika, heute weltweit, auch in gemäßigteren Breiten als Zier- und Arzneipflanze in Kultur.

Wirkstoffe Halicarsäure, Phytosterole, Saponine (Triterpenglykoside), Tannine (hydrolysierbare Gerbstoffe), Spuren von Alkaloiden, Flavonoide, Zuckeralkohol Quebrachit, pentazyklische Triterpene (Glutinon, β-Amyrin). In den Samen fettes Öl mit giftigen Cyanolipiden.

Grundlage der Arzneimittelherstellung
Die frischen, oberirdischen Teile blühender Pflanzen.

Homöopathische Bedeutung

Leitsymptome Cardiospermum hat als Salbe/Creme beruhigende Wirkung auf die Haut und kann als unspezifische, symptomatische Maßnahme bei trockenen Hautausschlägen eingesetzt werden.

Anwendung Zu Cardiospermum liegen kaum homöopathische Arzneimittelprüfungen vor. Der Einsatz von Cardiospermum-haltiger Salbe ist also nicht als homöopathische Behandlung anzusehen. Dennoch kann Cardiospermum in lokaler Anwendung unkomplizierte Hautausschläge und Juckreiz zur Abheilung bringen. Allerdings sollte diese Behandlung nicht bei chronischen Hautkrankheiten und auf Dauer angewendet werden. Wenn man durch eine Behandlung einen Hautausschlag unterdrückt, hat dies für den Organismus häufig negative Folgen in Form komplizierterer Erkrankungen, die Jahre später auftreten und schwieriger zu behandeln sind. Chronische und ernstere Hauterkrankungen sollten vom Homöopathen konstitutionell behandelt werden.

Allgemein-befinden

Kopf-bereich

Brustbereich

Bauchraum

Unterleib

Bewegungs-apparat

Haut, Haare Nägel

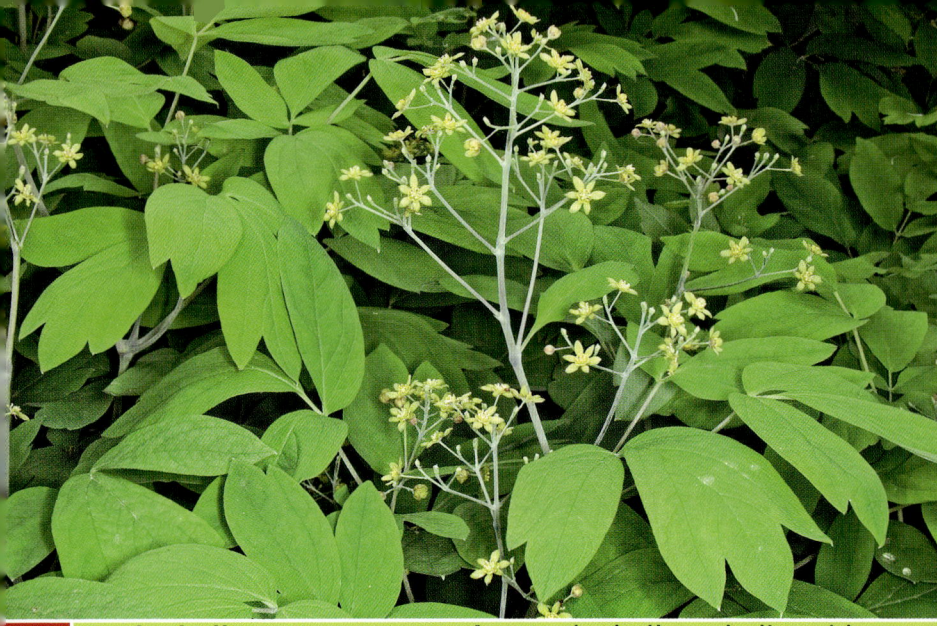

Caulophyllum, Frauenwurzel *Caulophyllum thalictroides*

Berberidaceae Berberitzengewächse

Allgemein-befinden

Kopf-bereich

Brustbereich

Bauchraum

Unterleib

Bewegungs-apparat

Haut, Haare Nägel

Homöopathische Bedeutung

Leitsymptome Ein Frauenmittel, zum Einsatz besonders vor und während der Geburt.

Anwendung Caulophyllum bewirkt wandernde Schmerzen, die von einem Körperteil auf einen anderen überspringen. Die Schmerzempfindung ist krampfartig, heftig schießend oder eher ziehend. Fast alle Beschwerden stehen in Zusammenhang mit Störungen der Gebärmutter. Die Wehentätigkeit kann in vielfältiger Weise gestört sein: vorzeitige Wehen; „falsche Wehen"; wehenartige, wandernde Schmerzen, die sich in alle Richtungen ausbreiten („fliegend"); zu schwache, zu kurze, zu unregelmäßige, zu schmerzhafte und dabei ineffektive Wehen. Die Patientin zittert innerlich und ist sehr schwach und erschöpft; die Stimmungslage ist ängstlich, unzufrieden bis gereizt, aufgeregt. Caulophyllum erleichtert die Geburt, wenn die Gebärende durch zu lange Wehendauer erschöpft ist. Einsatz auch bei verhärtetem Muttermund,

Nachwehen nach langwieriger Geburt und starker Nachblutung nach Frühgeburt. Die Beschwerden an bzw. in der Gebärmutter führen zu krampfhaftem Erbrechen. Weitere Anwendungsgebiete sind: Lähmung der Beine nach der Geburt und rheumatische Schmerzen der kleinen Fingergelenke mit schmerzhaften Knoten. Auch bei Regelschmerzen, die in Zusammenhang mit einer Retroversio uteri (Lageanomalie, bei der die Gebärmutter eher nach hinten als nach vorn gebeugt ist) stehen, ist an Caulophyllum zu denken. Die Beschwerden verschlimmern sich bzw. treten auf: in der Schwangerschaft bzw. bei Ausbleiben der Periodenblutung; in frischer Luft; durch Kaffee.

Achtung Bei jeglichen gynäkologischen Beschwerden innerhalb und außerhalb der Schwangerschaft sowie bei rheumatischen Schmerzen muss unbedingt ein Arzt aufgesucht werden.

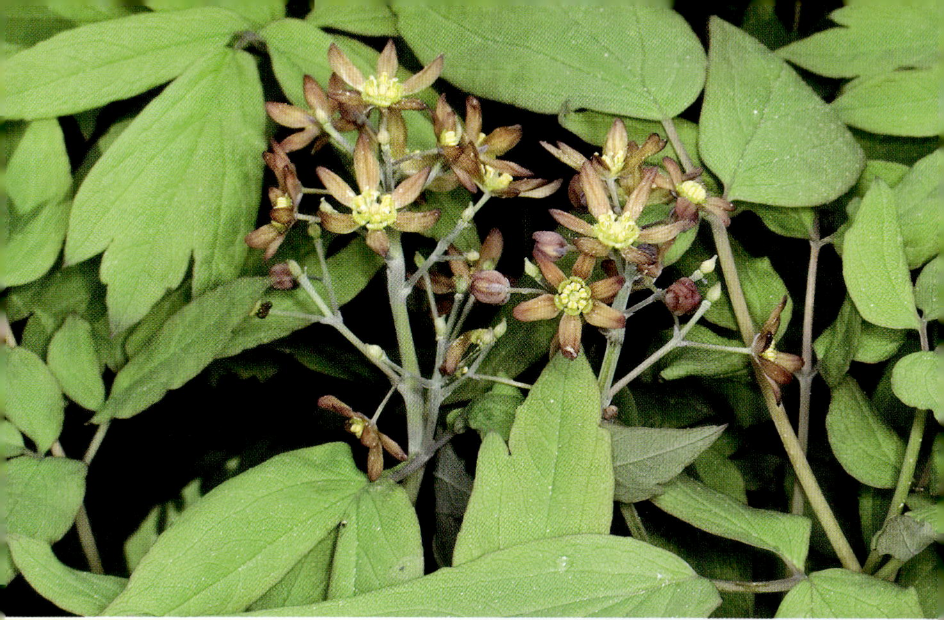

Botanischer Steckbrief

H 0,4–0,9 m | Staude | April–Juni | giftig

Beschreibung Staude mit knotigem Wurzelstock, pro Jahr 2 mehrfach 3-teilige, mattgrüne Blätter treibend. Blüten 1,3 cm breit, mit je 6 gelblichen oder bräunlichen Kelch- und Kronblättern und nur einem 1–3 mm langen Griffel in vielzähligen Blütenständen. Früchte nicht entwickelt, die kugeligen, fleischigen, bläulichen Samen an einem verlängerten Stiel nackt sichtbar.

Vorkommen Nährstoffreiche Wälder, östliches N-Amerika.

Wirkstoffe Triterpensaponine (Caulosaponin, Caulophyllosaponin); Chinolizidinalkaloide wie Anagyrin, Methylcytisin, Baptifolin; Benzylisochinolinalkaloide wie Magnoflorin in geringer Menge.

Grundlage der Arzneimittelherstellung Die frischen, im Spätsommer geernteten unterirdischen Teile.

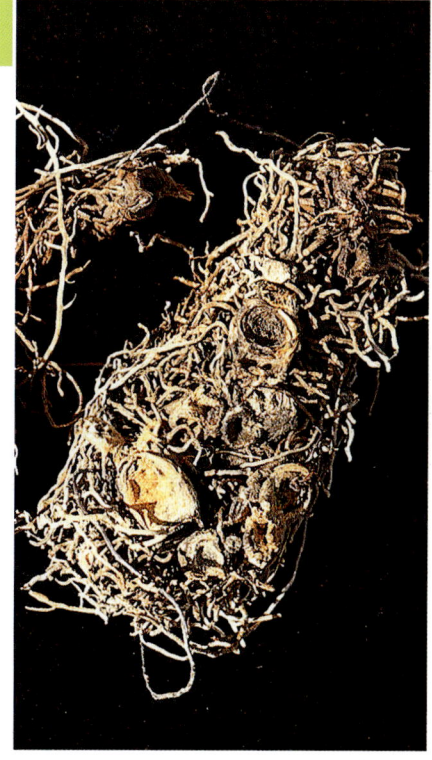

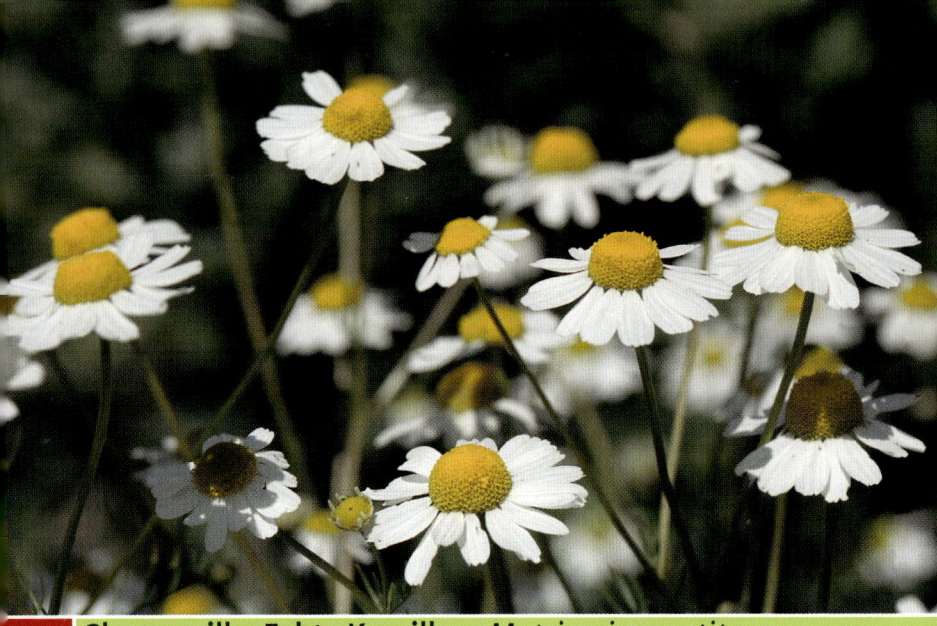

Chamomilla, Echte Kamille *Matricaria recutita*
(Chamomilla recutita) *Asteraceae* Korbblütler

Allgemein-
befinden

Kopf-
bereich

Brustbereich

Bauchraum

Unterleib

Bewegungs-
apparat

Haut, Haare
Nägel

Homöopathische Bedeutung

Leitsymptome Wichtiges Mittel für kleine Kinder und Schwangere; extrem überempfindlich, launisch, gereizt, zornig.

Anwendung Im Zentrum des Chamomilla-Zustands steht die absolute Überempfindlichkeit gegen jegliche Eindrücke und Reize, die von außen oder innen kommen. Die Stimmungslage ist übellaunig, verärgert, gereizt, zornig, streitsüchtig, hierbei ruhelos. Schmerzen werden als unerträglich empfunden, treiben den Patienten/die Patientin zur Raserei. Bei Kindern hilft nur eines: Auf dem Arm herumtragen und schaukeln, so geben sie leidlich Ruhe. Versucht man, das Kind abzulegen, folgt die nächste Schrei- und Zornesattacke. Chamomilla ist ein wichtiges Mittel für Zahnungsbeschwerden bei Kleinkindern. Manchmal ist eine Wange geschwollen oder gerötet. Auch Blähungskoliken oder sonstige Koliken gehören zu den häufigen Chamomilla-Indikationen, gepaart mit Durchfall, grün, wie gehackter Spinat aussehend (oder auch gelbgrün, oder unverdaut). Der Patient ist ausgesprochen launisch: Er weiß nicht, was er will, verlangt mal dieses und mal jenes; wenn er es bekommt, weist er es zurück. Kinder ertragen es nicht, dass Fremde auf sie zugeht, mit ihnen spricht, ja noch nicht einmal, dass man sie ansieht. Schmerzen machen den Patienten ungeduldig, verzweifelt, rasend. Frauen können Regelbeschwerden haben, die durch Zorn ausgelöst werden. Schwangere können irreguläre Wehenschmerzen haben (aufwärts pressend oder an der Innenseite der Oberschenkel abwärts). Typisch ist auch, dass die Gebärende die Hebamme wegschickt und sie dann wieder rufen lässt; sie wirft mit Gegenständen um sich. Durst auf kalte oder saure Getränke. Verschlimmerung: durch Ärger und Zorn; nachts; während der Zahnungsphase; durch Wärme, Kaffee, Alkohol, Berührung, Angesehenwerden. Besserung: durch Getragenwerden (bei Kindern), mildes Wetter; nach Schwitzen.

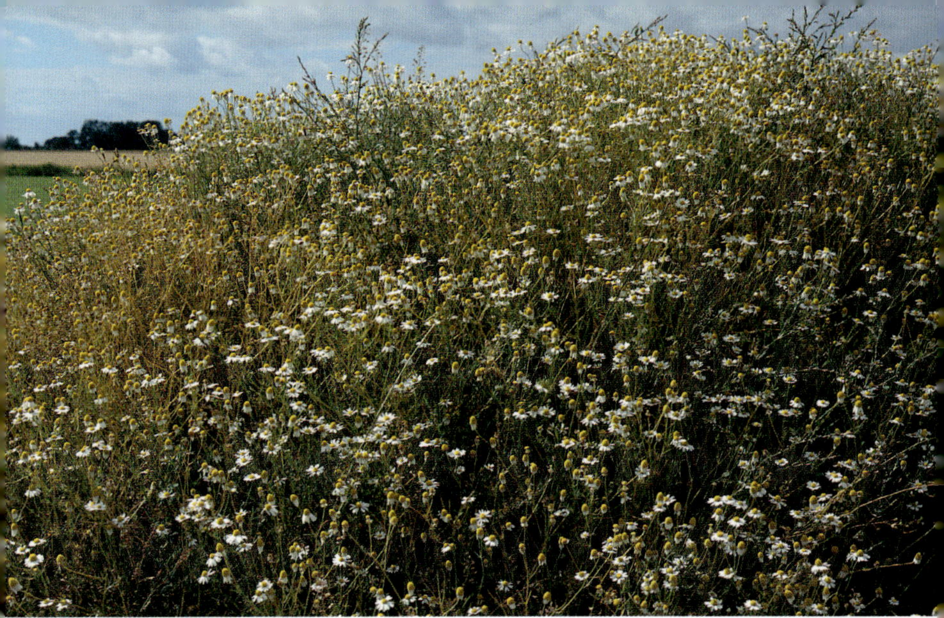

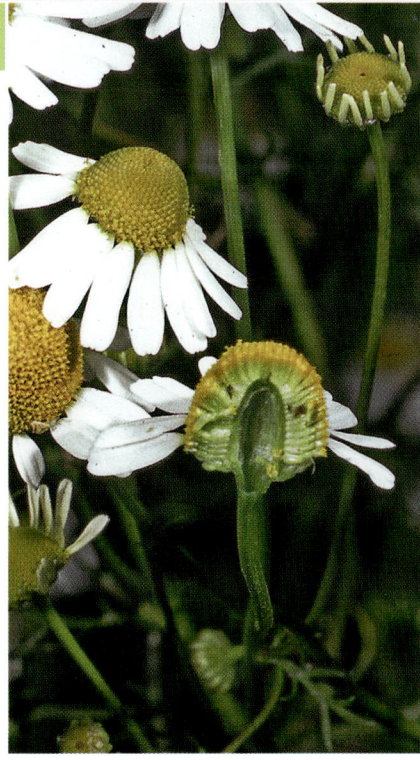

Botanischer Steckbrief

H 0,1–0,6 m | einjähriges Kraut | Mai–August

Beschreibung Aufrechte, verzweigte, stark aromatische Pflanze. Blätter fein 2–3fach fiederteilig. 10–25 mm breite Blütenköpfchen mit kegelförmigem, hohlem Blütenboden ohne Spreublätter, Zungenblüten weiß, bald zurückgeschlagen.

Vorkommen Getreideäcker, Ruderalstellen, fast weltweit kultiviert. Heimat östliches Mittelmeergebiet.

Wirkstoffe Mehrere chemische Rassen unterscheiden sich in der Zusammensetzung des ätherischen Öls. Hauptbestandteile sind Bisabolol (Levomenol), Bisabololoxide, Farnesen, das Proazulen Matricin, aus dem bei der Wasserdampfdestillation das blau gefärbte Chamazulen hervorgeht, ferner En-In-Dicycloether (Spiroether). Als weitere Wirksubstanzen Flavonoide, vor allem Apigenin.

Grundlage der Arzneimittelherstellung Die frische, ganze Pflanze zur Blütezeit.

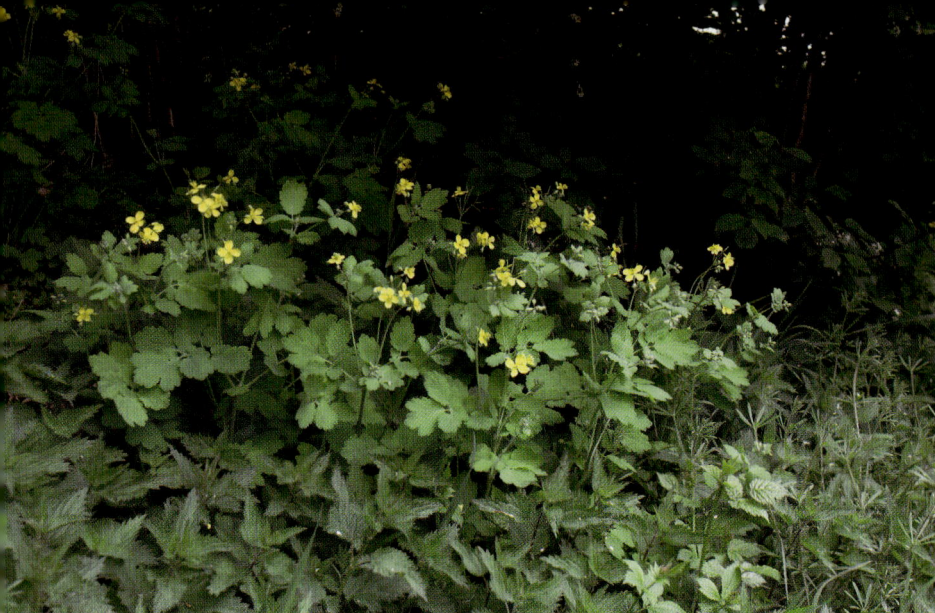

Chelidonium, Schöllkraut *Chelidonium majus*

C

Papaveraceae   Mohngewächse

Allgemein-befinden
Kopf-bereich
Brustbereich
Bauchraum
Unterleib
Bewegungs-apparat
Haut, Haare Nägel

Homöopathische Bedeutung

Leitsymptome Leber- und Gallemittel, vor allem für die rechte Körperseite.

Anwendung Chelidonium wirkt bevorzugt auf die rechte Körperseite (z. B. rechtsseitige Migräne, Schulterschmerzen, Lungenentzündung, Gallenblasenentzündung, kalte Fingerspitzen, kalter Fuß, Gelenkbeschwerden). Charakteristisch ist die Gelbverfärbung der Augen, des Gesichts und der Zunge, das Verlangen nach Milch, nach warmen Speisen und nach heißen Getränken. Die bestehende Übelkeit und das Erbrechen werden durch Milch oder heißes Wasser besser. Außerdem treten Leberschmerzen auf, die nach hinten ziehen. Verschlimmerung: durch Wetterwechsel, Bewegung, Husten; gegen 4 Uhr morgens und 16 Uhr. Besserung: durch warme oder heiße Speisen und/oder Getränke; Milch.

Achtung Die genannten Beschwerden eignen sich nicht zur Selbstbehandlung.

Botanischer Steckbrief

H 0,3–0,8 m | Staude | Mai–September | giftig

Beschreibung Stark verzweigte Staude mit orangegelbem Milchsaft. Blätter grün, unterseits blaugrün, gefiedert, Abschnitte oval, unregelmäßig gelappt. Blüten 1–2 cm breit, aus 2 hinfälligen Kelch- und 4 gelben Kronblättern. Schmale, schotenartige, bis 5 cm lange Kapseln ohne Scheidewand.

Vorkommen Unkrautfluren, Gebüsche, Wegränder, ganz Europa, Asien.

Wirkstoffe Etwa 30 Alkaloide (Benzylisochinolinderivate), als Hauptalkaloid im Kraut Coptisin, in den unterirdischen Organen Chelidonin, daneben Chelerythrin, Sanguinarin, Berberin, Protopin; Chelidonsäure, unter anderem Pflanzensäuren, Flavonoide, Carotinoide; im Milchsaft Eiweiß spaltende Enzyme.

Grundlage der Arzneimittelherstellung Frischer Wurzelstock mit anhängenden Wurzeln im Spätherbst oder zu Beginn des Austriebs.

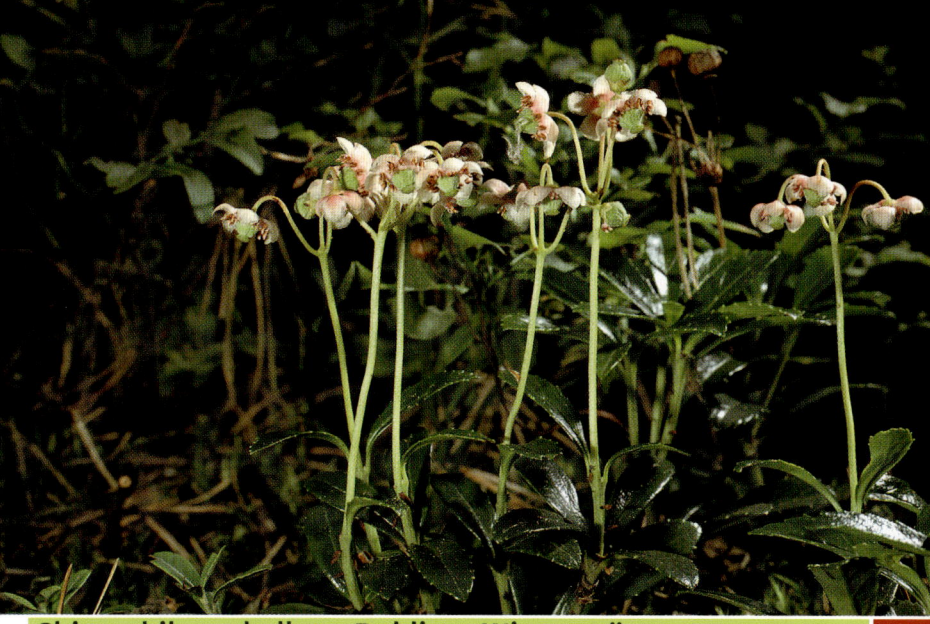

Chimaphila umbellata, Doldiges Wintergrün
Chimaphila umbellata   *Pyrolaceae*   Wintergrüngewächse

Botanischer Steckbrief

H 0,1–0,2 m | Halbstrauch | Juni–August | geschützt

Beschreibung Kahle wintergrüne Pflanze mit weit kriechendem Wurzelstock. Ledrige, oberseits dunkelgrüne, stark glänzende, unterseits blassgrüne Blätter, am Ende eines kurzen Stängels rosettig gehäuft, oval-lanzettlich, im vorderen Teil scharf gesägt, 2- bis 4-mal so lang wie breit. Nickende 5-zählige Blüten an dicht drüsigen Blütenstielen doldenartig zu 3–7 Kronblätter 5–6 mm lang, breit glockenförmig zusammenneigend.

Vorkommen Lichte Kiefernwälder. Mittel-, N- und O-Europa, N-Asien, N-Amerika.

Wirkstoffe Hydrochinonglykoside wie Isohomoarbutin und Arbutin; Chimaphilin (Dimethylnaphthochinon), Flavonoide, Gerbstoffe.

Grundlage der Arzneimittelherstellung
Die frischen oberirdischen Teile zur Blütezeit.

Homöopathische Bedeutung

Leitsymptome Die Arznei wirkt besonders auf Niere, Blase und Prostata.

Anwendung Chimaphila umbellata wird eingesetzt bei Nierengrieß und bei akuten und chronischen Blasenentzündungen, gehört hier jedoch nicht zu den Hauptmitteln. Die Arznei hat außerdem eine Wirkung auf Prostata, weibliche Brustdrüsen und Leber. Chimaphila ist eine Arznei für Beschwerden durch Prostatavergrößerung. Zur Prostataentzündung kann es nach Sitzen auf kalter feuchter Unterlage kommen. Typische Symptome: Wasserlassen ist nur im Stehen möglich, mit weit gespreizten Beinen und weit vorgebeugtem Oberkörper; der Urin zieht Fäden – ein seltenes und auffälliges Symptom! Verschlimmerung: durch nasse Kälte; zu Beginn des Wasserlassens. Besserung: im Gehen.

Achtung Bei Harnwegsinfekt mit Fieber Arzt aufsuchen! Prostatavergrößerung muss vom Urologen abgeklärt werden.

Allgemeinbefinden

Kopfbereich

Brustbereich

Bauchraum

Unterleib

Bewegungsapparat

Haut, Haare Nägel

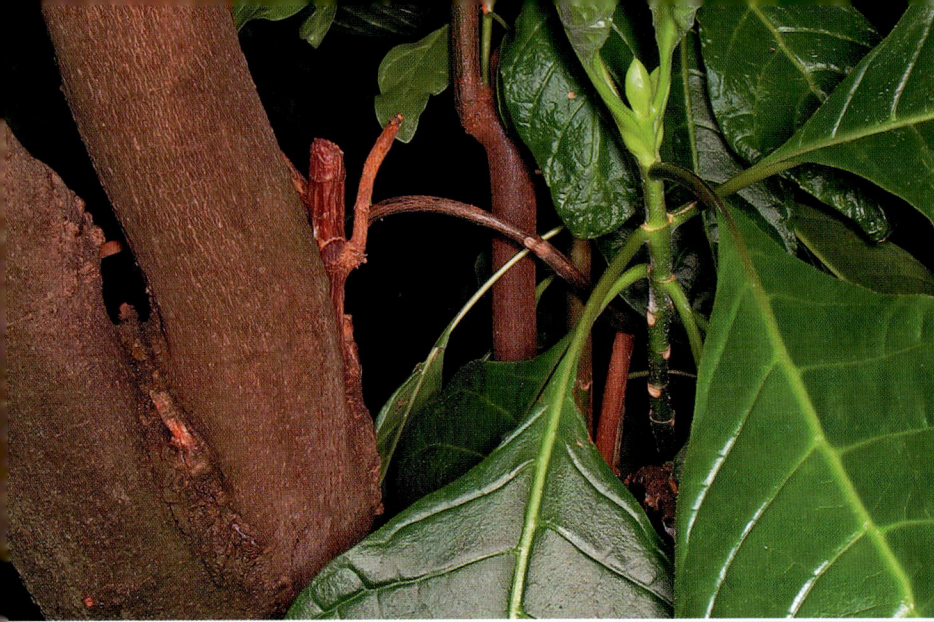

China, Roter Chinarindenbaum *Cinchona pubescens*
(Cinchona succirubra) *Rubiaceae* Rötegewächse

Allgemein-befinden

Kopf-bereich

Brustbereich

Bauchraum

Unterleib

Bewegungs-apparat

Haut, Haare Nägel

Homöopathische Bedeutung

Leitsymptome Große Schwäche und nervöse Überempfindlichkeit; Schwäche nach Verlust von Körperflüssigkeiten (wie Blut, Eiter, Sperma, Muttermilch, Durchfall). Verwendung zur Selbstmedikation am ehesten für Frauen nach der Entbindung, wenn sie durch Blutverlust und häufiges Stillen übermäßig geschwächt sind.

Anwendung China ist ein „historisches" Mittel, da diese Arznei von Samuel Hahnemann in seinem berühmten Selbstversuch geprüft wurde. Heute gehört sie nicht mehr zu den häufig eingesetzten Arzneien. Der China-Patient ist erschöpft, weil durch Verlust von Körperflüssigkeiten das Herz und der Kreislauf geschwächt sind (z. B. eine Mutter durch Stillen ihres Babys). Auffällig sind periodisch wiederkehrende Verschlimmerungen (ähnlich wie bei der Malaria, zu deren Behandlung Chinarinde früher eingesetzt wurde). Sinnesorgane und Nervenkostüm sind stark überreizt mit Empfindlichkeit gegen äußere Eindrücke

und Berührung. Paradoxerweise wird harter fester Druck von außen auf schmerzende Körperteile als angenehm empfunden. Die Kopfhaut ist extrem empfindlich und schmerzt bei jeder Berührung; Kämmen ist dem entsprechend fast nicht möglich. Jedoch treten Kopfschmerzen auf, die sich durch harten Druck von außen bessern. Die Augen schmerzen, als habe man Salz oder Sand hineingestreut. Die Nase ist heiß und rot; dennoch kann die Gesichtspartie um die Nase und um den Mund herum kaltschweißig sein. Die Gesichtsfarbe ist fahl und blass. Nach Genuss von Obst, Milch oder Bier treten Durchfälle auf.

Die Beschwerden verschlimmern sich bzw. werden ausgelöst: durch Verlust von Körperflüssigkeiten, Berührung, Erschütterung, Geräusche; in periodischen Abständen, z. B. wöchentlich; durch Kälte, Wind, Zugluft. Besserung: durch lockere Kleidung; harten festen Druck; Wärme.

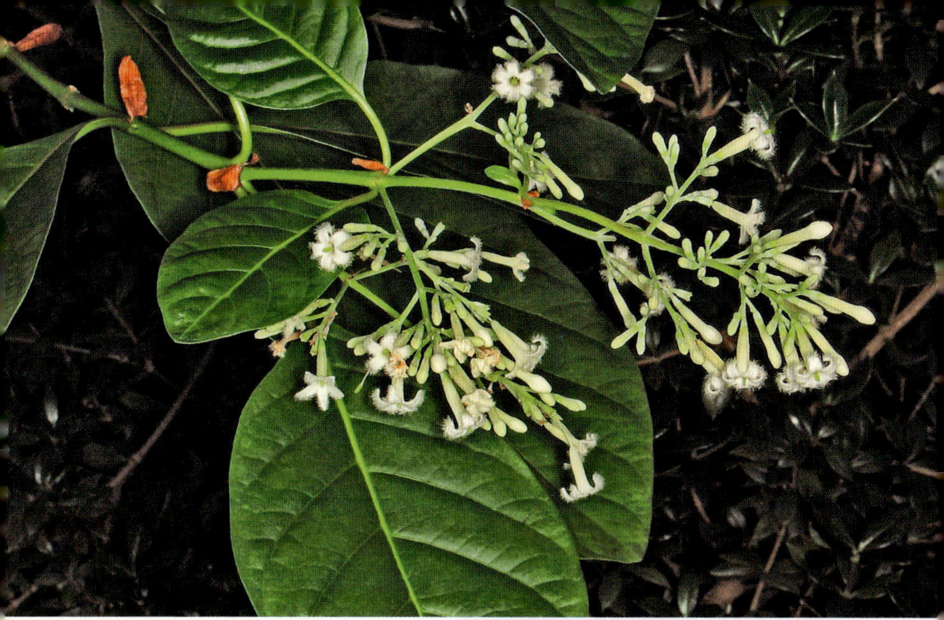

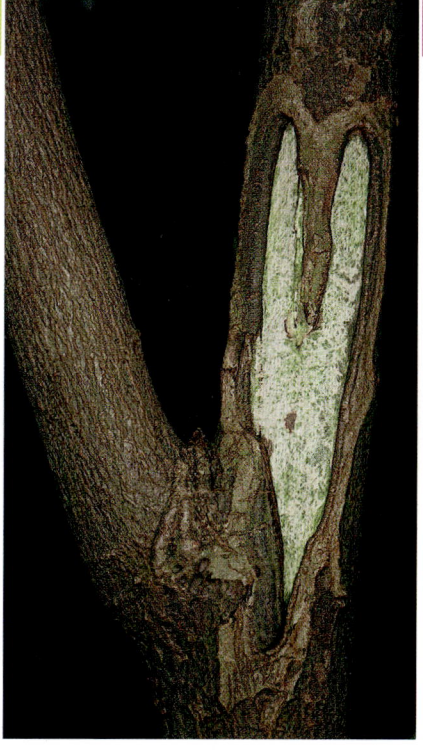

Botanischer Steckbrief

H 8–15(–30) m | Baum | Juli–August

Beschreibung Immergrüner Baum, die gegenständigen, eiförmigen und ganzrandigen Blätter in einen Stiel verschmälert, bis 40 cm groß. Blüten mit langer, hellrosa Kronröhre und 5 ausgebreiteten, behaarten Zipfeln, in end- und blattachselständigen Rispen. Fruchtkapsel mit geflügelten Samen.

Vorkommen Bergwälder der Anden S-Amerikas, seit Langem in den Tropen weltweit angebaut.

Wirkstoffe Etwa 30 bitter schmeckende Chinolinalkaloide, vor allem Chinin, Chinidin, Cinchonin und Cinchonidin; ebenfalls bittere Triterpenglykoside (Chinovoside), Catechingerbstoffe und Gerbstoffvorstufen (Cinchonaine).

Grundlage der Arzneimittelherstellung Die getrocknete Rinde jüngerer Stämme und älterer Zweige der Art sowie ihrer Varietäten und Hybriden.

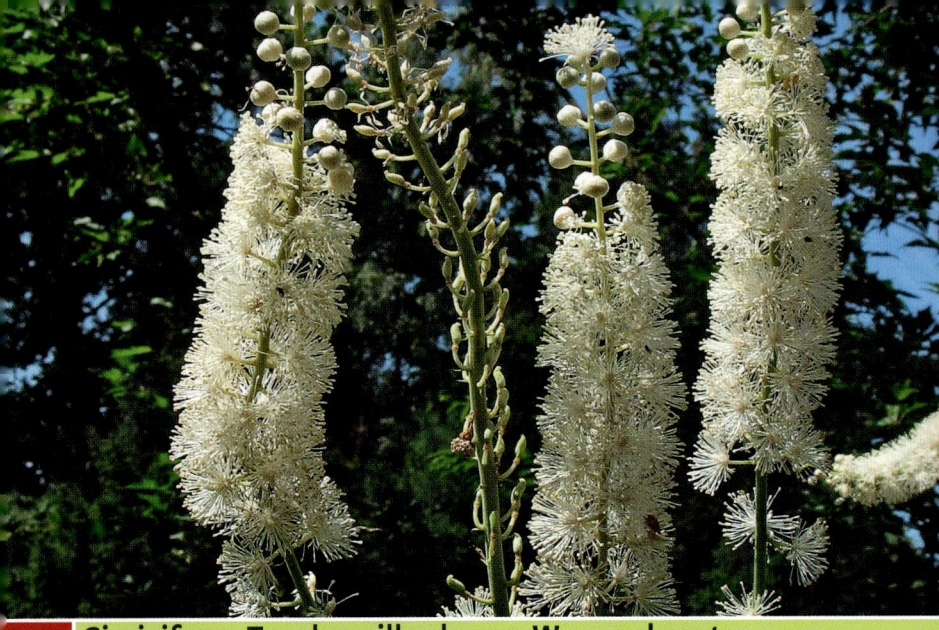

Cimicifuga, Traubensilberkerze, Wanzenkraut
Cimicifuga racemosa   *Ranunculaceae*   Hahnenfußgewächse

C

Allgemein-befinden

Kopf-bereich

Brustbereich

Bauchraum

Unterleib

Bewegungs-apparat

Haut, Haare Nägel

Homöopathische Bedeutung

Leitsymptome Wichtiges „Frauenmittel" in allen Lebensphasen.

Anwendung Die Stimmung ist depressiv bis zum Lebensüberdruss, niedergeschlagen in Verbindung mit nervöser Überempfindlichkeit (z. B. bei Schmerzen). Bedingt durch innere Unruhe, wandert die Patientin im Zimmer umher. Die Beschwerden können sich in rascher Folge verändern, psychische Symptome können mit körperlichen Symptomen abwechseln. Schmerzen können so heftig sein, dass die Patientin in Ohnmacht fällt. Besonders nach der Geburt, im Wochenbett, treten ernstere psychische Störungen wie Depression oder Manie auf. Sinnestäuschungen sind möglich: Die Patientin sieht Mäuse und Ratten umherhuschen. Häufig bestehen Beschwerden in der Nackenregion: Infolge des Schmerzes wird der Kopf nach hinten geworfen; der Hals ist so steif und schmerzhaft, dass sogar das Bewegen der Hände wehtut. Möglich sind heftige Kopfschmerzen mit der Empfin-

dung, als ob die Scheitelregion explodieren und wegfliegen würde, manchmal begleitet von heftigen Schmerzen in oder hinter den Augen.

Regelschmerzen, die umso schlimmer sind, je stärker die Blutung ist. Schmerzen im Becken, quer von einem Eierstock zum anderen schießend. Die Finger zittern beim Schreiben, die Beine zittern beim Gehen. Nervöser Husten oder Kitzelhusten. Bei Gebärenden/während der Geburt: Wehen kommen nur langsam in Gang; unerträgliche Nachwehen in der Leistenregion. Die Beschwerden verschlimmern sich bzw. treten auf: während der Regel bzw. beim Ausbleiben derselben; während der Geburt; durch Alkohol, z. B. Wein; in feucht- kalter Luft; bei Wetterwechsel; durch Wind. Besserung: durch warmes Einpacken, Druck, Essen, fortgesetzte Bewegung.

Achtung Bei gynäkologischen Beschwerden oder stärkeren Kopfschmerzen Arzt aufsuchen.

70

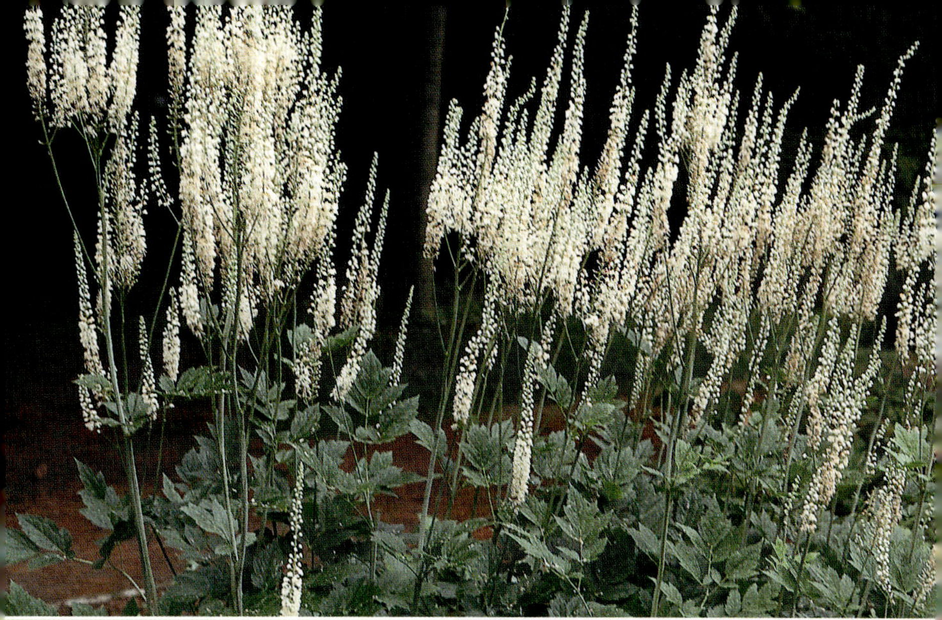

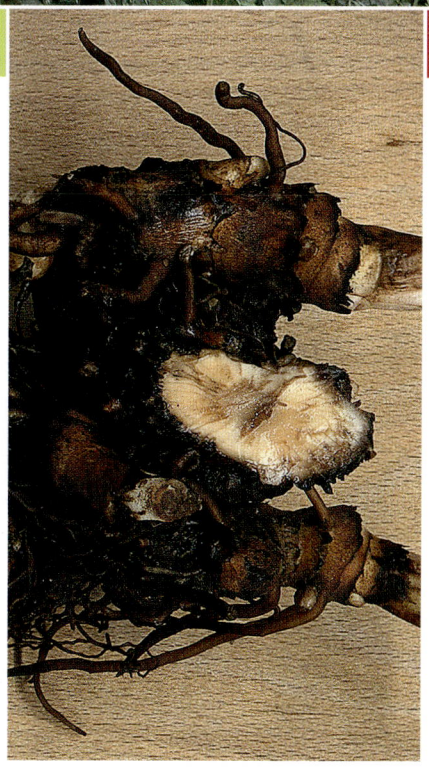

Botanischer Steckbrief

H 1–2,5 m | Staude | Juni–September

Beschreibung Kräftige Staude mit langlebigem, knotigem Wurzelstock. Blätter lang gestielt, 2–3fach gefiedert, die Abschnitte eiförmig zugespitzt, grob gesägt-gezähnt. Blütenstand traubenförmig, meist mit 4–9 aufrechten Seitentrieben, zahlreiche weiße Blüten mit abstoßendem Geruch („Wanzenkraut"), die kleinen Kelch- und Kronblätter von den bis 1 cm langen Staubblättern überragt.

Vorkommen Lichte Wälder im östlichen N-Amerika. Als Zierpflanze auch in Europa kultiviert.

Wirkstoffe Triterpenglykoside, unter anderem Actein, Cimicifugosid; Phenolcarbonsäuren, Hydroxyzimtsäureester, Harz unbekannter chemischer Struktur.

Grundlage der Arzneimittelherstellung Frischer Wurzelstock mit anhängenden Wurzeln.

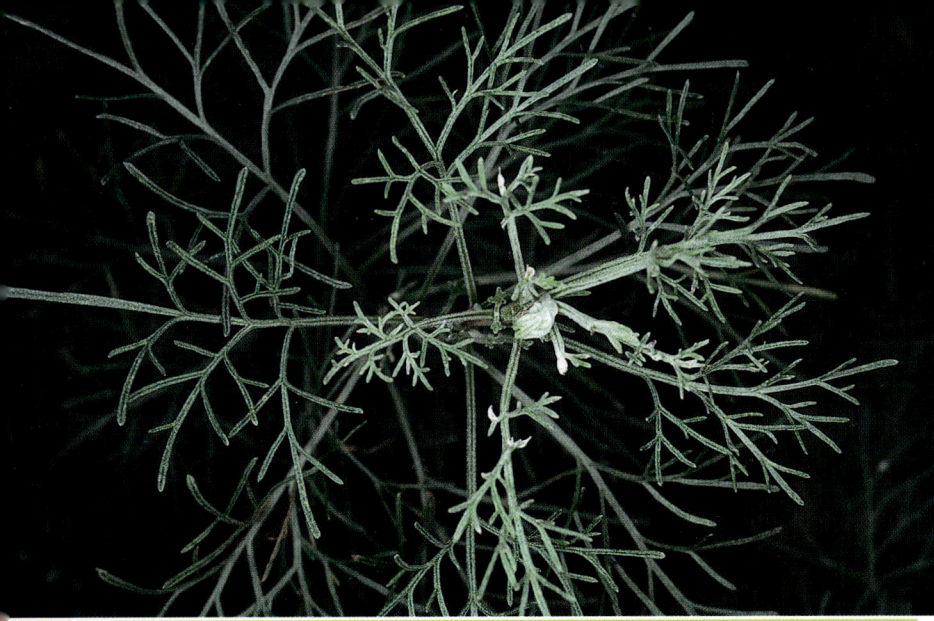

C

Cina, Wurmsamen *Artemisia cina*
Asteraceae Korbblütler

Allgemein-befinden

Kopf-bereich

Brustbereich

Bauchraum

Unterleib

Bewegungs-apparat

Haut, Haare Nägel

Homöopathische Bedeutung

Leitsymptome Ein altes Mittel für Kinder, die unter Wurmbefall leiden.

Anwendung Die befallenen Kinder sind überempfindlich, quengelig, eigensinnig und launisch und zeigen muskuläre Krämpfe und Zuckungen, die mit dem Wurmbefall in Zusammenhang stehen. Da es in der Nase juckt, bohrt das Kind so lange darin, bis es blutet. Im Schlaf knirscht das Kind mit den Zähnen und führt evtl. Kau- und Schluckbewegungen durch. Kurz nach einer Mahlzeit tritt sofort wieder Heißhunger auf. Der Urin ist auffällig weißlich, wie Molke. Schneidende, kneifende Bauchschmerzen; Afterjucken. Heftiger, krampfartiger, schmerzhafter Husten, bei dem das Kind ganz starr werden kann. Hustenanfälle können in Krämpfen enden. Verschlimmerung: durch Berührung; im Schlaf; wenn man das Kind ansieht. Besserung: in Bauchlage; beim Wiegen und Schaukeln.

Achtung Bei Wurmbefall, Husten und Krämpfen Arzt aufsuchen.

Botanischer Steckbrief

H 0,3–0,6 m | Halbstrauch | September | giftig

Beschreibung Halbstrauch mit im unteren Bereich verholzten, stark verzweigten Stängeln. Blätter doppelt fiederschnittig, mit linealen Zipfeln, die unteren Blätter zur Blütezeit abgestorben. Blütenköpfchen walzlich, 3 mm lang und 2 mm breit, 3–6 kleine, gelbgrüne bis bräunliche Röhrenblüten umschließend. Äußere Hüllblätter mit kielförmig hervortretender Mittelrippe.

Vorkommen Steppen vom Iran bis Kasachstan.

Wirkstoffe Sesquiterpenlactone wie Santonin, Bitterstoffe wie Artemisin, ätherisches Öl mit Cineol.

Grundlage der Arzneimittelherstellung Getrocknete, noch geschlossene Blütenköpfchen.

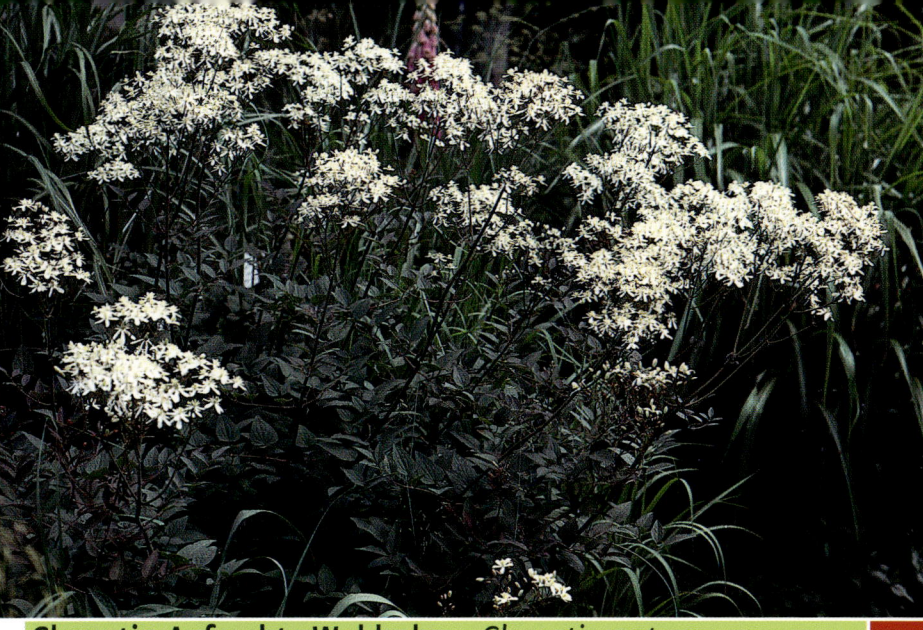

Clematis, Aufrechte Waldrebe   *Clematis recta*
Ranunculaceae   Hahnenfußgewächse

C

Botanischer Steckbrief
H 0,5–1,5 m | Staude | Juni–Juli | giftig

Beschreibung Staude mit krautigem, aufrechtem, im Gegensatz zu anderen Waldreben-Arten nicht windendem oder kletterndem Stängel. Blätter an fast waagerecht abstehenden Stielen, mit bis zu 9 meist ganzrandigen Fiedern. Blüten 4-zählig, Hüllblätter weiß, etwa 1 cm lang, nur am Rand dicht filzig behaart. Früchte mit verlängertem, hakenförmig gebogenem, fedrigem Griffel.

Vorkommen Warme, trockene Hänge, Gebüsche. S- und O-Europa, in Mitteleuropa selten.

Wirkstoffe Protoanemonin (nur im frischen Kraut), geringe Mengen Triterpensaponine.

Grundlage der Arzneimittelherstellung
Frische oberirdische Teile zur Blütezeit.

Homöopathische Bedeutung
Leitsymptome Clematis wirkt besonders auf Harnwege, Hoden, Brustdrüsen und Eierstöcke.

Anwendung Die Geschlechtsdrüsen (Hoden, Eierstöcke, weibliche Brust) schwellen an, werden hart und empfindlich. Außerdem werden die Schleimhäute der Harnwege und auch der Augen beeinträchtigt. In verschiedenen Regionen des Körpers können Schmerzen und Empfindungen von Jucken, Brennen, Stechen oder Kribbeln auftreten. Vom Gemüt her ist der Patient gleichgültig. Die Blase kann nicht auf einmal entleert werden. Die Harnröhre ist wie chronisch entzündet und druckschmerzhaft. Beim Wasserlassen brennt es, besonders stark am Ende des Wasserlassens, bei den letzten Tropfen. Bei Männern Abneigung gegen Geschlechtsverkehr. Verschlimmerung: nachts und durch kaltes Waschen; Beschwerden ab- und zunehmend mit dem Mond.

Achtung Nicht geeignet zur Selbstmedikation.

Allgemeinbefinden

Kopfbereich

Brustbereich

Bauchraum

Unterleib

Bewegungsapparat

Haut, Haare Nägel

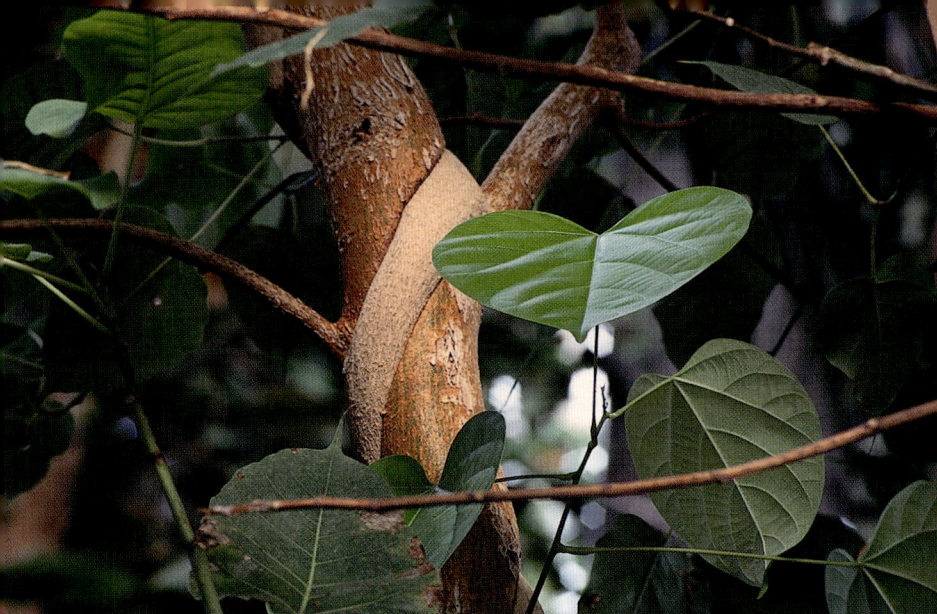

Cocculus, Scheinmyrte, Kokkelskörnerstrauch
Anamirta cocculus   Menispermaceae   Mondsamengewächse

C

Allgemeinbefinden

Kopfbereich

Brustbereich

Bauchraum

Unterleib

Bewegungsapparat

Haut, Haare Nägel

Homöopathische Bedeutung

Leitsymptome Wichtigstes Mittel gegen Reise- und Seekrankheit (neben Tabacum). **Anwendung** Der Cocculus-Zustand ist nervös und überreizt. Alles fühlt sich hohl und leer an: der Kopf, der Brustkorb, der Bauch, der Unterleib. Übelkeit mit Widerwillen gegen alle Getränke und Speisen; Erbrechen, wobei der Speichel im Mund zusammenfließt. Verlangen nach Bier. Schwindelgefühl mit Übelkeit, bei jeder Bewegung; Reisekrankheit, Seekrankheit. Außerdem Zittern, Muskelkrämpfe, Muskelzuckungen. Die Beschwerden verschlimmern sich bzw. treten auf: bei passiver Bewegung, wie durch Fahren im Wagen oder im Schiff oder im Flugzeug; beim Schwimmen; durch Schlafmangel; Überanstrengung; Angst; Kälte; frische Luft. Besserung: durch Sitzen; im Zimmer; in Seitenlage. Weitere Anwendungsgebiete sind: Blähungskoliken mit drehenden Schmerzen, Schmerz wie von scharfen Steinen im Bauch, lähmungsartige Schwäche im Lendenwirbelbereich.

Botanischer Steckbrief

H 20 m | Kletterstrauch | giftig

Beschreibung Holzige Kletterpflanze mit bis 30 cm großen, rundlichen bis schwach herzförmigen Blättern. Blüten klein, grünlich, 6-zählig, in zusammengesetzten traubigen Rispen, männliche und weibliche auf getrennten Pflanzen. Bis 1 cm große, fast kugelige, einsamige Steinfrüchte (Kokkelskörner), frisch rot, getrocknet grau- bis schwarzbraun, runzelig, in den Heimatländern der Pflanze als Fischgift zum Fischfang genutzt (heute verboten).
Vorkommen Regenwälder SO-Asiens, Indonesien.
Wirkstoffe Pikrotoxin besteht aus den Sesquiterpenen Pikrotin (ungiftig) und dem eigentlichen Wirkstoff Pikrotoxinin (stark giftig).
Grundlage der Arzneimittelherstellung
Die reifen, getrockneten Früchte.

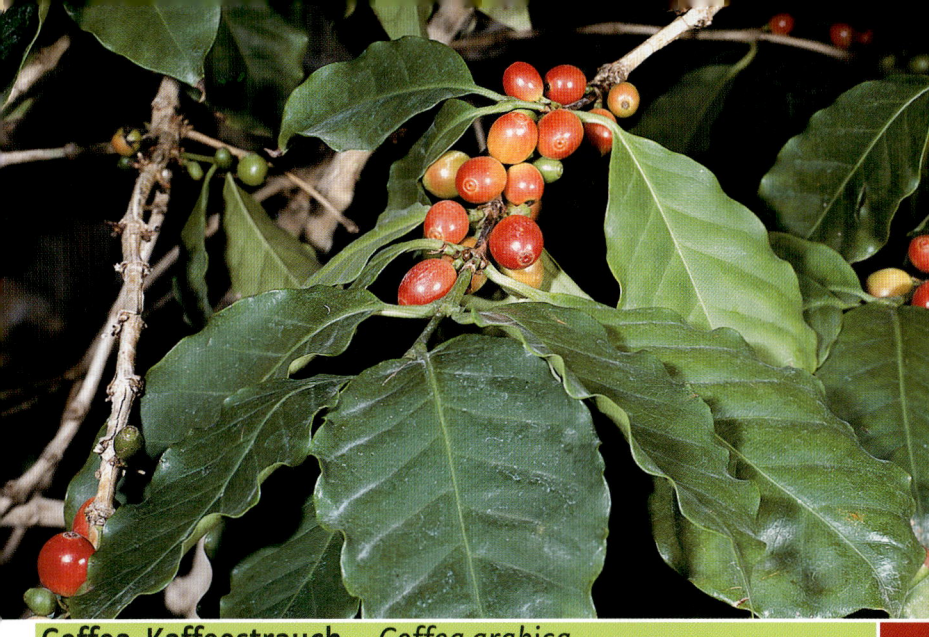

Coffea, Kaffeestrauch *Coffea arabica*
Rubiaceae Rötegewächse

Botanischer Steckbrief
H 3–8 m | Strauch oder Baum | Januar–Dezember
Beschreibung Kleiner Baum, in Kultur meist
strauchförmig gehalten, Blätter immergrün,
gegenständig, breitlanzettlich bis elliptisch,
am Rand gewellt. In den Blattachseln Trugdolden aus zahlreichen 5-zähligen, weißen
Blüten. Frucht: eine dunkelrote Steinfrucht
mit süßem saftigem Fruchtfleisch, die
2 Samen jeweils von einer dünnen Samenschale, dem Silberhäutchen, umgeben.
Vorkommen Heimat: Bergwälder NO-Afri-
kas, heute weltweit, vor allem in S-Amerika
großflächig angebaut.
Wirkstoffe In den Kaffeebohnen (Samen)
1–2 % des Purinalkaloids Coffein (Trimethyl-
xanthin), z. T. an Chlorogensäure gebun-
den, geringe Mengen Theobromin und Theo-
phyllin; Caffeoylchinasäure; Trigonellin, im
Röstkaffee über 600 identifizierte Aroma-
stoffe.
Grundlage der Arzneimittelherstellung
Die von der Samenschale befreiten, reifen,
getrockneten, ungerösteten Samen.

Homöopathische Bedeutung
Leitsymptome Körper und Geist sind über-
erregt, überaktiv, überlebendig, überempfindlich. Nervöse Schlaflosigkeit.
Anwendung Coffea eignet sich zur Behandlung von Schlafstörungen, die nach freudi-
gen Ereignissen wie z. B. einem großen Fest
auftreten, insbesondere wenn reichlich
gegessen und getrunken wurde. Die Gedanken kommen einfach nicht zur Ruhe, man
wirft sich im Bett hin und her. Durch frische
Luft wird es nicht besser bzw. verschlimmert
sich sogar. Die Beschwerden verschlimmern
sich außerdem: durch Genussmittel wie Kaffee, Alkohol, Tabak, geistige Anstrengung,
Übermüdung, Geräusche, Berührung,
Gerüche, Aufregung. Weitere Anwendungsgebiete sind: Kopfschmerzen durch geistige
Überanstrengung; Zahnschmerzen, die sich
bessern, solange man kaltes Wasser im
Mund hat; Herzklopfen nach emotionaler
Erregung.
Achtung Kaffee hebt die Wirkung homöopa-
thischer Arzneien ganz oder teilweise auf.

Allgemein-befinden

Kopf-bereich

Brustbereich

Bauchraum

Unterleib

Bewegungs-apparat

Haut, Haare Nägel

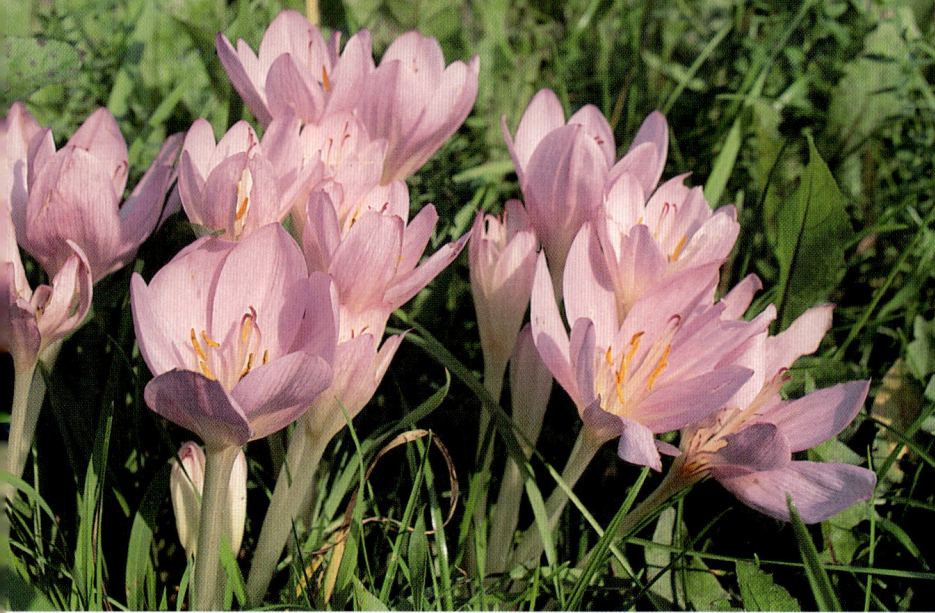

Colchicum, Herbst-Zeitlose *Colchicum autumnale*

C

Liliaceae s. l. *(Colchicaceae)*   Liliengewächse

Allgemein-befinden

Kopf-bereich

Brustbereich

Bauchraum

Unterleib

Bewegungs-apparat

Haut, Haare Nägel

Homöopathische Bedeutung

Leitsymptome Das Mittel wirkt bevorzugt auf die kleinen Gelenke, auf das Bindegewebe und auf die Muskeln.

Anwendung Die Stimmung ist gereizt und niedergeschlagen. Der Geruchssinn ist überempfindlich; Gerüche können zur Ohnmacht führen. Aber auch gegen Berührung und Licht ist der Patient überempfindlich. Mehrere Gelenke sind heiß, rot und geschwollen. Besonders der große Zeh kann geschwollen sein, Berührung in diesem Bereich ist unerträglich (Verdacht auf Gichtanfall!). In Verbindung mit Gelenkbeschwerden beginnt der Patient plötzlich zu schwitzen; der Schweiß riecht sauer und verschwindet ebenso plötzlich wieder. Verschlimmerung bzw. Auslösung der Beschwerden: durch Bewegung, Berührung, feuchtkaltes Wetter; nachts; durch Anstoßen der Zehen. Besserung: durch Wärme, Ruhe, Zusammenkrümmen.

Achtung Bei Verdacht auf Gicht Arzt aufsuchen.

Botanischer Steckbrief

H 0,05–0,3 m | Knollenpflanze | August bis Oktober | giftig

Beschreibung Pflanze mit einer unterirdischen Knolle, im Frühjahr meist 3 länglich-lanzettliche Blätter treibend und die 3-fächerige Fruchtkapsel, die im Juni bis Juli mit zahlreichen braunen Samen reift. Blätter zur Blütezeit im Spätsommer bereits verwelkt. Blüten rosa-violett, mit langer schmaler Röhre und sechs 4–6 cm langen, etwas ungleichen Zipfeln, Staubbeutel gelb. Der Fruchtknoten ist zunächst unterirdisch, bis zur Bestäubung dauert es daher Monate.

Vorkommen Feuchte Wiesen, Auwälder. Gemäßigtes Europa, N-Afrika.

Wirkstoffe Tropolonalkaloide, besonders Colchicin neben Demecolcin und dem Glykosid Colchicosid.

Grundlage der Arzneimittelherstellung
Die frische, im Frühjahr geerntete Knolle.

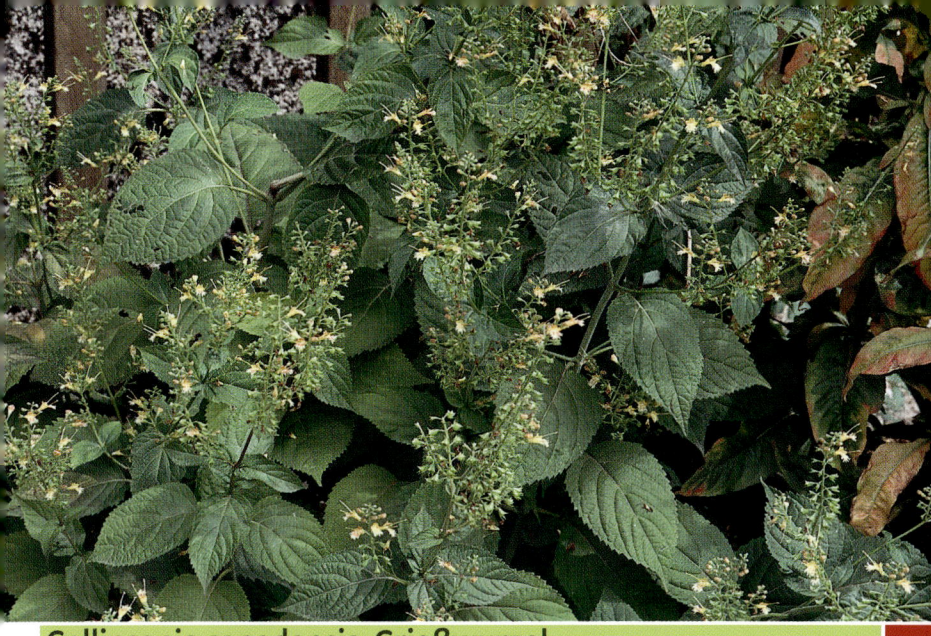

Collinsonia canadensis, Grießwurzel
Collinsonia canadensis *Lamiaceae* Lippenblütler

Botanischer Steckbrief

H 0,6–1,5 m | Staude | Juli–Oktober

Beschreibung Aufrechte Staude mit kräftigem, kriechendem Wurzelstock. Blätter wie Zitronengras duftend, gegenständig, eiförmig-länglich zugespitzt, grob gesägt, die oberen mit herzförmigem Grund sitzend. Blüten in reich verzweigten Rispen, Krone 8–13 mm lang, 2-lippig mit langer gefranster Unterlippe, gelb, innen rot gestreift. Nur 2 weit herausragende Staubblätter.

Vorkommen Feuchte Wälder im östlichen N-Amerika.

Wirkstoffe Ätherisches Öl, u. a. mit Caryophyllen, Germacren D, Limonen und Pinen; Rosmarinsäure, ein unbekanntes Alkaloid, Triterpensaponine wie Collinsonin.

Grundlage der Arzneimittelherstellung Die frischen unterirdischen Teile.

Homöopathische Bedeutung

Leitsymptome Collinsonia erzeugt Blutstauungen und Druck im Bereich von Enddarm, Anus und Gebärmutter.

Anwendung Besonders eigenartig sind bei dieser Arznei die Gefühle von Vergrößerung, die sie in verschiedenen Organen hervorrufen kann: im (weiblichen) Genitalbereich, in den Extremitäten, im Gesicht, im Kopf. Collinsonia hilft bei Hämorrhoiden; diese können im Wechsel mit Herzbeschwerden oder mit rheumatischen Beschwerden auftreten. Der Enddarm schmerzt, fühlt sich trocken an oder wie mit Sand oder Holzstückchen angefüllt. Die Enddarmbeschwerden können mit Herzbeschwerden kombiniert sein. Weiterhin können Afterjucken, Jucken im Schambereich sowie Vorfall (Prolaps) von Enddarm oder Gebärmutter auftreten. Husten oder Halsschmerzen durch Überanstrengung der Stimme treten auf auf. Verschlimmerung: im Zusammenhang mit Hämorrhoiden oder bei Verschwinden derselben; während der Schwangerschaft.

Allgemeinbefinden

Kopfbereich

Brustbereich

Bauchraum

Unterleib

Bewegungsapparat

Haut, Haare Nägel

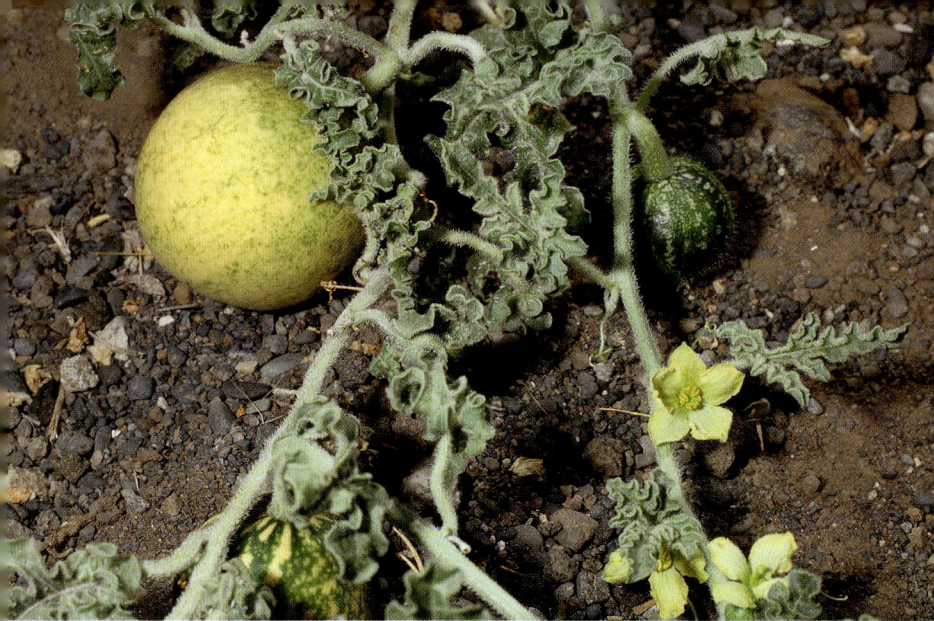

Colocynthis, Koloquinte   *Citrullus colocynthis*
Cucurbitaceae   Kürbisgewächse

Allgemein-befinden

Kopf-bereich

Brustbereich

Bauchraum

Unterleib

Bewegungs-apparat

Haut, Haare Nägel

Homöopathische Bedeutung

Leitsymptome Heftige kolikartige (krampfartige) Bauchschmerzen, die den Patienten zwingen, sich zusammenzukrümmen. Häufig bewährte Arznei bei Säuglingskoliken.

Anwendung Wilhelm Buschs Geschichte vom Schneider Böck erzählt perfekt die Geschichte eines Krankheitsbildes, das sich durch Colocynthis bessert. Böck wird von Max und Moritz geärgert (erster Auslöser) und auf die präparierte Brücke gelockt – er fällt ins kalte Wasser (zweiter Auslöser). Anschließend entwickelt er Kolikschmerzen im Bauch; er krümmt sich zusammen und verschafft sich Linderung, indem er sich über eine Stuhllehne beugt (Besserung durch starken harten Druck). Völlige Besserung erfährt er schließlich, als seine Frau mit dem warmen Bügeleisen seinen Bauch „behandelt". Colocynthis ist also eine Arznei für plötzliche krampfartige Schmerzen, besonders im Bauchraum. Die Schmerzen sind so heftig, dass der Patient laut schreit und sich dreht, windet und zusammen-

krümmt, um Erleichterung zu erfahren. Durch die Schmerzen wird der Patient noch zorniger, als er vor der Erkrankung schon war. Die Gesichtszüge sind verzerrt wegen der heftigen Schmerzen; wegen der Schmerzen muss der Patient auch erbrechen. Kartoffeln werden nicht vertragen. Der Patient legt sich grundsätzlich auf die erkrankte Seite, da seine Schmerzen dadurch gelindert werden. Generell fröstelt und schaudert der Patient während der Schmerzen. Weitere Anwendungsgebiete sind: Schmerzhafte Durchfälle nach Essen und Trinken; Blasenkrämpfe nach Operationen im Urogenitalbereich. Die Beschwerden verschlimmern sich bzw. werden ausgelöst: durch Ärger, Zorn, Kränkung; Liegen auf der nicht schmerzenden Seite; nachts, im Bett; durch Kälte, Zugluft. Besserung: durch harten Druck, z. B. gegen eine Kante, Hitze, Ruhe, Zusammenkrümmen.

Achtung Bei Kolikschmerzen Arzt aufsuchen.

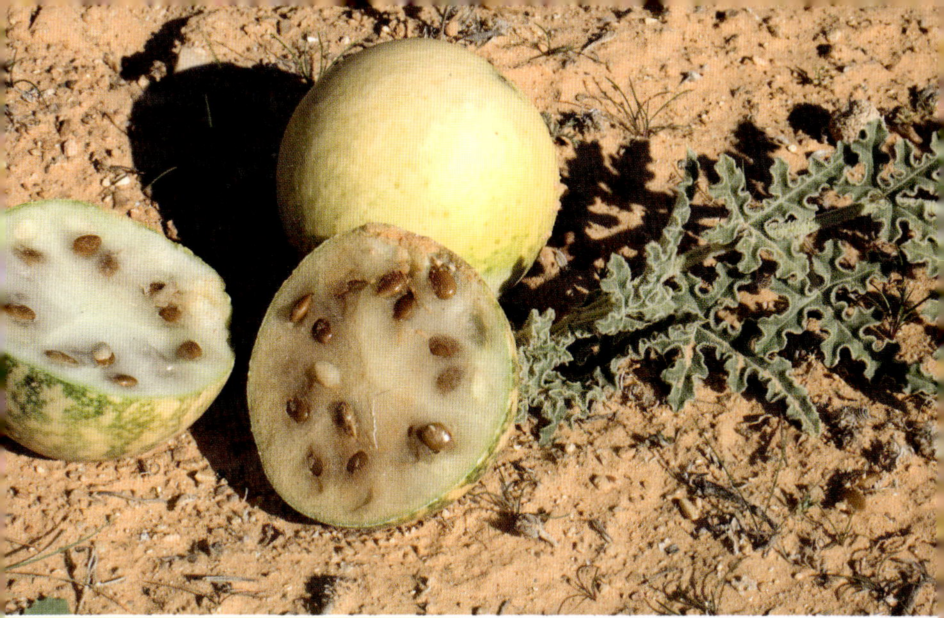

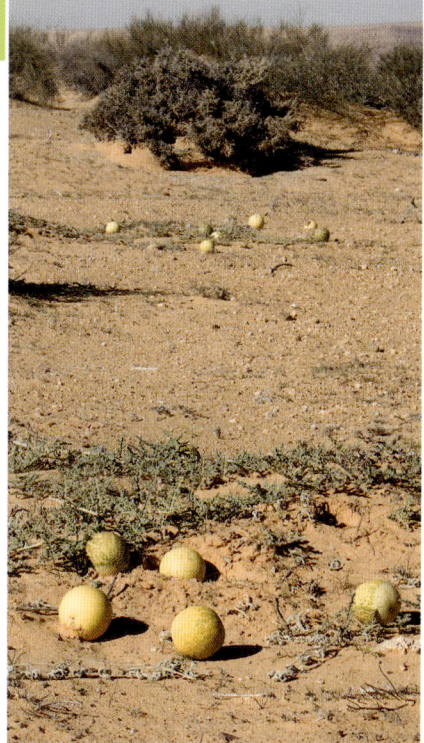

Botanischer Steckbrief

H 0,3–0,5 m | Staude | Juni–August | giftig

Beschreibung Rau behaarte, nieder-
liegende, mehrere Meter lang wachsende
Pflanze mit einfachen kurzen Ranken.
Blätter eiförmig-länglich, 3- bis 5-lappig bis
doppelt fiederschnittig. Blüten gestielt, ein-
geschlechtig, einzeln in den Blattachseln,
mit fast bis zum Grund 5-teiliger, grünlich
gelber, 5–8 mm langer Krone, Früchte kugelig, 4–12 cm im Durchmesser, gelb oder grün
marmoriert, mit stark bitterem Fruchtfleisch.

Vorkommen Wüsten, sandige Böden,
Wegränder. Südliches Mittelmeergebiet,
N-Afrika, bis SW-Asien und Indien.

Wirkstoffe Bitter schmeckende Cucurbitacine.

Grundlage der Arzneimittelherstellung
Getrocknete, geschälte, von den Samen
befreite Früchte.

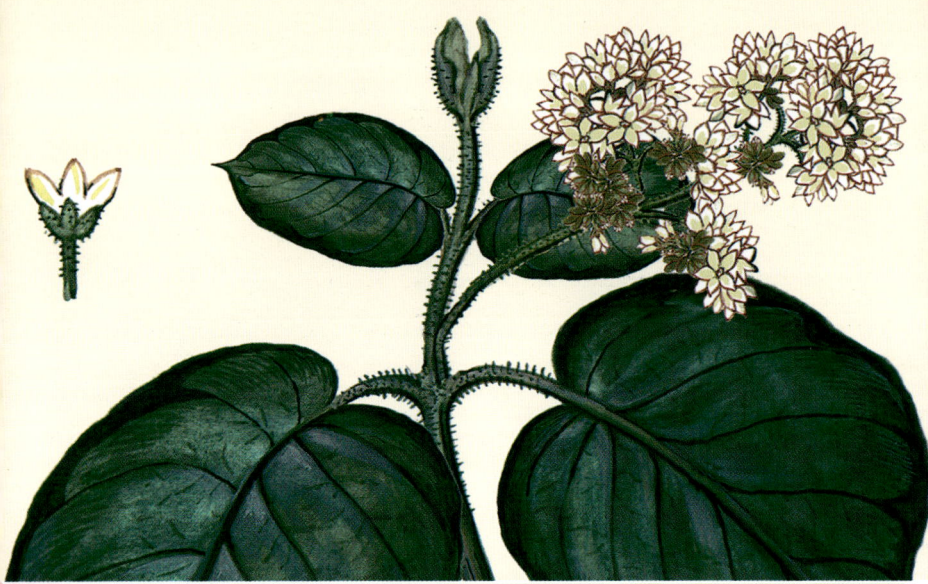

C Condurango, Kondurangostrauch *Marsdenia condurango*
Asclepiadaceae Schwalbenwurzgewächse

Allgemein-
befinden

Kopf-
bereich

Brustbereich

Bauchraum

Unterleib

Bewegungs-
apparat

Haut, Haare
Nägel

Homöopathische Bedeutung

Leitsymptome Schmerzhafte Risse in den Mundwinkeln, besonders bei Krebserkrankungen.

Anwendung Condurango wurde von Homöopathen des 19. Jahrhunderts als Krebsarznei (z. B. bei Magenkrebs, Brustkrebs) eingesetzt und wurde danach kaum mehr für diese Indikation verwendet. Bekanntestes Symptom sind schmerzhafte Mundwinkel-Rhagaden (Risse). Weitere Indikationen sind: anhaltende Magenschmerzen (Arzt aufsuchen!) sowie Risse und Geschwüre der Schleimhäute und Haut, insbesondere an Haut-Schleimhaut-Übergängen. Geschwüre der Zunge mit gezackten Rändern. Verschlimmerungen und Besserungen sind nicht beschrieben.

Achtung Bei Verdacht auf Krebserkrankung Arzt aufsuchen!

Botanischer Steckbrief

H bis 10 m | verholzte Liane | giftig

Beschreibung Kräftige, kletternde, verholzte Liane mit gegenständigen, herzförmiglänglichen, zugespitzten, stark behaarten Blättern. Blüten 5-zählig, mit ausgebreiteten Kronzipfeln. Samen mit Haarschopf in einer Balgfrucht.

Vorkommen Kolumbien bis Peru, auch in O-Afrika kultiviert.

Wirkstoffe Bitter schmeckende Steroidesterglykoside (Pregnanglykoside, in ihrer Gesamtheit als Condurangine bezeichnet), Condurangamine, Flavonoide, Cumarinverbindungen, Kaffeesäurederivate.

Grundlage der Arzneimittelherstellung Getrocknete Rinde der Zweige und Stämme.

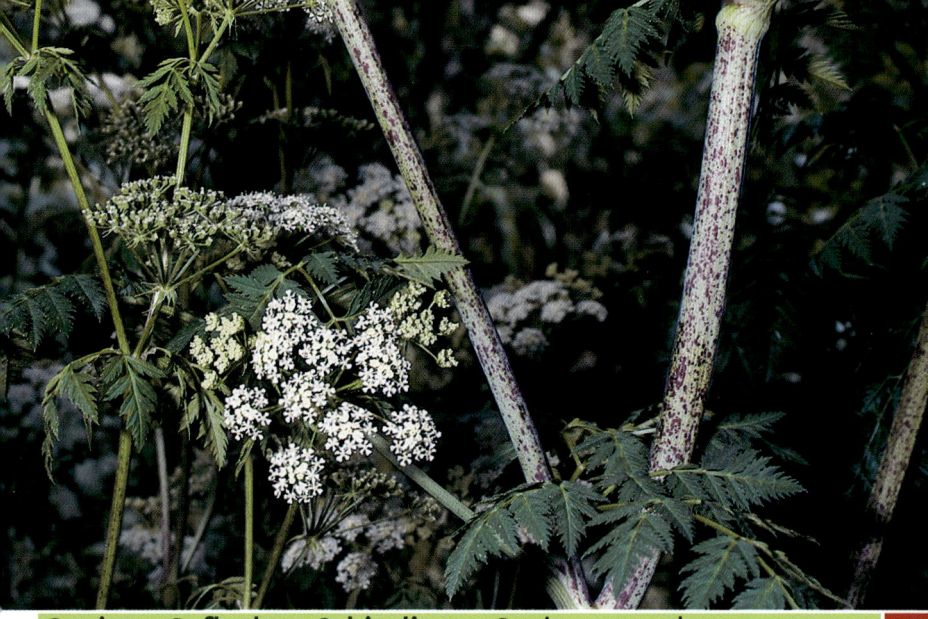

Conium, Gefleckter Schierling   *Conium maculatum*
Apiaceae   Doldenblütler

Botanischer Steckbrief

H 0,5–2,5 m | zweijähriges Kraut | Juni–September | giftig

Beschreibung Pflanze beim Zerreiben unangenehm nach Mäuse-Urin riechend. Stängel hohl, bläulich bereift, unten mit länglichen roten Flecken. Blätter 2–4fach gefiedert, dünn und kahl, Abschnitte eiförmig bis eilänglich, mit knorpeliger weißer Stachelspitze. Blüten 5-zählig, weiß, in Doppeldolden mit 5–6-blättriger, hautrandiger Hülle und einseitswendigem Hüllchen. Früchte fast kugelig, die hervortretenden Rippen charakteristisch wellig gekerbt.

Vorkommen Feuchte Unkrautfluren wärmerer Gebiete. Europa, N-Afrika, bis Zentralasien.

Wirkstoffe Piperidinalkaloide wie Coniin und Conicein (höchster Gehalt in den unreifen Früchten); Polyine wie Falcarinol; Furanocumarine.

Grundlage der Arzneimittelherstellung

Die frischen oberirdischen Teile blühender, noch nicht fruchtender Pflanzen.

Homöopathische Bedeutung

Leitsymptome Das Gift, das Sokrates getötet haben soll, wirkt auf Nerven und Muskulatur. Bewährtes Mittel zur Behandlung von vorzeitigem Samenerguss (Ejaculatio praecox) und Erektionsstörungen.

Anwendung Behandlung des vorzeitigen Samengusses, besonders wenn dem Problem eine Zeit der sexuellen Enthaltsamkeit vorausging. Möglich ist auch, dass trotz starken sexuellen Verlangens keine Erektion zustande kommt. Der Patient leidet unter Schwindel, der sich im Liegen, beim Umdrehen im Bett und durch kleinste Bewegungen von Kopf und Augen verschlimmert. Es besteht großes Verlangen nach Kaffee, Saurem und nach salzigen Speisen, aber Abneigung gegen Brot. Verschlimmerung: durch Alkohol, körperliche Anstrengung, sexuelle Exzesse oder auch Enthaltsamkeit, Kälte, zu enge Kleidung; im Alter. Besserung: durch Bewegung, Gehen, Dunkelheit.

Achtung Zur Abklärung von Erektionsstörungen Arzt aufsuchen.

Allgemeinbefinden

Kopfbereich

Brustbereich

Bauchraum

Unterleib

Bewegungsapparat

Haut, Haare Nägel

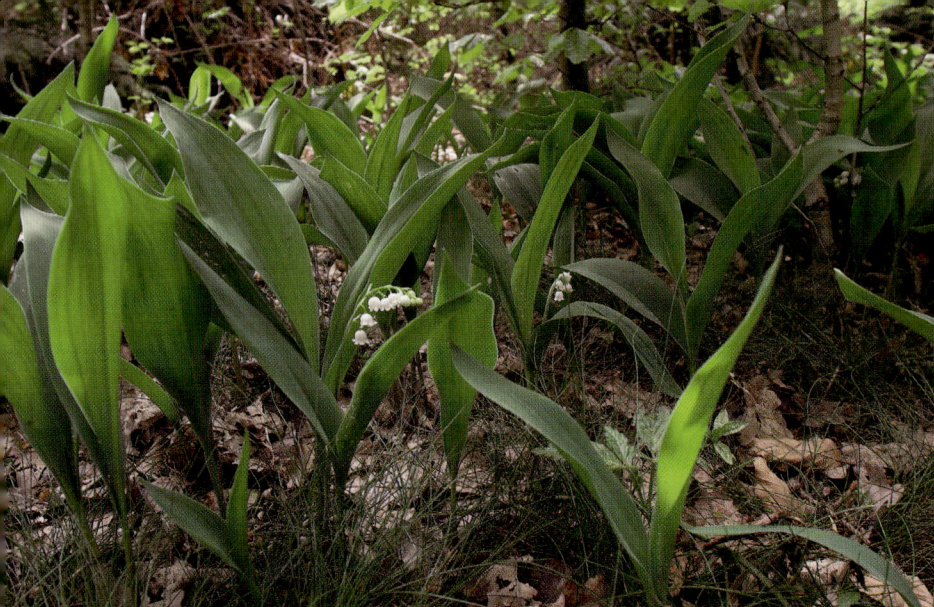

Convallaria, Maiglöckchen *Convallaria majalis*

Liliaceae s. l. (*Convallariaceae*)   Liliengewächse

Allgemein-
befinden

Kopf-
bereich

Brustbereich

Bauchraum

Unterleib

Bewegungs-
apparat

Haut, Haare
Nägel

Homöopathische Bedeutung

Leitsymptome Convallaria unterstützt und reguliert die Herztätigkeit.

Anwendung Das Maiglöckchen wird vorwiegend bei Herzbeschwerden eingesetzt. Dazu gehören Herzstolpern und Aussetzen des Herzschlags, beginnende Ausdehnung (Dilatation) des Herzens durch Überbelastung, ohnmachtartige Schwäche, Erstickungsgefühl und scharfes Stechen hinter dem Brustbein, Raucherherz. Auch auf die weiblichen Geschlechtsorgane wirkt die Arznei: Schmerzen in der Gebärmutter, begleitet von Herzklopfen, Senkungsgefühl in der Gebärmutter, Jucken am Scheideneingang. Eigenartiges Gefühl, als ob sich im Bauch eine Kinderfaust bewege. Schmerzen in Hand- und Fußgelenken. Taubheit in den Füßen beim Aufstehen. Die Beschwerden verschlimmern sich: beim Liegen auf dem Rücken und im warmen Zimmer. Besserung: an der frischen Luft.

Achtung Nicht geeignet zur Selbstmedikation.

Botanischer Steckbrief

H 0,1–0,3 m | Staude | Mai–Juni | giftig | geschützt

Beschreibung Staude mit unterirdisch kriechendem, verzweigtem, dünnem Wurzelstock und meist 2 breit lanzettlichen, parallelnervigen Blättern. Intensiv duftende, 5–9 mm lange, kugelig-glockenförmige, 6-zipfelige weiße Blüten zu 5–8(–13) nickend in einseitswendiger Traube. Rote Beeren.

Vorkommen Laubwälder, auch Zierpflanze. Europa, Asien.

Wirkstoffe Herzwirksame Steroidglykoside (etwa 40 Cardenolide), vor allem Convallatoxin, Convallatoxol, Convallosid, Lokundjosid, Desglucocheirotoxin; Steroidsaponine, Flavonoide.

Grundlage der Arzneimittelherstellung Die frischen oberirdischen Teile zur Blütezeit.

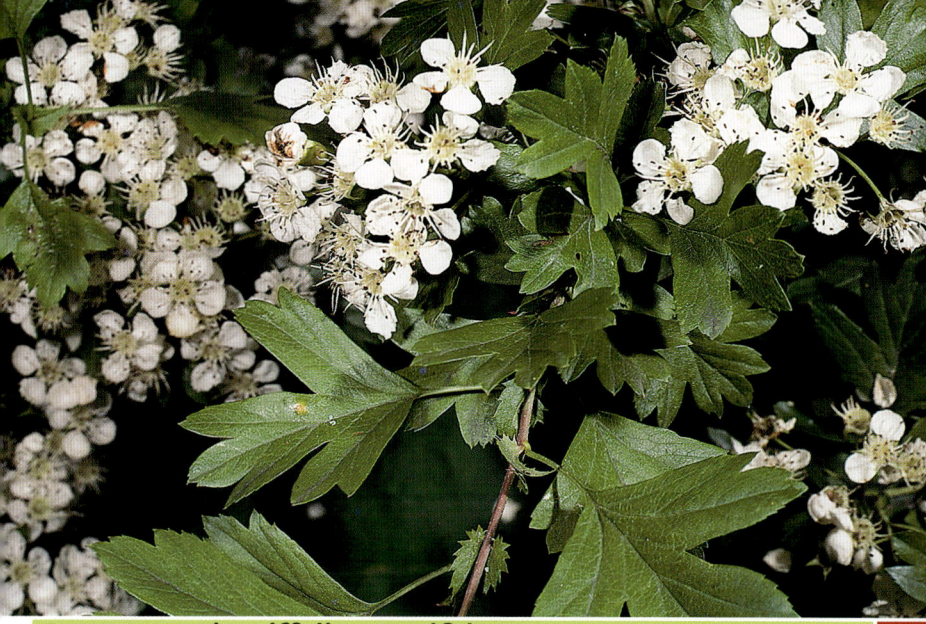

Crataegus, Eingriffeliger Weißdorn — *Crataegus monogyna*
Rosaceae Rosengewächse

Botanischer Steckbrief
H 1–5(–10) m | Strauch oder Baum | Mai–Juni

Beschreibung Dorniger Strauch oder kleiner Baum. Junge Zweige kahl oder dünn behaart. Blätter eiförmig bis rhombisch, meist bis zu 3/4 oder tiefer in 3–7 ganzrandige oder am Ende mit wenigen Zähnen versehene Lappen geteilt, die Buchten stumpf. Blüten 5-zählig, weiß, 8–15 mm breit, mit 1 Griffel. Dunkelrote, kugelige bis eiförmige, 6–10 mm große Scheinfrüchte mit 1 Steinkern.

Vorkommen Hecken, Laubwälder. Fast ganz Europa, N-Afrika, SW-Asien.

Wirkstoffe Flavonoide (u. a. Hyperosid, Rutosid, Vitexinrhamnosid), oligomere Proanthocyanidine, Phenolcarbonsäuren, Triterpensäuren wie Ursolsäure und die für Crataegus spezifische Crataegolsäure, Aminopurine, in den frischen Blüten unangenehm riechende Amine.

Grundlage der Arzneimittelherstellung
Die frischen, reifen Früchte von *Crataegus monogyna, C. laevigata* und ihren Hybriden.

Homöopathische Bedeutung
Leitsymptome Crataegus wirkt auf den Herzmuskel, wird aber weniger in der Homöopathie, sondern eher in der Phytotherapie eingesetzt.

Anwendung Crataegus ist als pflanzliches Heilmittel ein herzstärkendes Mittel. Eine spezielle homöopathische Indikation ist Kreislaufkollaps bei Typhus (Typhus abdominalis). Das Herz ist schwach, bereits geringe körperliche Anstrengung führt zu Brustbeklemmung und krampfartigem Schmerz in der Herzgegend. Diverse weitere Herzsymptome (auch organische) sind beschrieben. Eine andere spezielle Indikation ist die Zuckerkrankheit (Diabetes mellitus), besonders bei Kindern. Die Beschwerden verschlimmern sich: im warmen Zimmer. Besserung: durch Ruhe, Stille und frische Luft. Weitere Anwendungsgebiete sind: brennende und beißende Hautausschläge am Genick, in den Achselhöhlen und am Kinn.

Achtung Bei Herzerkrankungen, Diabetes und Typhus müssen Sie einen Arzt aufsuchen.

Allgemeinbefinden

Kopfbereich

Brustbereich

Bauchraum

Unterleib

Bewegungsapparat

Haut, Haare Nägel

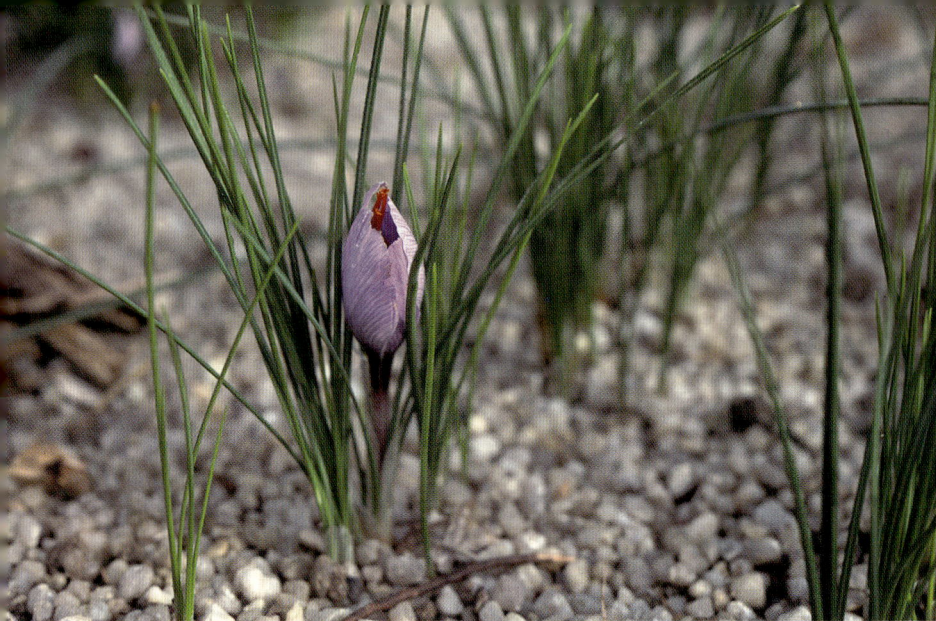

Crocus, Echter Safran *Crocus sativus*
Iridaceae Schwertliliengewächse

Allgemein-befinden

Kopf-bereich

Brustbereich

Bauchraum

Unterleib

Bewegungs-apparat

Haut, Haare Nägel

Homöopathische Bedeutung

Leitsymptome Safran wirkt auf Nerven und Stimmungslage.

Anwendung Die Stimmungslage kann rasch wechseln, z. B. von läppischer Heiterkeit mit Lachen und Singen über Wutausbrüche wegen Kleinigkeiten bis hin zu reuigem Nachgeben, Weinen etc. Auch körperliche Symptome können rasch wechseln, von einer auf die andere Seite, bzw. Wechsel von physischen und psychischen Symptomen kommt ebenfalls vor. Beschrieben ist auch ein eigenartiges Gefühl, als bewege sich im Innern des Körpers etwas Lebendiges. Starker Durst auf kalte Getränke. Die Haut kann insgesamt oder in Flecken scharlachrot verfärbt sein. Eigentlich schon verheilte, vernarbte Wunden öffnen sich wieder und eitern. Wärme ums Herz mit Atemnot, die sich durch Gähnen bessert. Verschlimmerung: vor allem durch Bewegung. Besserung: im Freien.

Achtung Nicht geeignet zur Selbstmedikation.

Botanischer Steckbrief

H 0,1–0,3 m | Knollenpflanze | September bis November | giftig

Beschreibung Blätter schmal lineal mit weißem Mittelstreifen, meist länger als die 6 unten zu einer engen Röhre verwachsenen, violetten, dunkler geaderten und im Schlund behaarten Blütenhüllblätter. Griffel in 3 lange, ziegelrote Äste (Narbenschenkel) geteilt, die aus der Blüte herausragen.

Vorkommen Früher auch in Deutschland kultiviert. Großflächiger Anbau im Iran, in der Türkei, Spanien und Marokko. Die Art ist nur als Kulturpflanze bekannt, sie vermehrt sich rein vegetativ.

Wirkstoffe Im ätherischen Öl das bitter schmeckende Picrocrocin (Safranbitter), aus dem beim Trocknen Safranal, der für die Droge typische Aromastoff, entsteht; Carotinoide wie die gelbroten, farbgebenden Crocine.

Grundlage der Arzneimittelherstellung Die meistens durch ein kurzes Griffelstück zusammengehaltenen, getrockneten Narbenschenkel.

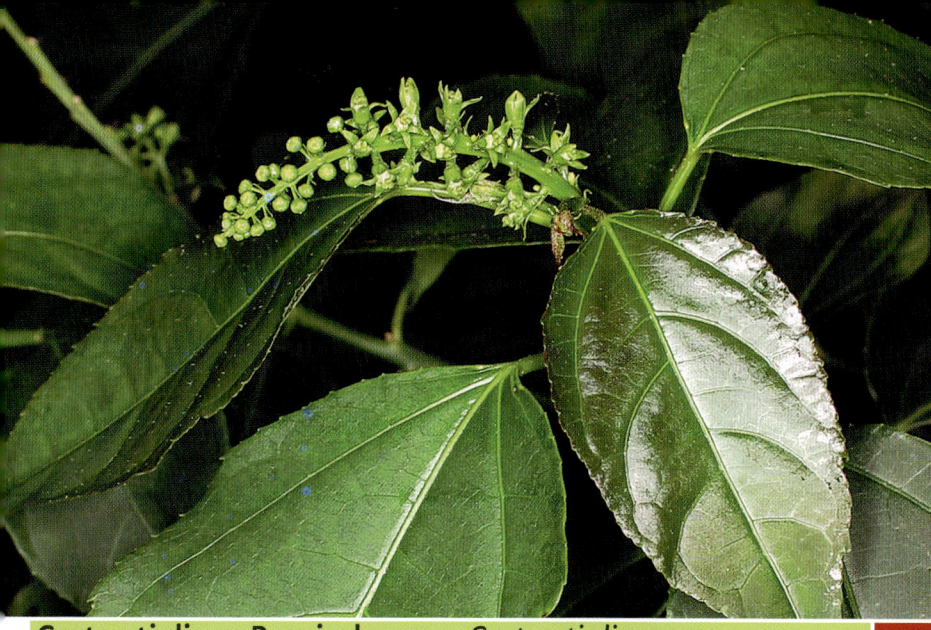

Croton tiglium, Purgierbaum *Croton tiglium*
Euphorbiaceae   Wolfsmilchgewächse

C

Botanischer Steckbrief
H 4–6(–12) m | Strauch oder Baum | Januar bis Dezember | giftig

Beschreibung Strauch oder kleiner Baum mit wechselständigen, gestielten, eiförmig-zugespitzten, am Rand fein gesägten Blättern. Endständige, ± aufrechte, 8–20 cm lange Blütentrauben, an ihrem Grund 5-zählige, grüne weibliche, am Ende männliche Blüten. Die 1–2 cm langen Früchte enthalten 3 länglich-eiförmige Samen, die Rizinussamen ähnlich sehen.

Vorkommen Tropisches und subtropisches SO-Asien.

Wirkstoffe Im fetten Öl Glyceride der Öl-, Linol- und Myristinsäure; Harz mit Phorboldiestern (toxische Diterpene); in den Samen außerdem giftige Eiweißstoffe.

Grundlage der Arzneimittelherstellung Die reifen getrockneten Samen.

Homöopathische Bedeutung
Leitsymptome Mittel für Hautausschläge und Durchfälle.

Anwendung Das Mittel wirkt besonders auf die Schleimhäute des Darmtrakts und auf die Haut (besonders von Gesicht und Hodensack). Es kann ein merkwürdiges Gefühl auftreten, als würden bestimmte Teile des Körpers nach hinten gezogen, vor allem Augen und Brustwarzen. Oder aber ein Gefühl, als wäre die Haut insgesamt straff über den ganzen Körper gespannt. Im Bauch gurgelt und schwappt es; es treten plötzliche, gelblich wässrige Durchfälle auf. Der Patient kann nicht liegen, da er im Liegen sofort husten muss. Juckende Hautausschläge (besonders im Genitalbereich) mit Pusteln und Blasen, die aufbrechen und verkrusten können. Verschlimmerung des Durchfalls: durch Trinken oder Essen in geringster Menge. Besserung: Bauchschmerzen durch heiße Milch, Juckreiz durch sanftes Reiben.

Achtung Bei Verdacht auf Gürtelrose und starkem Durchfall Arzt aufsuchen!

Allgemeinbefinden

Kopfbereich

Brustbereich

Bauchraum

Unterleib

Bewegungsapparat

Haut, Haare Nägel

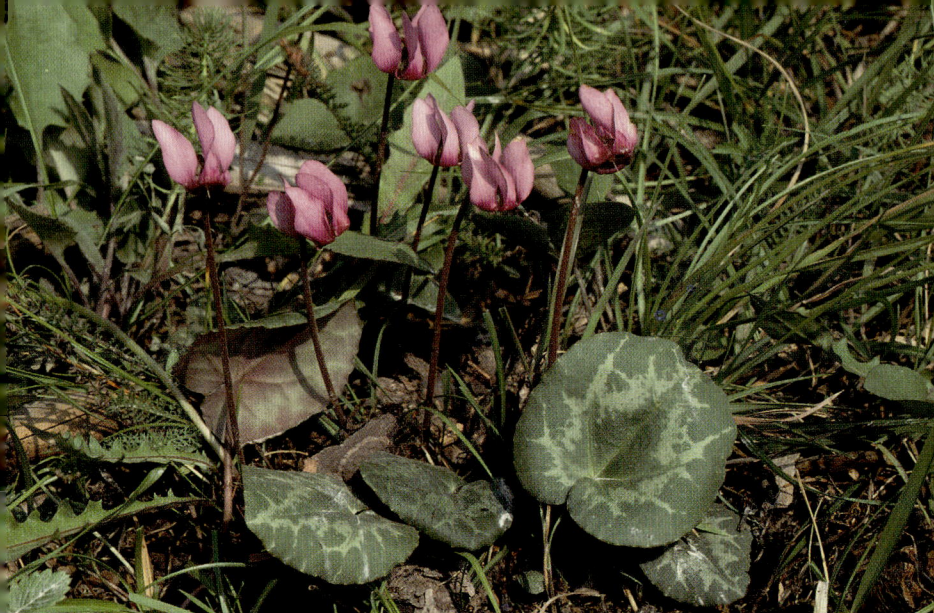

Cyclamen, Wildes Alpenveilchen   *Cyclamen purpurascens*
Primulaceae   Primelgewächse

Allgemein-
befinden

Kopf-
bereich

Brustbereich

Bauchraum

Unterleib

Bewegungs-
apparat

Haut, Haare
Nägel

Homöopathische Bedeutung

Leitsymptome Ein „Frauenmittel" mit ausgeprägter Wirkung auf den weiblichen Zyklus und die weiblichen Geschlechtsorgane.
Anwendung Der Patient ist nach wenigen Bissen satt; bereits nach einer Tasse Tee oder einer Fleischbrühe hat er keinen Appetit mehr. Schluckauf und Erbrechen in der Schwangerschaft; Gelüste nach Sardellen, Abneigung gegen Butterbrot; Verlangen nach ungenießbaren Dingen. Das Sehen kann gestört sein: Trübsehen während Kopfschmerzen oder auch Flimmern oder schwarze, Flecken vor den Augen. Schielen in Verbindung mit Zyklusstörungen. Die Menstruation kommt zu früh oder zu spät, ist zu stark oder auch klumpig. Es kann bei nicht schwangeren Frauen zur Milchproduktion in den Brüsten kommen. Ein Gefühl kann auftreten, als ob Luft aus den Brustwarzen ströme. Die Beschwerden verschlimmern sich: durch Kälte, frische Luft, Genuss von Fett. Besserung: durch Bewegung, Wärme, Waschen des leidenden Teils.

Botanischer Steckbrief

H 0,05–0,15 m | Knollenpflanze | Juni–September | giftig | geschützt

Beschreibung Pflanze mit großer, 3–5 cm breiter, abgeflacht-kugeliger Knolle, Blätter immergrün, nieren- bis herzförmig und schwach gezähnt, oberseits silbrig gefleckt, unterseits karminrot. Blüten 5-zählig, Krone karminrot, mit 1,5–2,5 cm langen, zurückgeschlagenen Zipfeln, ohne Öhrchen am Grund. Fruchtstiele liegend, spiralig eingerollt, mit kugeliger Kapsel.
Vorkommen Warme, schattige Standorte, Wälder, Gebüsche. Alpen, südeuropäische Gebirge, besonders im Osten, auch gepflanzt.
Wirkstoffe Triterpensaponine wie Cyclamin mit sehr hoher, hämolytischer Wirkung (Austritt des Hämoglobins aus den roten Blutkörperchen).
Grundlage der Arzneimittelherstellung Die frischen unterirdischen Teile im Herbst.

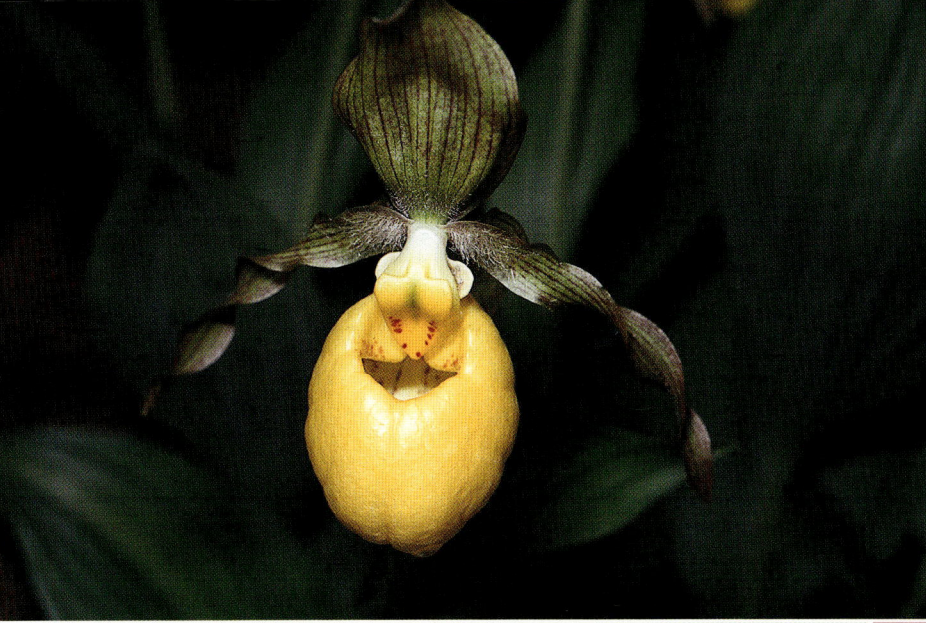

Cypripedium pubescens, Amerikanischer Frauenschuh
Cypripedium parviflorum **var.** *pubescens*   *Orchidaceae*   Orchideen

Botanischer Steckbrief

H 0,1–0,7 m | Staude | April–August | geschützt

Beschreibung Drüsig behaarte Orchidee mit
waagerechtem Wurzelstock. Stängel mit 3–5
oval-lanzettlichen Laubblättern und 1–2 Blüten mit blattartigen, dicht silbrig behaarten,
verkahlenden Tragblättern. Die charakteristische, 1,5–5,5 cm lange Lippe blass- bis goldgelb, pantoffelförmig aufgewölbt, an den
Rändern nach innen gebogen. Von den grünlich gelben, oft gefleckten und gestreiften
oder auch insgesamt rötlich braun überlau-
fenen Hüllblättern die 2 äußeren seitlichen
verwachsen und abwärts gerichtet, die
schmalen inneren gedreht.

Vorkommen Gebüsche, offene Wälder, Wiesen. N-Amerika.

Wirkstoffe In den oberirdischen Teilen
Allergien auslösende Phenanthrenchinone,
die unterirdischen Organe sind nicht untersucht.

Grundlage der Arzneimittelherstellung
Die frischen, im Herbst gesammelten unterirdischen Teile.

Homöopathische Bedeutung

Leitsymptome Wurde früher als Hausmittel
bei Zuständen nervöser Reizbarkeit und als
Mittel gegen Schlaflosigkeit gebraucht;
kaum geprüfte Substanz.

Anwendung Cypripedium wurde für
Zustände von Schlaflosigkeit eingesetzt, die
den Folgen von Kaffee- oder Teegenuss
ähneln. Es besteht ein Rededrang und/oder
ständiges Kreisen um angenehme Gedanken.
Der Körper ist ruhelos, die Gliedmaßen können zucken. Möglicher Einsatz auch bei
schlaflosen Kindern, die in diesem Zustand
spielen und lachen. Die Stimmungslage kann
angeregt-heiter oder aber ruhig, bedrückt
und gleichgültig sein. Verschlimmerungen
und Besserungen sind nicht beschrieben.

Allgemein-
befinden

Kopf-
bereich

Brustbereich

Bauchraum

Unterleib

Bewegungs-
apparat

Haut, Haare
Nägel

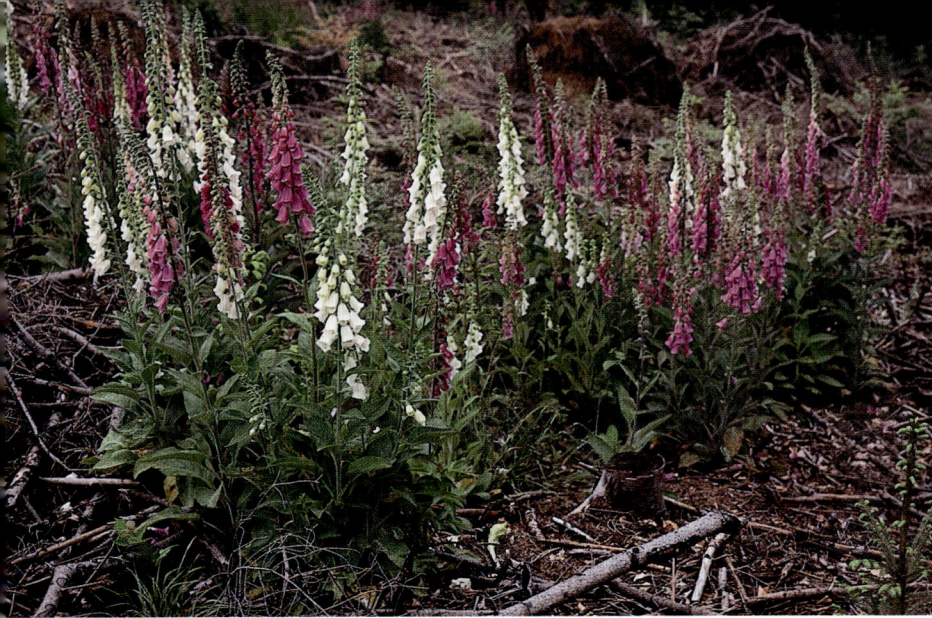

Digitalis, Roter Fingerhut   *Digitalis purpurea*

Scrophulariaceae   Rachenblütler

Allgemein-
befinden

Kopf-
bereich

Brustbereich

Bauchraum

Unterleib

Bewegungs-
apparat

Haut, Haare
Nägel

Homöopathische Bedeutung

Leitsymptome Bekanntes Herzmittel; abnormal langsamer, unregelmäßiger oder gar aussetzender Puls.

Anwendung Der Fingerhut ist ein altbekanntes Herzmittel, das auch auf Leber, Lungen, Magen und die Harn- und Geschlechtsorgane wirkt. Der Patient ist so schwach, dass er kaum sprechen kann und evtl. in Ohnmacht fällt. Charakteristisch ist die gestörte optische Wahrnehmung: Gegenstände erscheinen in grüner oder gelber Farbe; Doppeltsehen kommt vor. Gesicht und Lippen sind bläulich verfärbt. Das Herz ist schwach und fühlt sich an, als bleibe es stehen. Herzklopfen durch geringste körperliche Anstrengung. Prostatavergrößerung mit ständigem Völlegefühl der Blase, das auch nach dem Wasserlassen nicht besser wird. Verschlimmerung: durch Aufsitzen und Aufrichten. Besserung: durch flache Rückenlage.

Achtung Nicht geeignet zur Selbstmedikation. Bei Herzbeschwerden Notarzt rufen!

Botanischer Steckbrief

H 0,6–1,8 m | zweijähriges Kraut | Juni–August | giftig

Beschreibung Aufrechte Pflanze mit eiförmigen bis lanzettlichen, fein gekerbt-gesägten Blättern, diese oberseits dunkelgrün und runzelig, unterseits graufilzig. Blüten in einseitswendigen Trauben, purpurrote Krone innen mit dunkelroten, weiß umrandeten Flecken, in der Form einem Fingerhut ähnlich. Es gibt auch helle und weiß blühende Formen.

Vorkommen Schlagfluren, lichte Wälder. W-Europa, N-Marokko, weltweit verschleppt; als Zier- und Arzneipflanze kultiviert.

Wirkstoffe Die Primärglykoside Purpureaglykosid A und B, aus denen nach enzymatischer Abspaltung eines Moleküls Glucose Digitoxin bzw. Gitoxin entstehen. Über 30 weitere herzwirksame Glykoside; Pregnanglykoside, Steroidsaponine wie Digitonin; Anthrachinone.

Grundlage der Arzneimittelherstellung Frische Blätter ein- oder zweijähriger Pflanzen zu Beginn der Blütezeit.

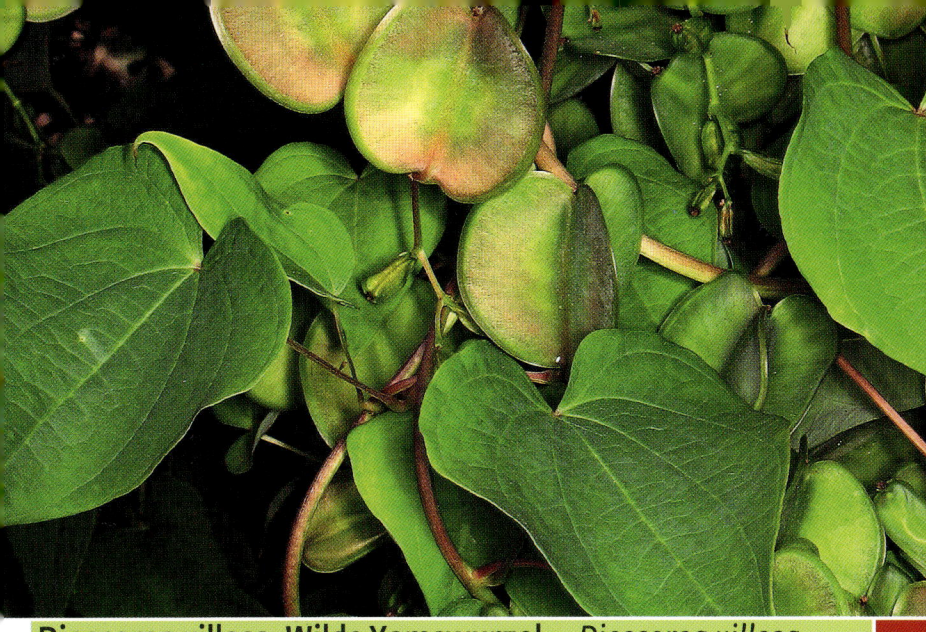

Dioscorea villosa, Wilde Yamswurzel   *Dioscorea villosa*
Dioscoreaceae   Schmerwurzgewächse

D

Botanischer Steckbrief

H 1,5–5 m hoch kletternd | Staude | Mai–August
Beschreibung Getrenntgeschlechtige Staude mit meist 0,5–1,5 cm dickem Wurzelstock und einjährigen, windenden Stängeln. Blätter herzförmig, (7–)9–11-nervig, unterseits manchmal dicht behaart. Verzweigte Blütenstände mit kleinen sitzenden, grünlichen, 6-zähligen Blüten. Die Früchte sind 3-fächerige Kapseln. Sehr formenreiche Art. Die Gattung wurde nach dem griechischen Arzt Dioskurides benannt.
Vorkommen Ufer, feuchte Wälder. Östliches N-Amerika.
Wirkstoffe Steroidsaponine wie Dioscin (mit dem Aglykon Diosgenin), Pyridinalkaloide wie Dioscorin, Stärke.
Grundlage der Arzneimittelherstellung
Die frischen unterirdischen Teile nach der Blütezeit.

Homöopathische Bedeutung

Leitsymptome Heftige, krampfartige Schmerzen, die häufig den Ort wechseln oder nach allen Richtungen ausstrahlen.
Anwendung Die durch Dioscorea hervorgerufenen Schmerzen sind heftig, unerträglich, scharf, schneidend, kneifend oder gar zermalmend. Sie können bis in entfernte Körperteile ausstrahlen. Plötzlich verschwinden sie, um anschließend in einem anderen Körperteil wieder aufzutreten. Auch anhaltende, ständige Schmerzen um die Nabelgegend herum sind möglich. Dioscorea ist ein Mittel für Magen-, Darm-, Gallen- und Nierenkoliken. Wichtig sind die Modalitäten der Kolikschmerzen: Sie verschlimmern sich, wenn sich der Kranke zusammenkrümmt, im Liegen sowie wenn er Tee trinkt oder etwas isst. Besserung durch Ausstrecken, gerade stehen oder rückwärtsbeugen sowie durch harten Druck.
Achtung Bei starken Schmerzen Arzt aufsuchen.

Allgemeinbefinden
Kopfbereich
Brustbereich
Bauchraum
Unterleib
Bewegungsapparat
Haut, Haare Nägel

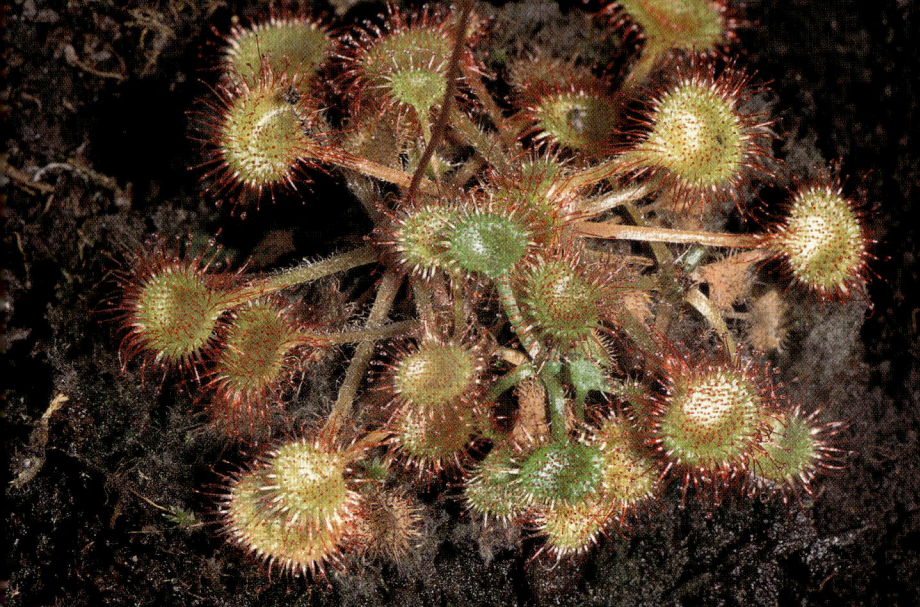

Drosera, Rundblättriger Sonnentau   *Drosera rotundifolia*
Droseraceae   Sonnentaugewächse

Allgemein-befinden

Kopf-bereich

Brustbereich

Bauchraum

Unterleib

Bewegungs-apparat

Haut, Haare Nägel

Homöopathische Bedeutung

Leitsymptome Krampfhaftes Husten nachts, dabei Schmerzen in der Brust, die mit den Händen seitlich gehalten wird.
Anwendung Drosera hat eine ausgeprägte Wirkung auf die Atemwege. Der Patient leidet unter Schmerzen mit Gefühlen von Zusammenschnürung im Hals, Kehlkopf und Oberbauch. Drosera wurde früher genutzt, um die Widerstandskräfte gegen die Tuberkulose zu erhöhen. Die Stimmung des Patienten ist gereizt; er regt sich über Kleinigkeiten auf. Man möchte nicht allein sein, ist jedoch misstrauisch gegenüber vertrauten Personen. Charakteristisch sind nächtliche Hustenanfälle, die so rasch aufeinanderfolgen, dass es dem Patienten den Atem nimmt. Möglich ist auch pausenlos anhaltender, erstickender Husten. Der Patient hält sich die Brust seitlich mit den Händen und verschafft sich so eine gewisse Erleichterung. Der Husten kann zu Würgen und Erbrechen führen. Es kommt zum Zusammenschnüren der Brust. Das Gefühl wird durch Sprechen und Singen schlimmer. Der Kranke ist empfindlich gegen saure Gerüche. Durch den Husten oder beim Bücken kann Nasenbluten ausgelöst werden. Es besteht eine Abneigung gegen Schweinefleisch und auch gegen Saures, von Letzterem bekommt der Kranke Bauchschmerzen. Im Bereich der Finger treten Muskelkrämpfe auf, die sogar zum Schreibkrampf führen können. Die Knochen und Glieder schmerzen, so als wäre die Matratze, auf der man liegt, zu hart. Die Haut juckt, was durch Reiben gelindert wird, sich aber beim Ausziehen verschlimmert. Dem Patienten ist es immer zu kalt, auch wenn er zugedeckt im Bett liegt.
Die Beschwerden verschlimmern sich: beim Hinlegen und nach Mitternacht sowie durch Lachen, Singen, Wärme, kaltes Essen, Saures. Besserung: durch Druck und im Freien.
Achtung Bei starkem und fieberhaftem Husten Arzt aufsuchen.

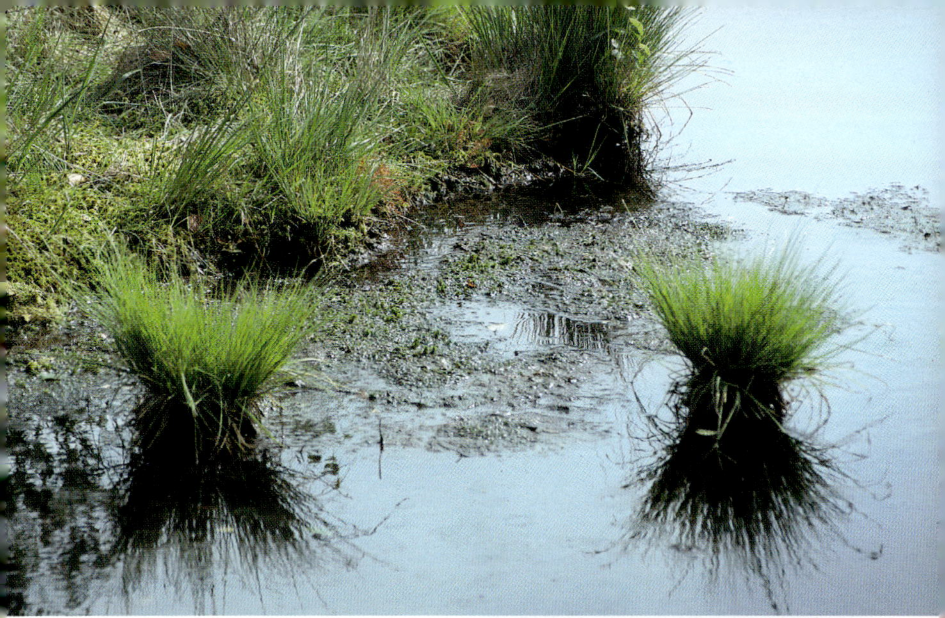

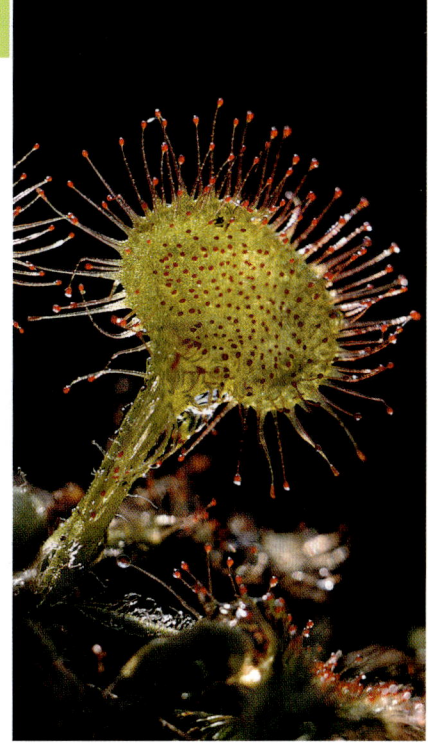

Botanischer Steckbrief

H 0,1–0,3 m | ausdauerndes Kraut | Juni–August | geschützt

Beschreibung Blätter in grundständiger Rosette, lang gestielt, die rundliche Spreite auf der Oberseite mit zahlreichen, rötlichen, klebrigen Drüsenhaaren zum Fangen und Verdauen von Insekten besetzt. Blüten 5-zählig, mit 5 mm langen, weißen Kronblättern, teilweise geschlossen bleibend, zu 4–12 auf bis 25 cm hohem, blattlosem Stängel.

Vorkommen In Mooren durch das nördliche Europa, Asien, N-Amerika.

Wirkstoffe Naphthochinonderivate wie Plumbagin, Methyljuglon (Ramentaceon) bzw. Droseron; Flavonoide, Schleimstoffe, Eiweiß spaltende Enzyme im Sekret der Drüsenhaare.

Grundlage der Arzneimittelherstellung Frische, ganze Pflanze zu Beginn der Blütezeit gesammelt, auch von *Drosera intermedia* und *D. longifolia* (*D. anglica*) allein oder in Mischung.

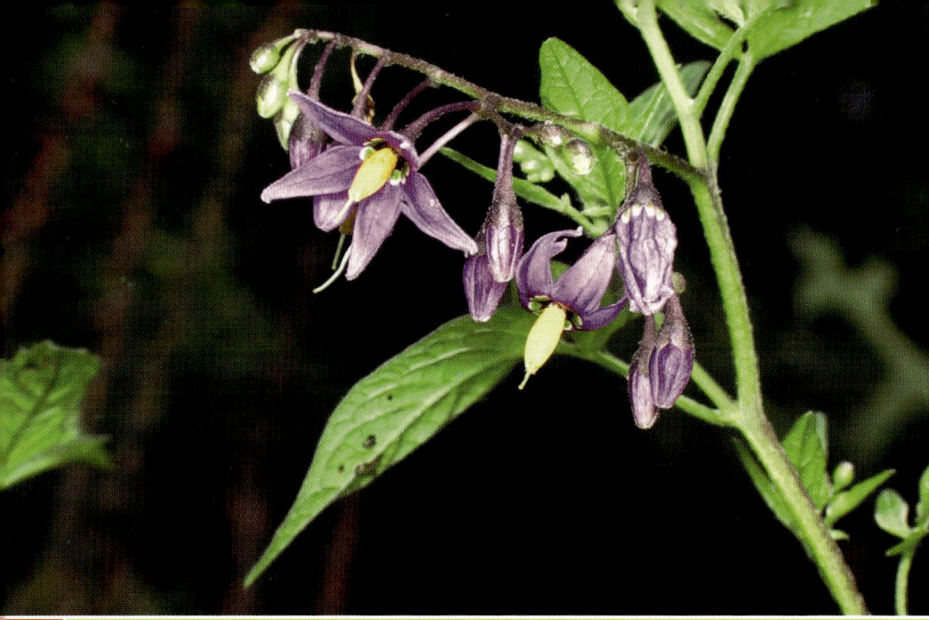

Dulcamara, Bittersüßer Nachtschatten   *Solanum dulcamara*

Solanaceae   Nachtschattengewächse

Allgemein-befinden

Kopf-bereich

Brustbereich

Bauchraum

Unterleib

Bewegungs-apparat

Haut, Haare Nägel

Homöopathische Bedeutung

Leitsymptome Dulcamara ist eine wichtige Arznei für jegliche Folgen von Durchnässung, kalter Nässe und Unterkühlung. Außerdem hat sich Dulcamara gut zur Behandlung von großen, flachen, glatten Warzen bewährt, die im Gesicht oder auf den Händen sitzen.

Anwendung Jede Erkältung/Verkühlung (vor allem Folgen von nasskaltem Wetter) schlägt sich auf die Augen, auf den Hals, auf die Blase, auf die Atemwege oder auf den Darm nieder. Besonders die Schleimhäute werden von der Verkühlung angegriffen und erzeugen übermäßige Schleimabsonderungen. Hilft bei Sommergrippe – hervorgerufen durch heiße Tage, auf die kalte Nächte folgen. Am Mund kann sich als Ausdruck einer Lähmung eine Asymmetrie durch Verzerrung auf eine Seite zeigen (Arzt aufsuchen!). Die Rücken- und Lendenmuskeln sind schmerzhaft, nachdem sie der Kälte ausgesetzt waren. Schneidender Schmerz um den Nabel herum, gefolgt von schmerzhaften, evtl. grünlichen Schleimdurchfällen. Heftiger Durst auf kalte Getränke. Der Kranke muss aufstoßen und schüttelt sich dabei, wie wenn er sich ekelt. Die Blase kann entzündet sein, mit häufigem Harndrang und Schmerzen beim Wasserlassen. Bei stillenden Frauen kann ein flechtenartiger Hautausschlag der Brust auftreten. Verschiedene Körperteile können eiskalt, dabei schmerzhaft und gelähmt sein. Besserung von Gliederschmerzen: durch kräftige Bewegung. Weitere Anwendungsgebiete: Nesselsucht (Urticaria), die durch Magenübersäuerung ausgelöst wurde und die sich durch Kälte bessert. Die Beschwerden verschlimmern sich bzw. werden ausgelöst: durch Verkühlung und nasse Kälte, plötzlichen Kälteeinbruch, kalte Getränke, Eis, feuchte Wohnung. Besserung: durch Umhergehen, Wärme, trockenes Wetter.

Achtung Bei jeglicher Art von Lähmung Arzt aufsuchen!

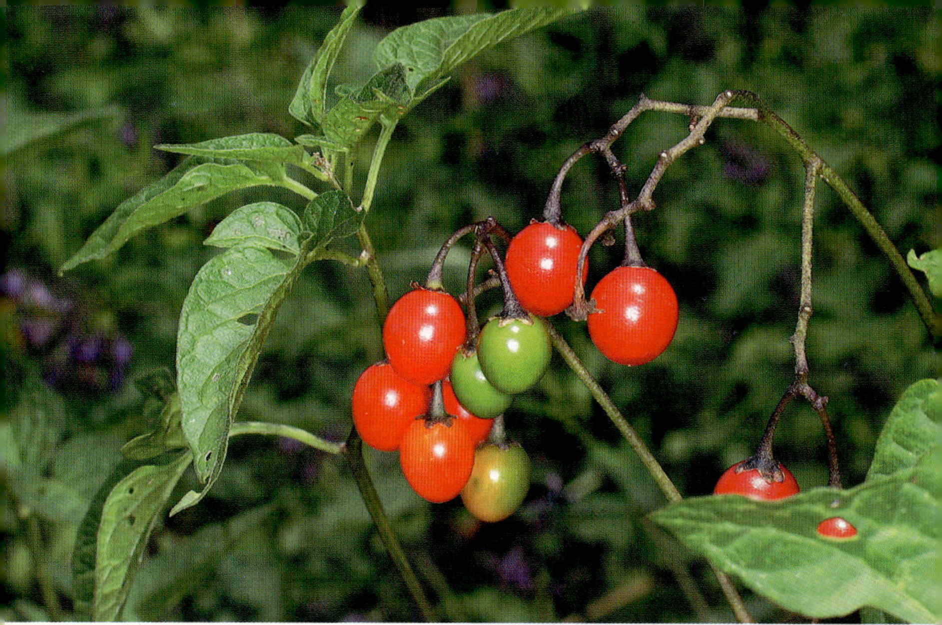

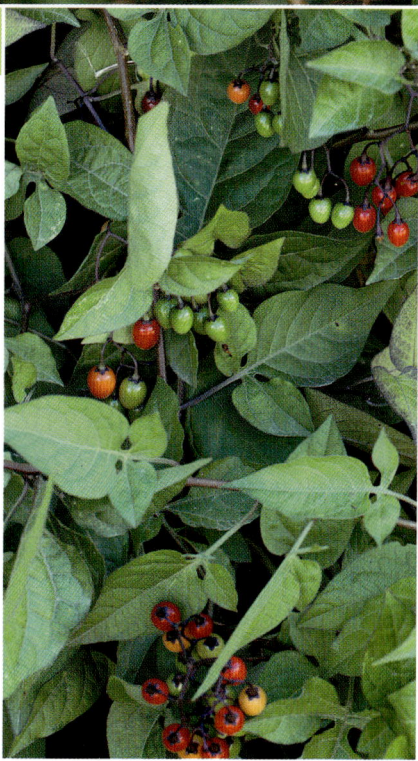

Botanischer Steckbrief

H 0,3–2 m | Halbstrauch | Juni–August | giftig

Beschreibung Niederliegender oder kletternder Halbstrauch. Blätter breit lanzettlich, spitz oder zugespitzt, am Grund zum Teil mit 1–2 Lappen, unterseits auf den Nerven behaart. Blütenstand locker, Krone blauviolett mit 5 ausgebreiteten oder zurückgeschlagenen Zipfeln, etwa 1 cm im Durchmesser. Rote, eiförmige, 1 cm lange Beeren.

Vorkommen Auwälder, feuchte Gebüsche. Europa, Asien, N-Afrika, N-Amerika (eingeschleppt).

Wirkstoffe Steroidalkaloidglykoside, abhängig von der Herkunft der Droge hauptsächlich mit Glykosiden des Tomatidenols, Soladulcidins oder des Solasodins; außerdem Steroidsaponine, Gerbstoffe.

Grundlage der Arzneimittelherstellung Frische Triebe vor der Blütezeit.

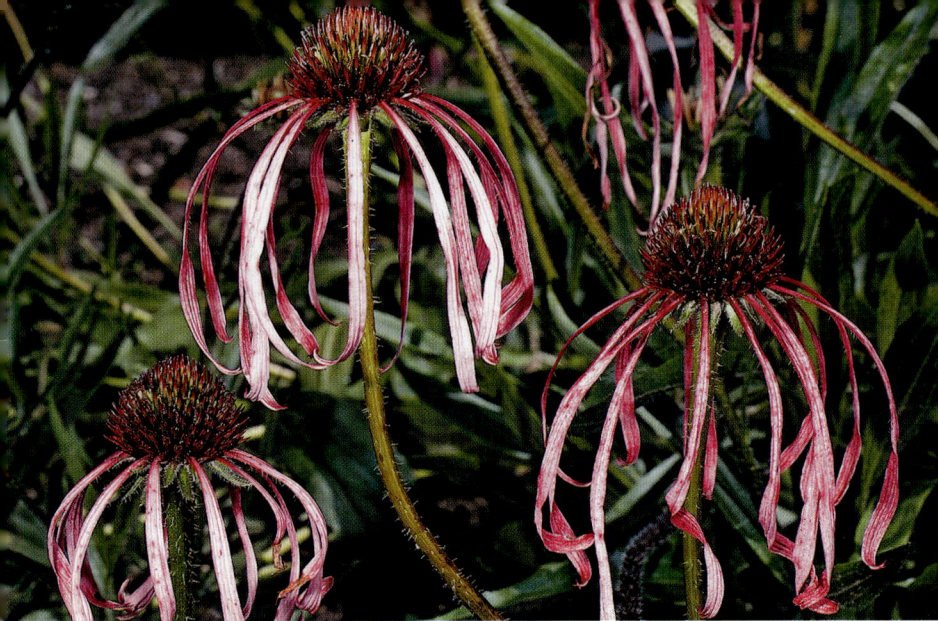

Echinacea, Blassfarbener Sonnenhut   *Echinacea pallida*
Asteraceae   Korbblütler

Allgemein-befinden

Kopf-bereich

Brustbereich

Bauchraum

Unterleib

Bewegungs-apparat

Haut, Haare Nägel

Homöopathische Bedeutung

Leitsymptome Erhöhung der Abwehrkräfte, allerdings eher in der Phytotherapie als
in der Homöopathie eingesetzt.

Anwendung Echinacea ist nützlich bei
allen Arten von „Blutvergiftung" und kann
hier begleitend neben einer schulmedizinischen Therapie eingesetzt werden, jedoch
nur vom Homöopathen und nicht als Selbstmedikation. Gemeint sind septische Zustände, Bisse giftiger Tiere, Lymphangitis, Gang-
rän (Wundbrand). Die Patienten sind müde,
schwach und haben Muskelschmerzen. Sie
sind verlangsamt, sprechen und antworten
langsam, gehen langsam. Die Beschwerden
verschlimmern sich bzw. traten erstmals
auf: nach Verletzungen und/oder Operationen; nach Essen; durch kalte Luft. Besserung: durch Liegen und Ruhe.

Achtung Bei allen oben genannten Krank-
heitsbildern Arzt aufsuchen.

Botanischer Steckbrief

H 0,3–1 m | Staude | Juli–September

Beschreibung Staude mit meist unverzweigten Stängeln, Blätter rau, länglich-
lanzettlich, am Grund verschmälert, immer
ganzrandig. Blütenköpfe mit herabhängen-
den blassrosa Zungenblüten, diese 4–9 cm
lang, sehr schmal, Spreublätter mit steifer
Spitze, Pollen weiß. Diese Art hielt man früher für *E. angustifolia* bzw. benutzte die
Namen synonym. Letztere mit nur 2–4 cm
langen, ± abstehenden Zungenbüten und
gelbem Pollen.

Vorkommen Heimat N-Amerika. Als Arzneipflanze in Europa angebaut.

Wirkstoffe Polysaccharide, Glykoproteine,
ätherisches Öl, Kaffeesäurederivate wie
Echinacosid, Polyine wie Ketoalkene und
Ketoalkenine, nur in E. angustifolia Isobutyl-
amide und Cynarin.

Grundlage der Arzneimittelherstellung
Frische, ganze Pflanze zur Blütezeit mit
Wurzel von *Echinacea angustifolia* und/oder
Echinacea pallida.

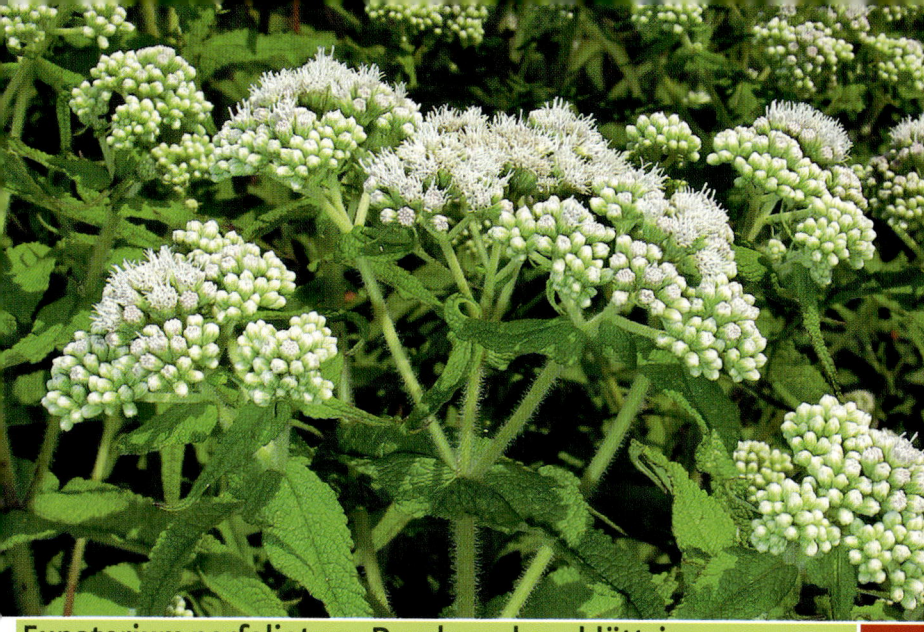

Eupatorium perfoliatum, Durchwachsenblättriger Wasserdost *Eupatorium perfoliatum* Asteraceae Korbblütler

Botanischer Steckbrief

H 1–1,5 m | Staude | August–September

Beschreibung Staude mit abstehend behaarten Stängeln und kreuzgegenständigen, lanzettlichen, stängelumfassend verwachsenen, gekerbt-gesägten Blättern, ihre Oberseite runzelig, schwächer behaart als die Unterseite. Blüten weiß, zu 10–20 in Köpfchen, die endständige, schirmförmige Gesamtblütenstände bilden.

Vorkommen Feuchte Standorte. Östliches N-Amerika.

Wirkstoffe Flavonoide, unter anderem Eupatorin, Rutosid, Hyperosid; Polysaccharide (Heteroglykane), bitter schmeckende Sesquiterpenlactone wie Eufoliatin, Euperfolin und Euperfolid, Phytosterole, geringe Mengen ätherisches Öl.

Grundlage der Arzneimittelherstellung Die frischen oberirdischen Teile zu Beginn der Blütezeit.

Homöopathische Bedeutung

Leitsymptome Mittel für grippale Infekte, besonders mit Knochenschmerzen, als wären die Knochen gebrochen.

Anwendung Grippale Infekte mit ausgeprägtem Zerschlagenheitsgefühl und Schmerzhaftigkeit im ganzen Körper; heftige Knochenschmerzen, als wäre jeder Knochen zerbrochen. Schmerzhafter Husten, bei dem sich der Patient die Brust halten muss. Durst auf kaltes Wasser, jedoch nach dem Trinken Schaudern und Galleerbrechen. Wenig Schweiß im Fieber; wenn er beginnt zu schwitzen, geht es besser. Durst oder Übelkeit, danach heftiger Schüttelfrost. Verschlimmerung: durch kalte Luft; periodisch von 7 bis 9 Uhr morgens, Husten, Bewegung. Besserung: durch Erbrechen von Galle, Schwitzen, Auf-dem-Gesicht-liegen bzw. in Knie-Ellenbogen-Lage, Unterhaltung. Weitere Anwendungsgebiete sind: Kopfschmerzen wie von einer Metallkappe.

Achtung Bei Verdacht auf Virusgrippe Arzt aufsuchen.

Allgemeinbefinden

Kopfbereich

Brustbereich

Bauchraum

Unterleib

Bewegungsapparat

Haut, Haare Nägel

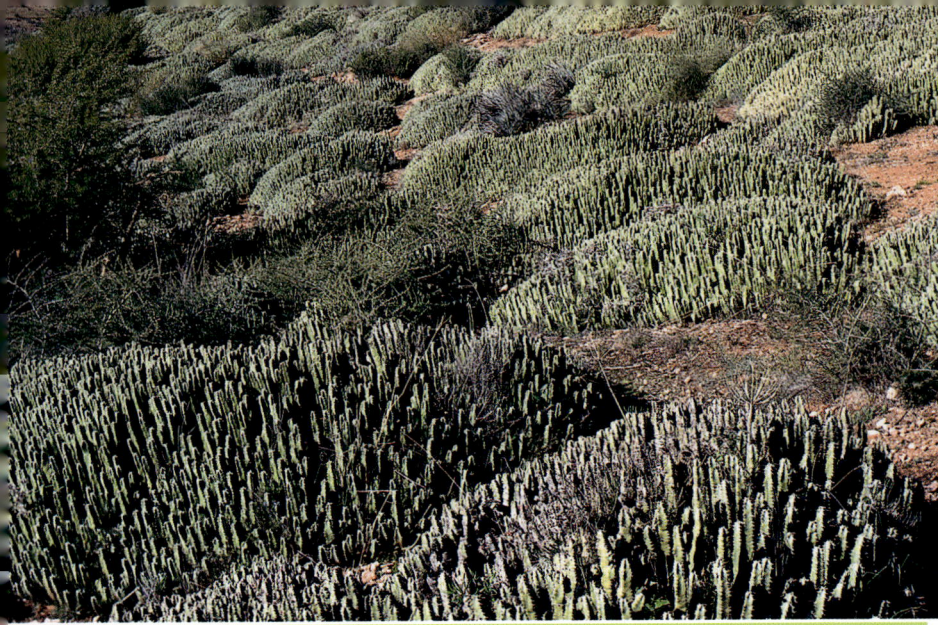

Euphorbium, Harzbildende Wolfsmilch
Euphorbia resinifera   *Euphorbiaceae*   Wolfsmilchgewächse

Allgemein-befinden

Kopf-bereich

Brustbereich

Bauchraum

Unterleib

Bewegungs-apparat

Haut, Haare Nägel

Homöopathische Bedeutung

Leitsymptome Euphorbium hat eine starke Wirkung auf Haut und Schleimhäute.

Anwendung Euphorbium reizt Haut und Schleimhäute und lässt ein Trockenheitsgefühl entstehen. In der Nase kann ein starker Niesreiz bestehen, ohne dass es zum Niesen kommt. Auch schleimiger Schnupfen mit heftigem Jucken ist möglich. Auf Haut und Schleimhäuten können sich Knötchen- und Blasenausschläge bilden; die Blasen können mit gelber Flüssigkeit gefüllt sein. Heftiges Jucken, Brennen und Schmerzen des Hautausschlags ist möglich. Auch die Augen sind trocken und jucken. Brennen wie Feuer in Magen und Bauch; heftiger Kitzelhusten durch Reizung der Atemwege. Verschlimmerung: im Sitzen, in Ruhe und zu Beginn einer Bewegung. Besserung: durch Anwendung von Olivenöl und/oder Kälte.

Achtung Bei Blasenausschlägen und länger dauerndem Kitzelhusten Arzt aufsuchen.

Botanischer Steckbrief

H 0,2–1,5(–2) m | sukkulenter Strauch | Juni bis Juli | giftig

Beschreibung Stammsukkulente Pflanze, bis 2 m im Durchmesser. Zahlreiche, dicht stehende, aufrechte Triebe, regelmäßig mit 4 Kanten, an denen paarweise kurze Dornen sitzen, darüber an den Enden der Zweige jeweils 3 Scheinblüten, wie sie für Wolfmilch-Arten charakteristisch sind: Die von 5 zu einer becherförmigen Hülle verwachsenen Blättchen gebildete Hülle trägt am Rand 5 gelbe, elliptische Nektardrüsen, in ihrer Mitte eine gestielte weibliche Blüte, umgeben von 5 Gruppen männlicher Blüten, jeweils aus einem Staubblatt gebildet.

Vorkommen Zentralmarokko, in einem begrenzten Gebiet in ausgedehnten Beständen.

Wirkstoffe Diterpenester vom Ingenan-Typ.

Grundlage der Arzneimittelherstellung Der nach Einschneiden der Äste austretende, an der Luft getrocknete Milchsaft.

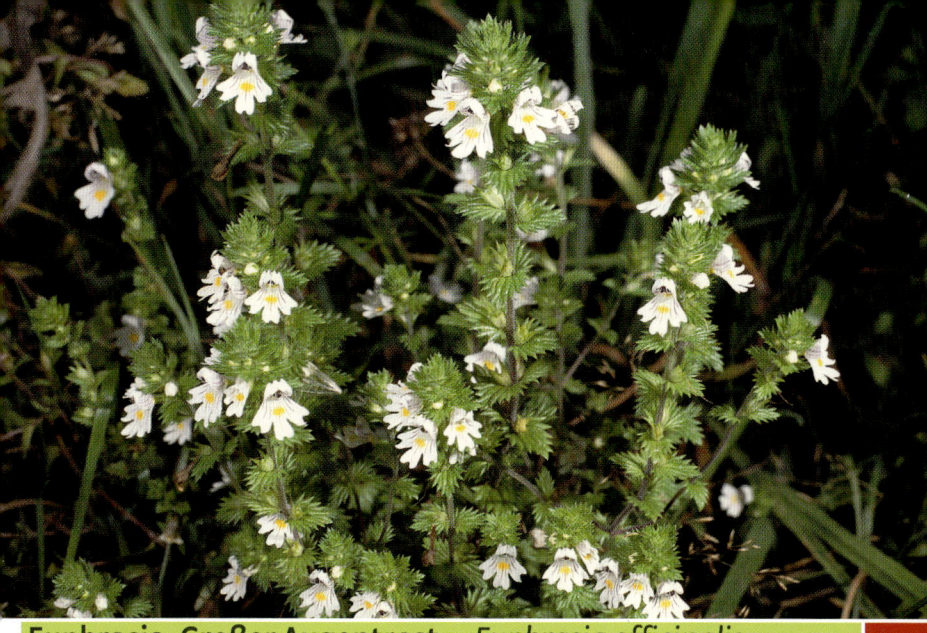

Euphrasia, Großer Augentrost ssp. *rostkoviana*   *Scrophulariaceae*

Euphrasia officinalis   Rachenblütler

Botanischer Steckbrief

H 0,1–0,3 m | einjähriges Kraut | Juni bis September

Beschreibung Formenreiche Sammelart, drüsig behaarte Pflanze mit eiförmigen Blättern, die mittleren am Rand jederseits mit 3–6 spitzen, aber grannenlosen Zähnen. Blütenkrone 2-lippig, 8–14 mm lang, weiß mit gelber Röhre und gelbem Fleck auf der Unterlippe, violett geadert.

Vorkommen Wiesen, Weiden, Flachmoore. In weiten Teilen Europas häufig, im Süden seltener.

Wirkstoffe Iridoidglykoside wie Aucubin, Euphrosid und Catalpol; Flavonoide, Phenolcarbonsäuren, Lignane, geringe Mengen äthrisches Öl.

Grundlage der Arzneimittelherstellung
Die frischen ganzen Pflanzen von *Euphrasia officinalis* ssp. *rostkoviana* und *E. stricta* und deren Hybriden oder Mischungen davon zur Blütezeit.

Homöopathische Bedeutung

Leitsymptome Der Trivialname „Augentrost" weist auf den wichtigsten und häufigsten Anwendungsbereich dieser Arznei hin: akute, schmerzhafte Reizzustände der Augen mit scharfer, beißender Tränenflüssigkeit.

Anwendung Schnupfen (auch Heuschnupfen) mit scharfem, beißendem oder brennendem Tränenfluss und mildem, die Haut nicht reizendem Nasensekret (umgekehrte Symptome bei → *Allium cepa*). Die Augen „schwimmen in Tränen". Bindehautentzündung (Konjunktivitis) mit scharfem, brennendem Tränenfluss. Kopfschmerz durch Blendung mit Sonnenlicht. Lichtscheu mit Lidkrämpfen. Verschlimmerung oder Auslösung von Beschwerden: durch Lesen/Überanstrengung der Augen (beim Lesen schmerzen die Augen so, dass man aufhören muss), durch Sonnenlicht, Wind, im warmen Zimmer. Besserung: im Freien, durch Blinzeln und/oder Auswischen der Augen.

Allgemeinbefinden

Kopfbereich

Brustbereich

Bauchraum

Unterleib

Bewegungsapparat

Haut, Haare Nägel

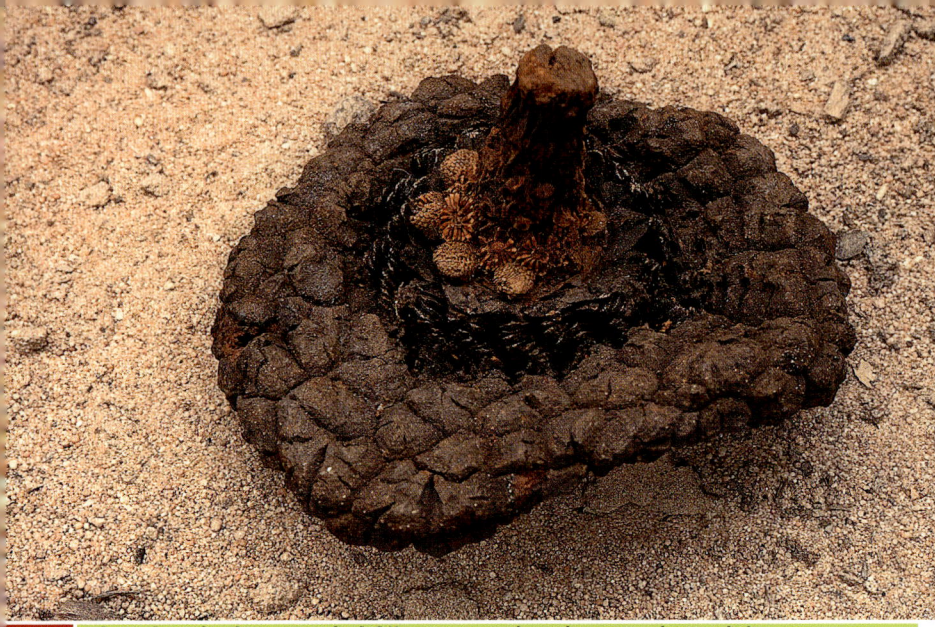

Flor de piedra, Steinblüte *Lophophytum leandri*

Balanophoraceae Kolbenträgergewächse

Allgemein-
befinden

Kopf-
bereich

Brustbereich

Bauchraum

Unterleib

Bewegungs-
apparat

Haut, Haare
Nägel

Homöopathische Bedeutung

Leitsymptome Wenig geprüftes Mittel, das für Lebererkrankungen eingesetzt wurde. **Anwendung** Die bei der Arzneimittelprüfung angegebenen Symptome konzentrieren sich auf den Bauch und Magen. Im Bauch besteht ein allgemeines Völle-, Druck- und Spannungsgefühl, im Magen ein flaues Gefühl, Übelkeit und Brechreiz sowie starker Durst. Die Schleimhäute von Mund und Nase sind trocken. Außerdem können unter anderem Kopfschmerzen sowie Beschwerden von Extremitäten und Wirbelsäule bestehen. Verschlimmerungen und Besserungen werden nicht angegeben. Insgesamt handelt es sich um ein kaum geprüftes, selten verwendetes Mittel. **Achtung** Nicht geeignet zur Selbstmedikation.

Botanischer Steckbrief

H 0,1–0,3 m | Staude

Beschreibung Niedrige, blattgrünlose Schmarotzerpflanze auf Leguminosen-Gehölzen. Knolliger bis faustgroßer Wurzelstock, wie die ganze Pflanze mit schuppenförmigen, spiralig dachziegelartig angeordneten Blättern bedeckt. Blütenstand zylindrisch-kegelförmig, oben gelblich weiß mit unscheinbaren männlichen, unten mit weiblichen Blüten.

Vorkommen Schattige Wälder, S-Amerika. **Wirkstoffe** Flavonoide wie Eriodictyol und Naringin; Catechingerbstoffe, Bitterstoffe (?). **Grundlage der Arzneimittelherstellung** Die ganze, getrocknete Pflanze.

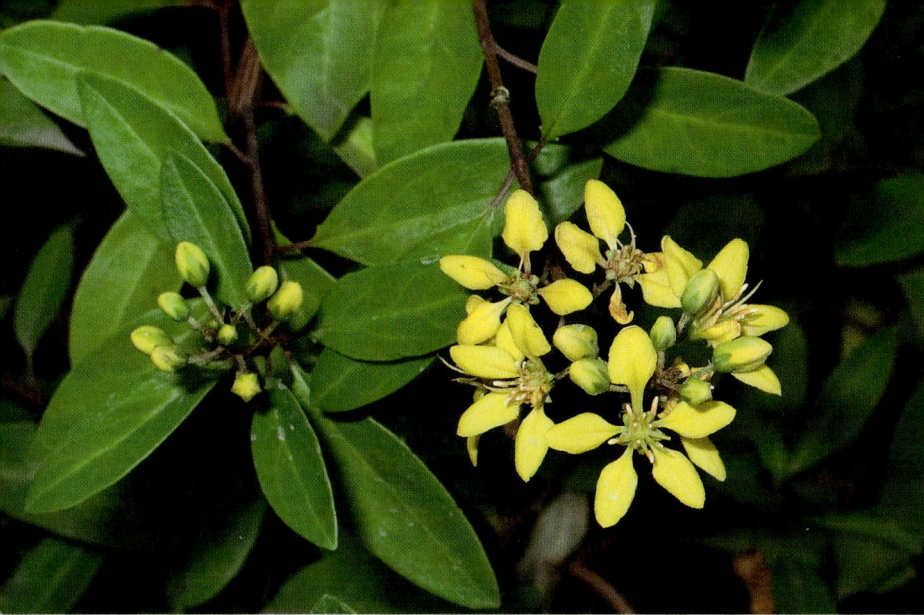

Galphimia glauca, Thryallis, Galphimie *Galphimia glauca*
Malpighiaceae Malpighiengewächse

Botanischer Steckbrief

H 1–3 m | Strauch | Dezember–Februar

Beschreibung Immergrüner Strauch, die gestielten, blaugrünen, gegenständigen Blätter lanzettlich, ganzrandig, kahl, bis 5 cm lang, unterseits mit deutlich hervortretendem, weißlichem Mittelnerv, Rand etwas verdickt und umgebogen, nahe dem Spreitengrund mit je 1 schwärzlichen Drüse. Blüten schwach zygomorph, 3 cm im Durchmesser, mit 5 gelben, genagelten Kronblättern, in endständigen, vielzähligen Trauben. Frucht eine 3-teilige Kapsel.

Vorkommen Tropisches Mittelamerika von Mexiko bis Guatemala, auch als Zierstrauch kultiviert.

Wirkstoffe . Tetragalloylchinasäure, Triterpenoide wie Galphimin B.

Grundlage der Arzneimittelherstellung Getrocknete Blätter und Blütenstände.

Homöopathische Bedeutung

Leitsymptome Allergie- und Heuschnupfenmittel.

Anwendung Galphimia ist in der Lage, allergische Reaktionen unterschiedlicher Stärke und Art im Bereich von Haut und Schleimhäuten beruhigend zu beeinflussen. Es wird vor allem als sogenannte bewährte Indikation bei Heuschnupfen (Rhinitis allergica) und anderen allergischen und allergieähnlichen Erkrankungen der Nasenschleimhäute (Rhinitis vasomotorica) eingesetzt.

Achtung Bei Anwendung der Potenz D 3 wurden z. T. heftige Erstreaktionen beobachtet.

Allgemeinbefinden

Kopfbereich

Brustbereich

Bauchraum

Unterleib

Bewegungsapparat

Haut, Haare Nägel

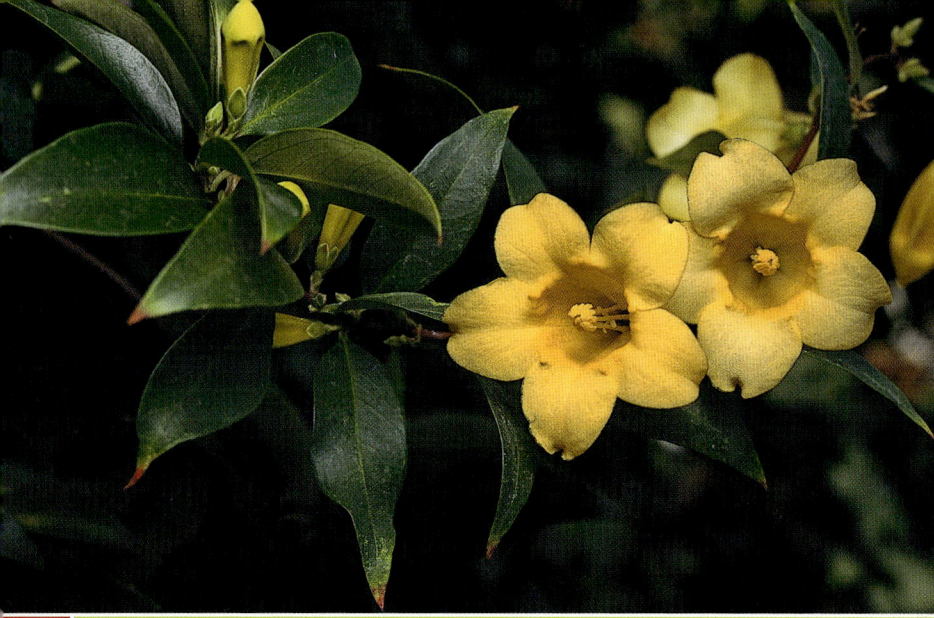

Gelsemium, Gelber Jasmin — *Gelsemium sempervirens*

Loganiaceae Brechnussgewächse

Allgemein-befinden

Kopf-bereich

Brustbereich

Bauchraum

Unterleib

Bewegungs-apparat

Haut, Haare Nägel

Homöopathische Bedeutung

Leitsymptome Gelsemium wirkt besonders auf die Muskulatur (Müdigkeit, Schwäche, Schmerzen, Schwere, Wundheits- und Zerschlagenheitsgefühl) und auf die Nerven (zittrige Schwäche, Tremor, Lähmungen). Bewährtes Mittel gegen Lampenfieber.

Anwendung Gelsemium ist eine bewährte Arznei bei der sogenannten „Kopfgrippe". Dabei handelt es sich um einen grippalen Infekt mit Gliederschmerzen, Schwindel und starken Kopfschmerzen (oft mit Schweregefühl und mit dem Gefühl eines Bandes um den Kopf), hierbei hat das Gesicht eine dunkelrote Farbe wegen Blutfülle im Kopf. Die Augenlider sind schlaff und hängen herab; es kann zu Augenschmerzen kommen, die sich bis in den Hinterkopf erstrecken. Das Gesicht ist heiß und dunkelrot, dabei von schwerfälligem Ausdruck. Die Zunge ist schwer, die Sprache wird dadurch unartikuliert, wie bei einem Betrunkenen. Alle Muskeln sind kraftlos und zittern, auch die Zunge beim Herausstrecken.

Großes, gut bewährtes Mittel für Prüfungsangst und Lampenfieber, wenn die Symptomatik folgendermaßen aussieht: verlangsamte Wahrnehmung, Benommenheit und Apathie oder Schläfrigkeit, ausgeprägtes und auffälliges Zittern der Hände (evtl. auch Beine), Schwindel, Durchfall. Man kann nur langsam antworten. Die Knie sind schwach, der Gang unsicher und taumelnd. Auch bei sexueller Schwäche, wenn sie durch Lampenfieber bedingt ist, kann man diese Arznei einsetzen. Der Patient hat eine ausgeprägte Furcht vor dem Fallen; ist nicht durstig (selbst wenn der Patient Fieber hat), jedoch häufiger Harndrang.

Die Beschwerden verschlimmern sich bzw. werden ausgelöst: durch starke Gemütsbewegungen, Furcht, Sommerhitze und feuchtes Wetter, nebliges Wetter, Denken an die eigenen Beschwerden. Besserung: durch Wasserlassen, Schwitzen, Trinken alkoholischer Getränke, geistige Beschäftigung und Ablenkung.

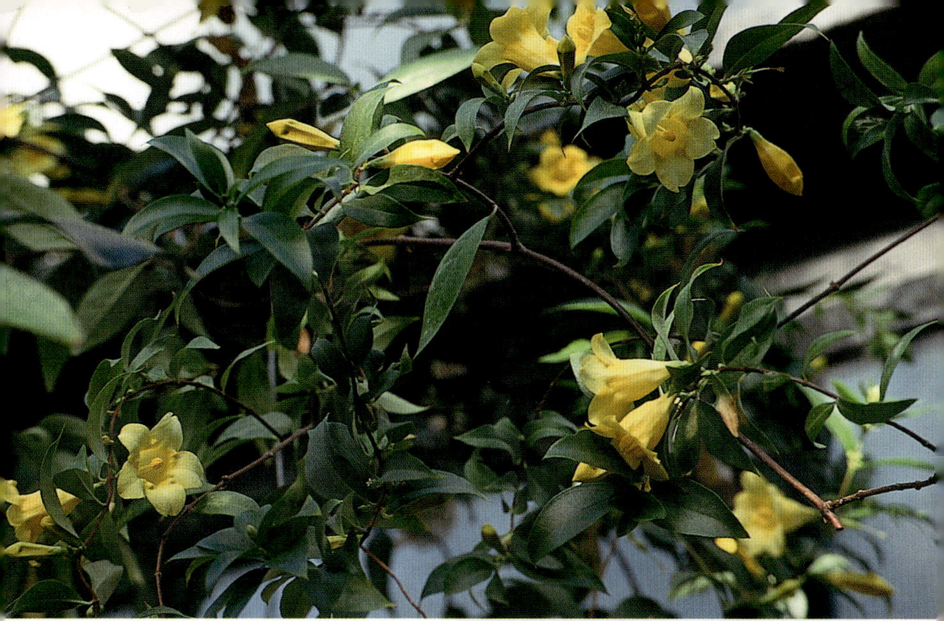

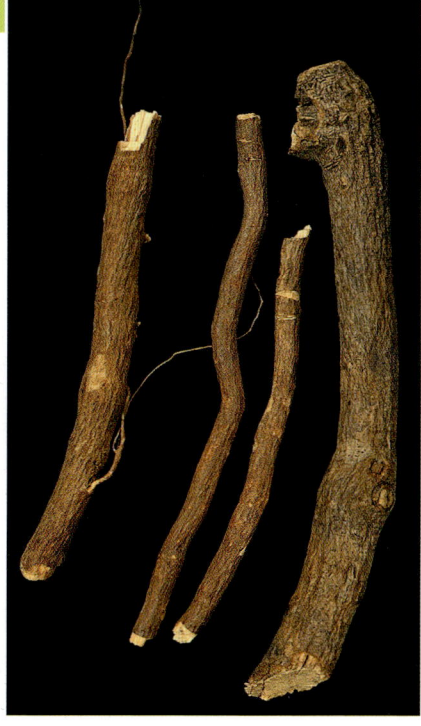

Botanischer Steckbrief

H bis 5 m lang | Strauch | März–Oktober | giftig

Beschreibung Windender oder kriechender
Strauch mit waagerechtem Wurzelstock.
Blätter immergrün, gegenständig, schmal
eiförmig bis lanzettlich. Blüten einzeln oder
zu mehreren in den Blattachseln, Krone gelb,
trichterförmig, bis 4 cm lang, mit 5-lappi-
gem, ausgebreitetem Saum.

Vorkommen Trockene Wälder und Gebüsche. Südliches N-Amerika, Mittelamerika.

Wirkstoffe Mehrere Indolalkaloide, darunter Gelsemin, Sempervirin und Gelsemicin;
Hydroxycumarine wie Scopoletin; ätherisches Öl, Iridoidglykoside, Hydroxy-pregnan-
diole (Zellgifte).

Grundlage der Arzneimittelherstellung
Frische unterirdische Teile.

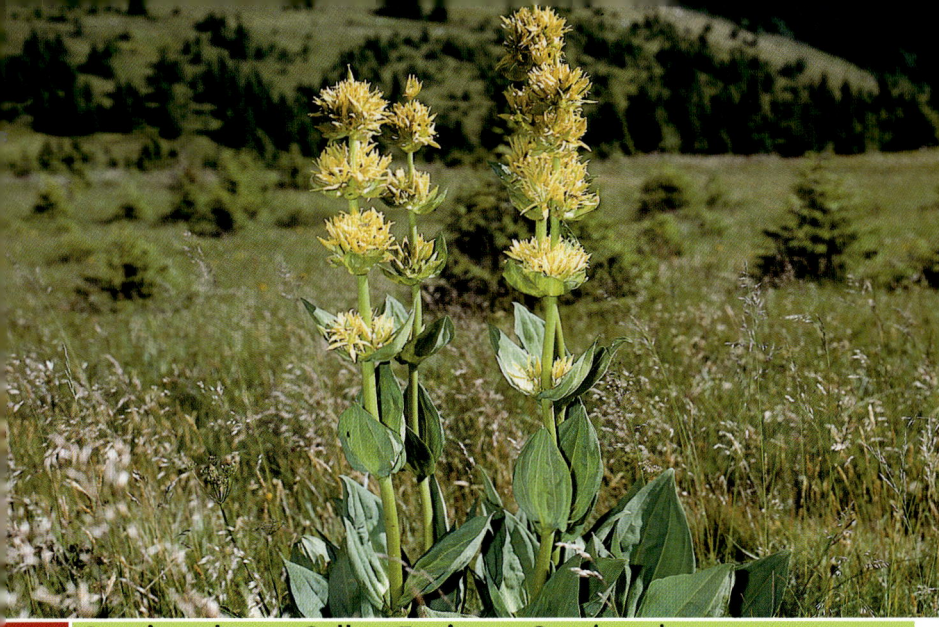

Gentiana lutea, Gelber Enzian *Gentiana lutea*

Gentianaceae Enziangewächse

Allgemein-befinden

Kopf-bereich

Brustbereich

Bauchraum

Unterleib

Bewegungs-apparat

Haut, Haare Nägel

Homöopathische Bedeutung

Leitsymptome Gentiana lutea ist ein wenig geprüftes Mittel und wirkt vor allem auf Kopf und Verdauungsorgane.

Anwendung Der Patient ist verwirrt und verspürt eine Schwere des Kopfes. Er hat ein Gefühl, als wäre der Kopf zu groß. Spannende und klopfende Kopfschmerzen können auftreten, die sich durch Essen bessern. Der Mund ist trocken, der Speichel dickflüssig. Es besteht Appetitlosigkeit oder aber das Gegenteil: Gier und Heisshunger. Außerdem Völlegefühl mit Übelkeit und ein aufgetriebener Leib. Es kommt zum häufigen Stuhldrang mit entsprechender Entleerung.

Achtung Nicht geeignet zur Selbstmedikation.

Botanischer Steckbrief

H 0,5–1,2 m | Staude | Juni–August | geschützt

Beschreibung Stattliche Pflanze mit kräftigem Wurzelstock. Die gegenständigen, am Stängel sitzenden Blätter breit lanzettlich, 5–7-nervig, in ihren Achseln 3–10 etwa 1 cm lang gestielte Blüten. Krone gelb, weit trichterförmig, mit 5–6 nur am Grund verwachsenen Zipfeln. Kelch einseitig tief geschlitzt.

Vorkommen Weiden, Magerrasen, Staudenfluren der Gebirge Mittel- und S-Europas.

Wirkstoffe Stark bitter schmeckende Secoiridoidglykoside wie Gentiopikrosid (Gentiopikrin), Swertiamarin, Swerosid und Amarogentin (der bitterste bisher bekannte Naturstoff und wertbestimmend für die Droge); Xanthonderivate wie Gentisin; verschiedene Zucker, neben Glucose, Fructose und Saccharose die bitter schmeckende Gentianose und Gentiobiose; ätherisches Öl, Pektine, Phytosterole.

Grundlage der Arzneimittelherstellung
Die frischen unterirdischen Teile.

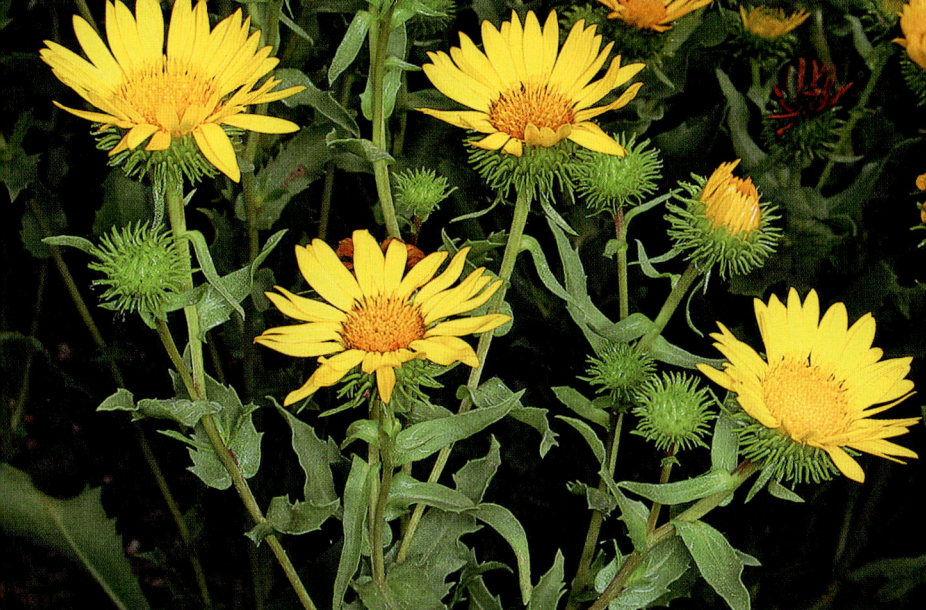

Grindelia robusta, Kräftige Grindelie · *Grindelia robusta*

Asteraceae · Korbblütler

Botanischer Steckbrief

H 0,5–1,2 m | Staude | Juli–September

Beschreibung Aufrechte Staude, Blätter wechselständig, eiförmig-lanzettlich, stängelumfassend sitzend, grob gezähnt oder gesägt, obere auch ganzrandig, mäßig harzig punktiert, nur am Rand rau, sonst kahl. Blütenköpfe einzeln, endständig, 3–5 cm groß, Hüllblätter zahlreich, harzig, pfriemlich und zurückgeschlagen, Zungenblüten gelb.

Vorkommen Trockene Gebüsche in Küstennähe. Südwestliches N-Amerika.

Wirkstoffe Ätherisches Öl, Harz mit Diterpensäuren wie Grindeliasäure, Triterpensaponine, Polyine, Chlorogensäure, Kaffeesäure und weitere Phenolcarbonsäuren, Flavonoide.

Grundlage der Arzneimittelherstellung Die getrockneten oberirdischen Teile.

Homöopathische Bedeutung

Leitsymptome Kleines, wenig geprüftes Mittel mit Hauptwirkung auf die Atmungsorgane.

Anwendung Der Patient leidet unter Erstickungsanfällen beim Einschlafen oder beim Erwachen. Die Atmung kann beim Einschlafen oder im Schlaf aussetzen, sodass man durch den Sauerstoffmangel bzw. durch das Erstickungsgefühl erwacht. Daher existiert im Liegen Atemnot. Im Kopf besteht ein Völlegefühl. Augenbewegungen sind schmerzhaft, bei erweiterten Pupillen. Unerträgliche Schmerzen in der Leber- und/oder Milzgegend, man kann daher nicht still liegen. Auf der Haut kommt es zu Ausschlägen mit Bläschen und Knötchen. Die Beschwerden verschlimmern sich: beim Einschlafen, bei Bewegung, im Dunkeln. Besserung: keine Angaben.

Achtung Nicht geeignet zur Selbstmedikation.

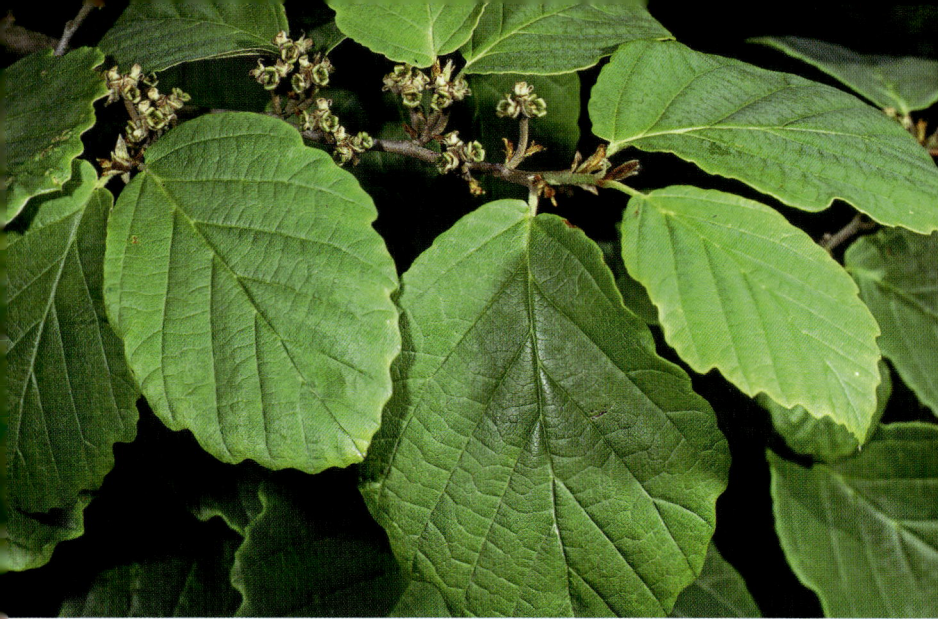

Hamamelis, Virginische Zaubernuss   *Hamamelis virginiana*

Hamamelidaceae   Zaubernussgewächse

Allgemein-befinden

Kopf-bereich

Brustbereich

Bauchraum

Unterleib

Bewegungs-apparat

Haut, Haare Nägel

Homöopathische Bedeutung

Leitsymptome Die Hauptwirkung von Hamamelis zielt auf das venöse System, vor allem im Bereich von Enddarm, Extremitäten, Genitalien etc.

Anwendung Der Patient kann reizbar sein, oder aber auch ganz ruhig – obwohl er gerade an einer Blutung leidet. Hamamelis ist ein Mittel zur Behandlung von venösen Blutungen (z. B. Hämorrhoiden). Typisch ist die Empfindung von allgemeiner Schmerzhaftigkeit und Zerschlagenheit. Hämorrhoiden und Krampfadern in der Schwangerschaft können, wenn sie nur leicht ausgeprägt sind, mit Hamamelis behandelt werden. Die Venen sind schmerzhaft, geschwollen, entzündet. Dabei besteht ein Spannungsgefühl bis zum Bersten in Gelenken und Gliedmaßen. Die Augen fühlen sich an, als würden sie aus den Höhlen gepresst. Der Kranke drückt mit einem Finger dagegen und erfährt dadurch Linderung, aber nur für kurze Zeit. Nach Blutungen innerhalb des Augapfels (Arzt aufsuchen!) kann Hamamelis

zur Beschleunigung der Resorption eingesetzt werden. Charakteristisch sind außerdem Halsschmerzen mit stechenden Schmerzen im Zäpfchen. Der Magen schmerzt ebenfalls. Beim Gedanken an Wasser entsteht Übelkeit (aus Ekel davor); Übelkeit auch nach dem Essen von Schweinefleisch. Bei Männern erzeugt Hamamelis Schmerzen in Samenstrang und Hoden sowie Varikozelen. Weitere Anwendungsgebiete sind: dunkle Blutungen nach Zahnextraktion und Verbrühungen von Zunge und Lippe. Auch bei hämmernden Kopfschmerzen kommt Hamamelis zum Einsatz. Die Beschwerden verschlimmern sich bzw. werden ausgelöst: durch Verletzung, Prellung, Druck, Erschütterung, Berührung, Bewegung, im Freien, bei feuchter und kalter Luft.

Achtung Blutungen, Venenentzündungen, Varikozelen und Thrombosen können nicht selbst behandelt werden – Arzt aufsuchen!

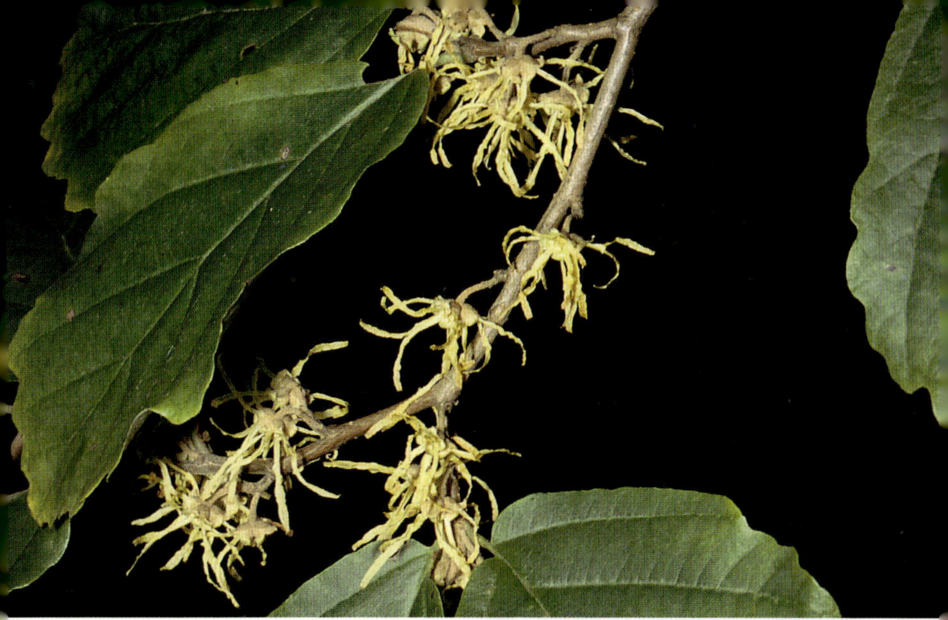

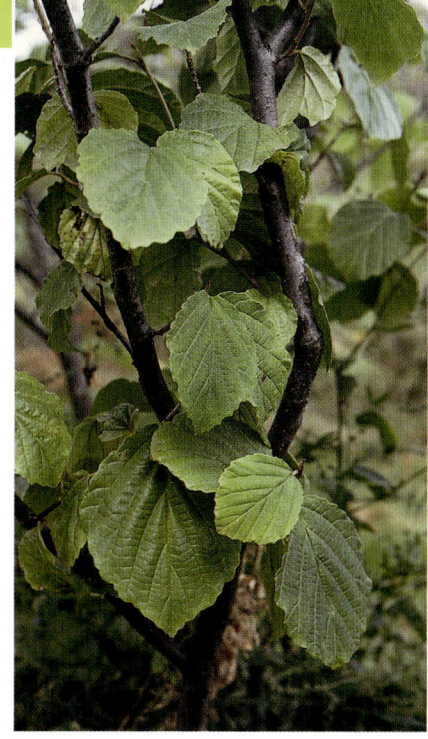

Botanischer Steckbrief

H 2–7(–10) m | Strauch | September–Dezember

Beschreibung Sommergrüner Strauch oder kleiner Baum mit breit elliptischen bis verkehrt eiförmigen, buchtig gekerbten, kahlen, am Stielansatz asymmetrischen Blättern, die Unterseite mit stark hervortretenden Nerven und gelblichen bis hellbraunen Haarbüscheln. Blüten 4-zählig, mit schmalen, fast fädlichen, 1–2 cm langen gelben Kronblättern, vor oder nach dem Laubfall im Spätherbst erscheinend. Frucht eine holzige, 2-samige Kapsel.

Vorkommen Laubwälder im östlichen N-Amerika, in Europa als Zierstrauch.

Wirkstoffe Etwa 10 % Gerbstoffe, in den Blättern überwiegend Catechingerbstoffe, in der Rinde überwiegend Gallotannine, darunter vor allem Hamamelitannin (Digalloylhamamelose). In den Blättern außerdem Kaffeesäure, Flavonoide, ätherisches Öl.

Grundlage der Arzneimittelherstellung Frische Rinde der Wurzeln und Zweige, allein oder in Mischung.

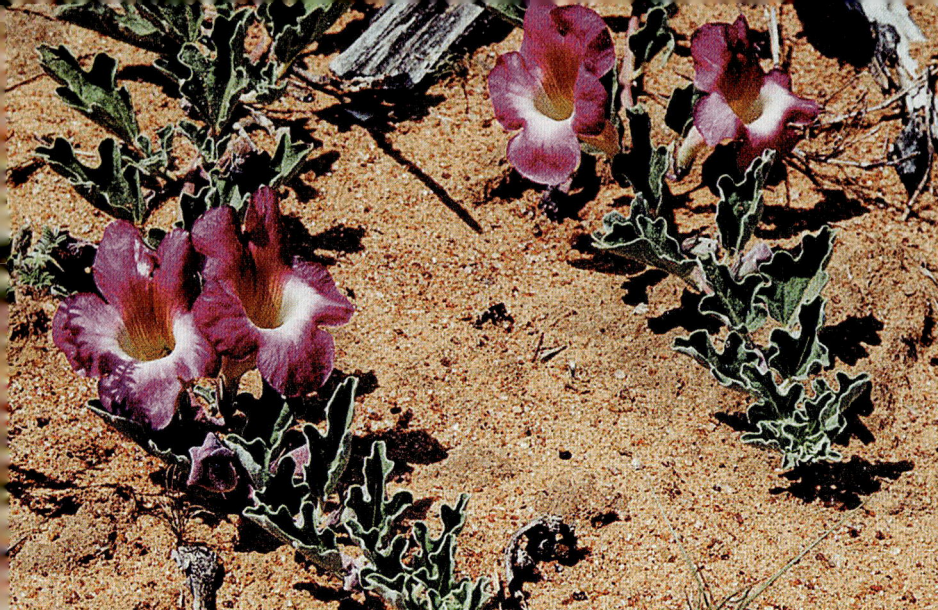

Harpagophytum, Kriechende Teufelskralle
Harpagophytum procumbens   *Pedaliaceae*   Sesamgewächse

Allgemein-
befinden

Kopf-
bereich

Brustbereich

Bauchraum

Unterleib

Bewegungs-
apparat

Haut, Haare
Nägel

Homöopathische Bedeutung

Leitsymptome Mittel der Phytotherapie,
das vor allem gegen Gelenkschmerzen eingesetzt wird.

Anwendung In der Homöopathie spielt die
Teufelskralle nur eine sehr untergeordnete
Rolle. Systematische Arzneimittelprüfungen gibt es kaum. Ähnlich wie in der Phytotherapie wird die Teufelskralle homöopathisch am ehesten gegen rheumatische
und/oder arthrotische Schmerzen der großen Gelenke eingesetzt, am ehesten für die
Hüftgelenke. Aber auch die Gelenke der
Brust- und Lendenwirbelsäule werden
angegeben. Die Schmerzen haben reißenden, krampfartigen, ziehenden, bohrenden
oder zerschlagenen Charakter. Verschlimmerungen und Besserungen sind nicht
bekannt.

Botanischer Steckbrief

H bis 1,5 m kriechend | Staude | August–Oktober
Beschreibung Flach kriechende Staude mit
weit verzweigtem Wurzelsystem aus Pri-
mär- und dicken Speicherwurzeln. Blätter
fleischig, gelappt. Rotviolette, trichterförmi-
ge Blüten bilden verholzte, mit kräftigen
Widerhaken versehene, bis 12 cm große,
klettende Früchte. Unsere heimischen Teu-
felskrallen *Phyteuma spec.* haben nichts mit
Harpagophytum zu tun, sie gehören zur
Familie der Glockenblumengewächse.
Vorkommen Halbwüsten SW-Afrikas. Durch
die steigende Nachfrage ist die Art gefähr-
det. Neuerdings gibt es Erfolg versprechende
Anbauversuche.
Wirkstoffe (Bitter schmeckende) Iridoidglykoside mit Harpagosid als Hauptkomponente, daneben Procumbid und Harpagid; Phe-
nolglycoside wie Acetosid; Flavonoide wasserlösliche Kohlenhydrate, z. B. Stachyose.
Grundlage der Arzneimittelherstellung
Die zerkleinerten und getrockneten sekun-
dären Speicherwurzeln.

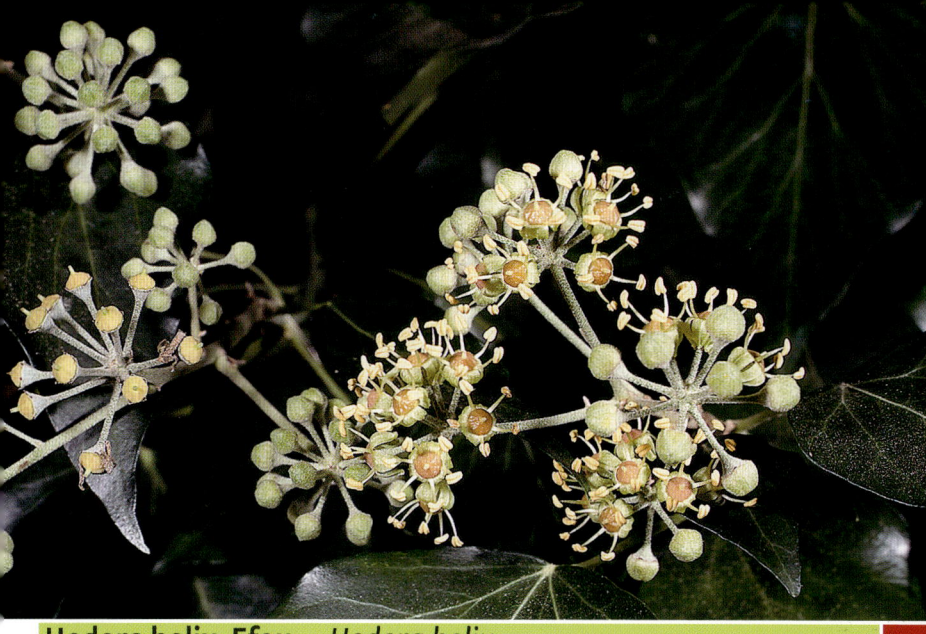

Hedera helix, Efeu · *Hedera helix*
Araliaceae · Efeugewächse

Botanischer Steckbrief

H bis 20 m | Kletterstrauch | September bis Oktober | giftig

Beschreibung Immergrüne, kräftige Stämme bildende, mit Haftwurzeln kletternde Pflanze. Blätter an nicht blühenden Sprossen 3–5-lappig, an blühenden Trieben ungeteilt, eirhombisch, zugespitzt. Blüten 5-zählig, unscheinbar, in halbkugelförmigen Dolden, im Frühjahr giftige, blauschwarze Beeren.

Vorkommen Laubwälder, Felsen, in vielen Kulturformen gepflanzt. Europa, SW-Asien.

Wirkstoffe Triterpensaponine mit Hederacosid C als Hauptsaponin (mit 2 Zuckerresten), das durch glykosidische Spaltung leicht in α-Hederin (mit 1 Zuckerrest) übergeht. Aglyka sind Hederagenin, Oleanolsäure und Bayogenin; Flavonoide, Kaffeesäurederivate, Polyine wie Falcarinol und geringe Mengen ätherisches Öl in den frischen Blättern.

Grundlage der Arzneimittelherstellung Frische, junge, voll entwickelte, aber noch unverholzte Zweige, unmittelbar vor oder zu Beginn der Blütezeit geerntet.

Homöopathische Bedeutung

Leitsymptome Hedera helix wurde vor allem zur Behandlung von Erkrankungen der Bronchien, der Schilddrüse und des Herzens eingesetzt.

Anwendung Der Patient leidet unter Spannen und Ziehen im Hals, der Hals ist angeschwollen und fühlt sich innerlich eng an. Dabei können auch anfallsartig Herzklopfen und Ängste auftreten. Bei Schilddrüsen-Überfunktion kann es zum sogenannten Exophthalmus kommen, zum Hervortreten der Augäpfel (Arzt aufsuchen!). Es kommt zur Abmagerung trotz gutem Appetit. Husten schlimmer durch Wärme und durch Sprechen. Begleitend zu den Hals- und Schilddrüsensymptomen kann es zu Herzklopfen, Herzstechen und Herzenge mit Angst kommen. Die Beschwerden verschlimmern sich: nachts und morgens, im Frühjahr und im Herbst. Besserung: an der frischen Luft, durch kaltes Baden, Essen, fortgesetzte Bewegung.

Achtung Bei Verdacht auf Erkrankung des Herzens oder der Schilddrüse Arzt aufsuchen!

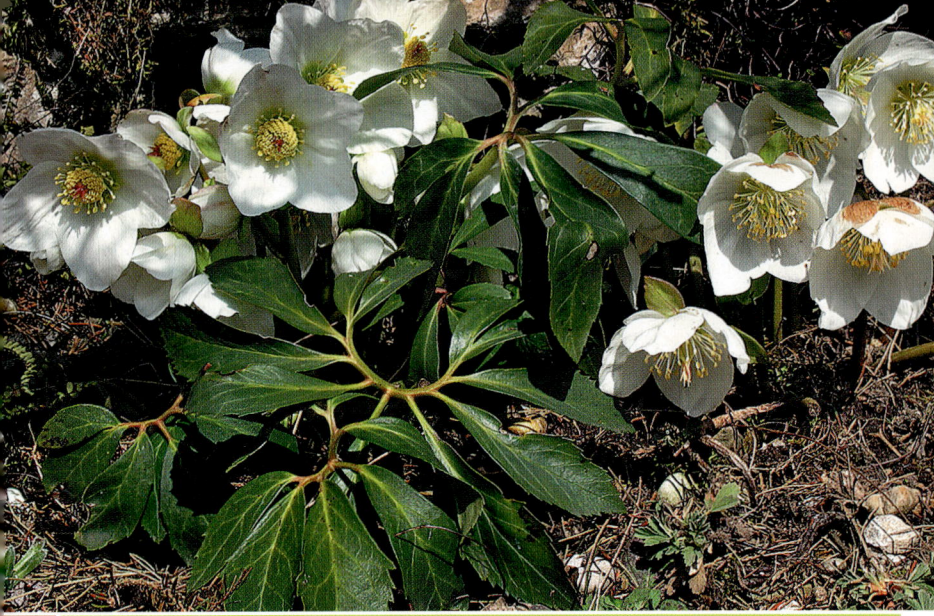

Helleborus, Schwarze Nieswurz, Christrose
Helleborus niger   *Ranunculaceae*   Hahnenfußgewächse

Allgemein-befinden

Kopf-bereich

Brustbereich

Bauchraum

Unterleib

Bewegungs-apparat

Haut, Haare Nägel

Homöopathische Bedeutung

Leitsymptome Helleborus ist für schwer kranke Patienten, wie z. B. nach Schädel-Hirn-Trauma, Schlaganfall, Meningitis, Epilepsie.

Anwendung Der Patient ist oder wirkt abgestumpft, apathisch, verlangsamt, trüb-sinnig, verzweifelt und seufzt unwillkürlich. Er möchte nicht gestört werden, spricht nicht, verweigert die Nahrungsaufnahme. Wenn er bei Bewusstsein ist, starrt er vor sich hin, reagiert gereizt auf Ansprache. Der Kopf wird permanent hin und her gedreht oder ins Kissen gebohrt. Die Augen sind halb geschlossen bei stumpfem, stierendem Blick. Das Gesicht ist bleich und aufgedun-sen, der Patient knirscht mit den Zähnen. Durchfälle aus weißem, geleeartigem Schleim. Anhaltende automatische Bewe-gung eines Arms und Beins. Verschlimme-rung: durch kalte Luft. Besserung: durch Denken an die Beschwerden.

Achtung Nicht geeignet zur Selbstmedika-tion.

Botanischer Steckbrief

H 0,1–0,3 m | Staude | (Dezember–)Februar bis April | giftig

Beschreibung Staude mit kräftigem, ästi-gem Wurzelstock und zahlreichen fleischi-gen Wurzeln. Blätter grundständig, über-winternd, fußförmig 7–9-teilig. Blüten meist einzeln am unverzweigten Stängel, 5–11 cm breit, Hüllblätter weiß bis rosa, später grün-lich, ± ausgebreitet.

Vorkommen Buchen- und Kiefern-Trocken-wälder. O- und S-Alpen, Apennin, Zierpflanze.

Wirkstoffe Helleborin (ein Gemisch von Steroidsaponinen), Alkaloide wie Celliamin; herzwirksame Glykoside vom Bufadienolid-Typ wohl nur in geringen Mengen; in den oberirdischen Teilen auch Protoanemonin.

Grundlage der Arzneimittelherstellung Getrocknete unterirdische Organe, im Herbst oder nach dem Verblühen der Pflanze im Frühjahr gesammelt und innerhalb eines Jahres verarbeitet.

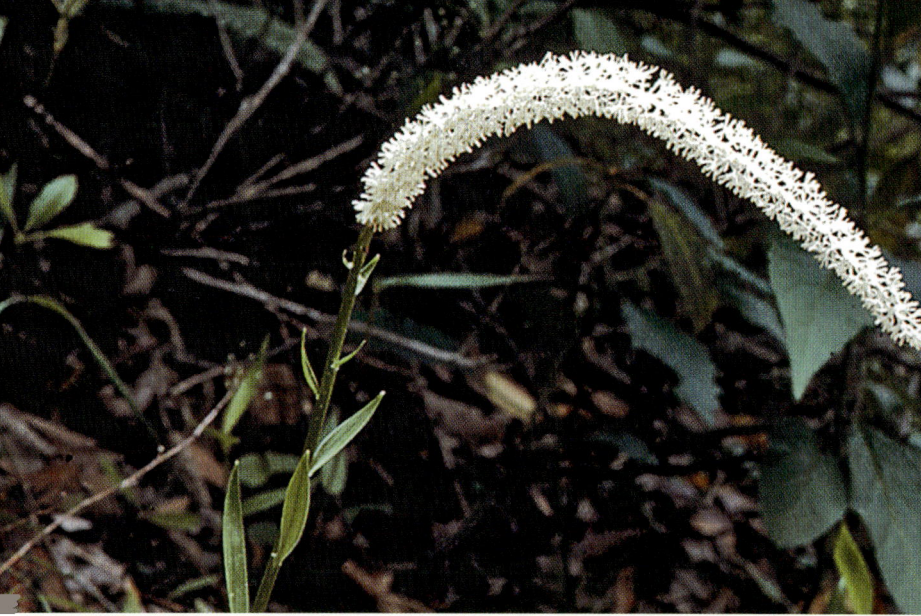

Helonias dioica, Falsches Einkorn *Chamaelirium luteum*

Liliaceae s. l. *(Melanthiaceae)*   Liliengewächse

H

Botanischer Steckbrief

H 0,5–1,5 m | Staude | Juni–August

Beschreibung Zweihäusige Staude mit kräftigem, knotigem Wurzelstock und fleischigen Wurzeln. Männliche Pflanzen mit 5–20, weibliche mit 15–50 Blättern, insgesamt wesentlich größer. Blätter ausdauernd, spatelförmig bis verkehrt-lanzettlich, am Grund rosettig gehäuft und bis 20 cm lang, am Stängel kleiner werdend. Kleine, weißliche 6-zählige Blüten in sehr langen, zuletzt überhängenden Trauben. Frucht eine aufrechte Kapsel.

Vorkommen Wälder und feuchte Wiesen im östlichen N-Amerika.

Wirkstoffe Chamaelirin (ein Gemisch aus Steroidsaponinen) mit dem Aglucon Diosgenin. Insgesamt noch wenig untersucht.

Grundlage der Arzneimittelherstellung Die frischen unterirdischen Teile.

Homöopathische Bedeutung

Leitsymptome Eine Arznei für erschöpfte, überarbeitete oder nervöse, überreizte Frauen.

Anwendung Ein Frauenmittel. Helonias wird Frauen gegeben, die „ausgepowert" und er-schöpft durch familiäre und berufliche Belastungen sowie evtl. durch viele Schwangerschaften und/oder Fehlgeburten sind. Sowohl Erschöpfung durch zu viel Hausarbeit als auch die Folgen von Müßiggang und Luxus gehören zu den bewährten Indikationen. Es können anhaltende Schmerzen in der Nierengegend auftreten sowie ein allgemeines Müdigkeitsgefühl in Verbindung mit schmerzenden Muskeln, die wund und empfindlich sind. Die Stimmung ist gereizt und mäkelig – Widerspruch wird nicht vertragen. Die Gebärmutter ist empfindlich und schmerzt ebenfalls; sie drängt nach unten und wird andauernd gespürt. Verschlimmerung: durch Ermüdung und in der Schwangerschaft. Besserung: durch Ablenkung.

Allgemein-befinden

Kopf-bereich

Brustbereich

Bauchraum

Unterleib

Bewegungs-apparat

Haut, Haare Nägel

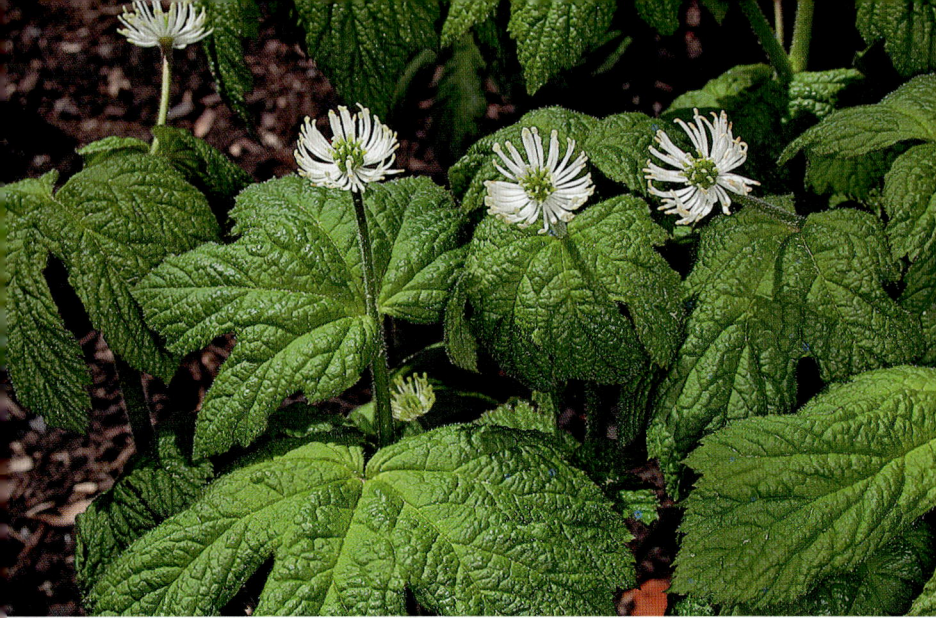

<!-- left vertical tab labels -->
Allgemein-befinden

Kopf-bereich

Brustbereich

Bauchraum

Unterleib

Bewegungs-apparat

Haut, Haare Nägel

H

Hydrastis, Kanadische Gelbwurz   *Hydrastis canadenis*

Ranunculaceae   Hahnenfußgewächse

Homöopathische Bedeutung

Leitsymptome Hydrastis wirkt auf die Schleimhäute und ruft dort Entzündungen, Blutungen und Geschwüre hervor. Wichtiges Mittel in Schwangerschaft und Stillzeit.

Anwendung Die Entzündungen liegen bevorzugt in Hals, Magen, Gebärmutter und Harnröhre. Die Schleimhaut-Absonderungen sind typischerweise dick, gelb, fadenziehend und aggressiv, d. h., sie greifen das Gewebe an. Hydrastis wird häufiger zur Behandlung von alten, schwachen und ausgezehrten Patienten eingesetzt. Hydrastis ist eine Arznei für Entzündung der Mundschleimhaut (Aphthen und Stomatitis) bei stillenden Müttern und/oder schwächlichen Kindern. Auch zur Behandlung von wunden, rissigen Brustwarzen bei stillenden Müttern kommt Hydrastis zum Einsatz. Typisch ist die Abneigung gegen Obst und Gemüse; hartnäckige Verstopfung bei Schwangeren. Verschlimmerung: durch Einatmen von kalter Luft. Besserung: durch Druck.

Botanischer Steckbrief

H 0,13–0,3(–0,5) m | Staude | April–Mai | giftig

Beschreibung Niedrige Staude mit knollig verdicktem Wurzelstock. Behaarte Stängel tragen 2 handförmig geteilte, am Rand einfach oder doppelt gesägte Blätter, die sich bis zur Fruchtreife bis auf 25 cm im Durchmesser vergrößern. Die kurz gestielte, einzige Blüte mit 3 hinfälligen Kelchblättern und zahlreichen weißen Staubblättern, ohne Kronblätter. Bei der Reife rote, beerenartige Früchte zu einem dichten Köpfchen vereint.

Vorkommen Feuchte Wälder. Westliches N-Amerika.

Wirkstoffe Benzylisochinolin-Alkaloide, vor allem Hydrastin, daneben Berberin (färbt den Speichel gelb) und Canadin.

Grundlage der Arzneimittelherstellung Getrocknete unterirdische Teile.

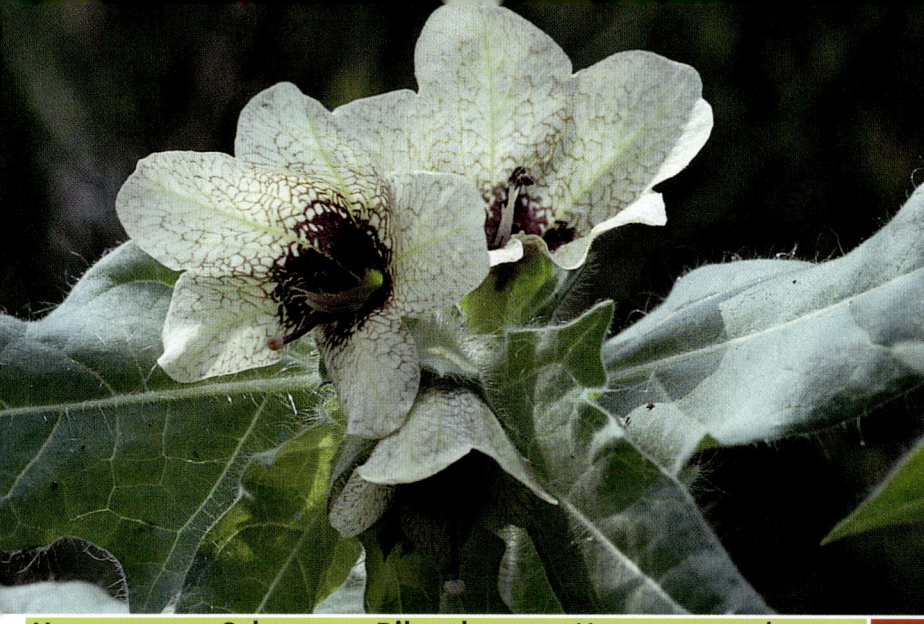

Hyoscyamus, Schwarzes Bilsenkraut   *Hyoscyamus niger*
Solanaceae   Nachtschattengewächse

H

Botanischer Steckbrief

H 0,2–0,8 m | ein- bis zweijähriges Kraut | Juni bis September | giftig

Beschreibung Pflanze klebrig-zottig behaart mit sitzenden, stängelumfassenden, eiförmigen, buchtig gezähnten Blättern. Blütenstände einseitswendig, beblättert, Krone 2–3 cm lang, weit trichterförmig, fast radiär, schmutzig gelb, im Schlund und die Adern violett. Frucht eine stachellose Deckelkapsel.

Vorkommen Schuttplätze, Wegränder. Europa, Asien, N-Afrika, weiter verschleppt.

Wirkstoffe Tropanalkaloide mit Hyoscyamin und Scopolamin als Hauptalkaloide; Cumarine, Flavonoide.

Grundlage der Arzneimittelherstellung Frische ganze Pflanze zur Blütezeit.

Homöopathische Bedeutung

Leitsymptome Wichtiges Mittel für tief greifende, akute und chronische Störungen von Geist und Gemüt.

Anwendung Für die Selbstmedikation ist besonders von Belang: heftiger, krampfartiger, trockener Kitzelhusten, der entweder nachts den Schlaf raubt oder „zur Unzeit" auftritt, z. B. im Theater oder im Konzert. Ansonsten hat Hyoscyamus heftige Gemütsveränderungen wie: delirante Zustände, schamloses und aggressives Verhalten (gern und besonders in der Öffentlichkeit), Exhibitionismus und sexuelle Enthemmung, Manie. Eifersucht spielt als Auslöser eine herausragende Rolle. Die Zustände verschlimmern sich durch Gemütsbewegungen wie Eifersucht, unglückliche Liebe, Schreck bzw. durch Berührung und im Liegen. Besserung: durch Aufsetzen, Bewegung, Wärme.

Achtung Selbstmedikation nur beim trockenen Kitzelhusten (s. o.), der auch ärztlich abgeklärt werden muss, ansonsten nicht für die Selbstmedikation geeignet.

Allgemeinbefinden

Kopfbereich

Brustbereich

Bauchraum

Unterleib

Bewegungsapparat

Haut, Haare Nägel

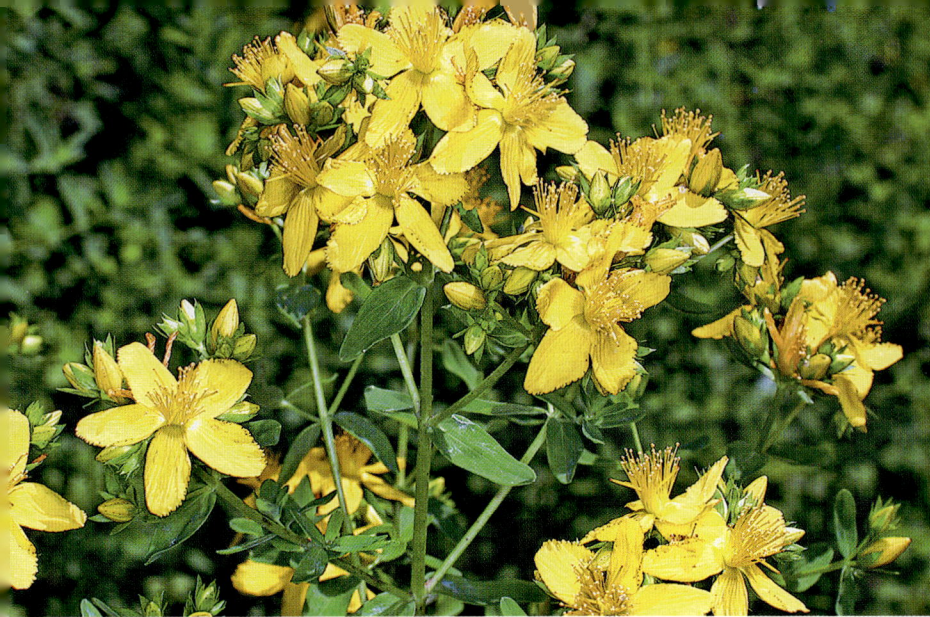

H

Hypericum, Tüpfel-Johanniskraut *Hypericum perforatum*
Hypericaceae   Johanniskrautgewächse

Allgemein-befinden

Kopf-bereich

Brustbereich

Bauchraum

Unterleib

Bewegungs-apparat

Haut, Haare Nägel

Homöopathische Bedeutung

Leitsymptome Wichtigstes Mittel für Verletzungen von nervenreichem Gewebe.

Anwendung Als pflanzliches Antidepressivum bekannt, entwickelt Hypericum in homöopathischer Form noch ganz andere Qualitäten. Es ist das wichtigste Mittel für Verletzungen von Körperteilen, die reichlich Nerven enthalten, wie z. B. Gehirn, Rückenmark/Wirbelsäule, Finger, Zehen, Nase, Ohren etc. Die Schmerzen nach solchen Verletzungen sind unerträglich und heftig schießend oder stechend. Zu den Indikationen gehören Gehirnerschütterung, Sturz auf den Rücken bzw. auf die Wirbelsäule, Sturz auf das Steißbein, jegliche Schnittverletzungen im Bereich von Finger und Zehen. Auslöser sind: Verletzung, Erschütterung, Schock, Schlag, Prellung. Besserung: durch Liegen auf dem Gesicht, Rückwärtsbeugen, Reiben.

Achtung Bei Verletzungen wie oben beschrieben den Arzt aufsuchen.

Botanischer Steckbrief

H 0,3–1 m | Staude | Juni–August

Beschreibung Aufrechte Pflanze mit stark verästelter, spindelförmiger Wurzel, nur bei dieser Art Stängel durchgehend mit 2 Längsleisten. Blätter 1–3 cm lang, länglich bis eiförmig, durchscheinend getüpfelt. Blüten in Trugdolden, mit 5 gelben, am Rand schwarz punktierten, bis 13 mm langen Kronblättern, Kelchblätter fein zugespitzt.

Vorkommen Wegränder, Magerrasen, Gebüsche. Europa, Asien.

Wirkstoffe Hypericine (Naphthodianthrone), Hyperforin (Phloroglucinderivat), Flavonoide wie Rutosid, Hyperosid und die Biflavone Biapigenin und Amentoflavon; oligomere Procyanidine und weitere Catechingerbstoffe, Xanthone, geringe Mengen ätherisches Öl.

Grundlage der Arzneimittelherstellung Die frische ganze Pflanze zu Beginn der Blütezeit gesammelt.

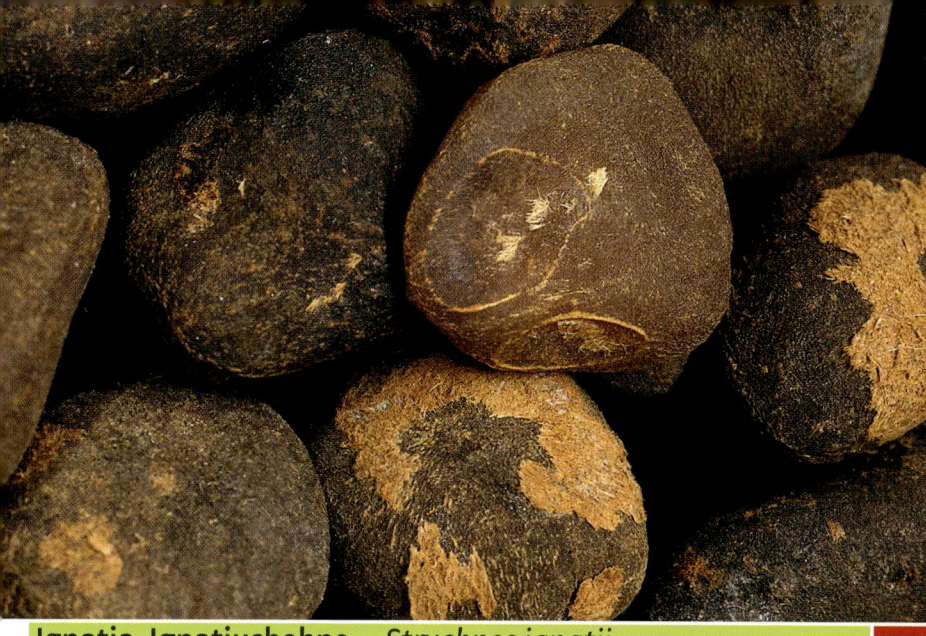

Ignatia, Ignatiusbohne *Strychnos ignatii*
Loganiaceae Brechnussgewächse

Botanischer Steckbrief
H bis 20 m | verholzte Liane | April–Juni | giftig

Beschreibung Liane mit gegenständigen, breit elliptischen, zugespitzten, kahlen Blättern und achselständigen Ranken. Blüten duftend, gelblich, 5-zählig, mit langer Kronröhre, in zusammengesetzten, achselständigen, doldenartigen Blütenständen. Beeren reif orangefarben, bis 10 cm im Durchmesser, mit 1–15 Samen, diese unregelmäßig eiförmig-kantig, etwas abgeflacht, bis 3 cm im Durchmesser.

Vorkommen Offene Wälder, auch in Flussauen. SO-Asien.

Wirkstoffe Indolalkaloide, als Hauptalkaloide Strychnin und Brucin wie bei der Brechnuss *Strychnos nux-vomica*, Kaffeesäure, Chlorogensäure, fettes Öl.

Grundlage der Arzneimittelherstellung
Die getrockneten, reifen Samen.

Homöopathische Bedeutung
Leitsymptome Wichtigstes homöopathisches Mittel für akuten Kummer und dessen Folgen.

Anwendung Ignatia beeinflusst vor allem den emotionalen Bereich und erzeugt viele „psychosomatische" Symptome, die z. T. widersprüchlich erscheinen können. Menschen, die sich im Ignatia-Zustand befinden, sind überempfindlich und nervös, gefühlsbetont, launisch. Das Verhalten mutet sehr „hysterisch" an. Ausgelöst wurde der Zustand durch einen akuten Kummer jeglicher Art, z. B. Verlust einer geliebten Person. Die Atmung kann zwanghaft vertieft sein, seufzend, evtl. auch hyperventilierend. Der Magen reagiert auf Kummer und Erregung mit Schmerzen und Krämpfen. Verschlimmerung oder Auslösung von Beschwerden: Kummer, Kränkung, Sorge, Eifersucht, Berührung, Kaffee, Zigaretten. Besserung: durch Schlucken, Essen.

Achtung Zur Selbstmedikation sind nur die Folgen von akutem Kummer geeignet.

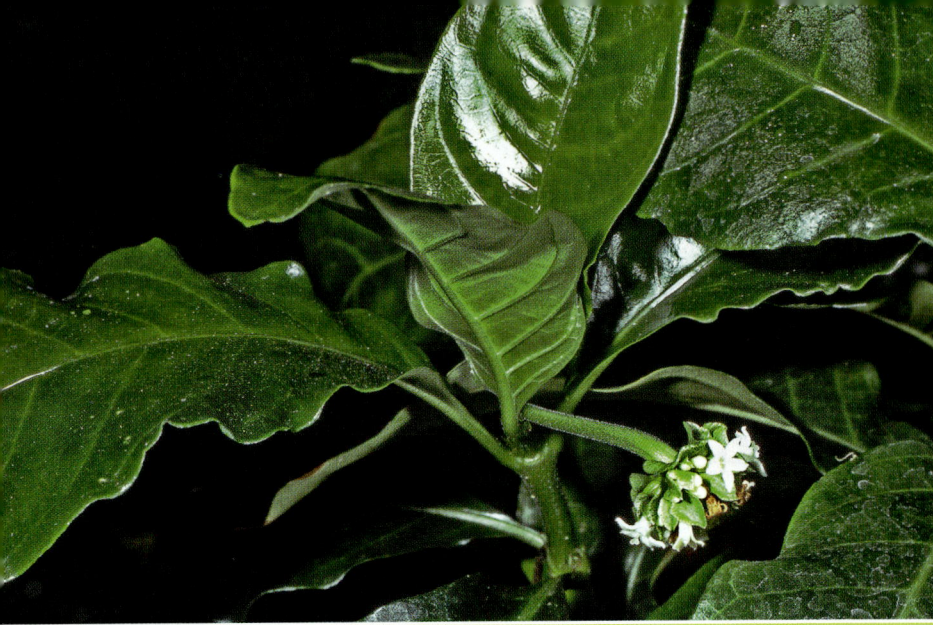

Ipecacuanha, Brechwurzel *Cephaelis ipecacuanha* (*Psychotria ipecacuanha*) *Rubiaceae* Rötegewächse

Allgemein-
befinden

Kopf-
bereich

Brustbereich

Bauchraum

Unterleib

Bewegungs-
apparat

Haut, Haare
Nägel

Homöopathische Bedeutung

Leitsymptome Husten mit Übelkeit und Erbrechen; das Erbrechen bringt keine Erleichterung.

Anwendung Ipecacuanha ruft Störungen des Magen-Darm-Trakts und der Atemwege hervor. Der Patient leidet unter anhaltender Übelkeit und unter dem Gefühl, als ob der Magen schlaff hinabhängt. Dabei hat er keinen Durst. Wenn es zum Erbrechen kommt, bringt das Erbrechen keine Erleichterung. Der Husten ist anhaltend und heftig. Er steigert sich zu erstickenden Hustenanfällen mit Würgen und Erbrechen. Kinder husten, bis sie steif und blau werden. Die erstickende Atemnot wird im Freien besser. In der Brust hört man lockeres Rasseln, ohne dass Auswurf abgehustet wird. Das Fieber kann von Übelkeit begleitet sein. Kopfschmerz tritt auf, der sich bis zum hintersten Teil der Zunge hin ausbreitet. Schmerzen im Hinterkopf, die nach Erbrechen schlimmer werden. Die Augen tränen stark und schwallartig. Während der Pati-

ent Fieber hat, sind seine Ohren kalt. Die Zunge kann trotz der Krankheit und trotz Erbrechen sauber und rein bleiben; die Doppelfalte zwischen Unterrand der Nase und Oberlippe (Nasolabialfalten) kann weiß verfärbt sein. Eine Hand kann kalt sein, die andere heiß. Im Hüftgelenk entsteht beim Hinsetzen ein Gefühl, als sei es verrenkt. Alle Fieberstadien werden von Übelkeit begleitet, sogar Juckreiz und Kratzen können zum Erbrechen führen. Verschlimmerung: durch (feuchte) Wärme, Durcheinander-Essen, Speiseeis, Schweinefleisch, Süßigkeiten, Obst. Besserung: im Freien, durch Ruhe, Schließen der Augen, kalte Getränke. Weitere Anwendungsgebiete sind: schneidende, kneifende Bauchschmerzen, die in der Nabelgegend empfunden werden (schlimmer durch geringste Bewegung), hellrote, schwallartige Blutungen (z. B. aus der Nase).

Achtung Bei Atemnot, Blutungen, Ohnmacht Arzt aufsuchen bzw. rufen.

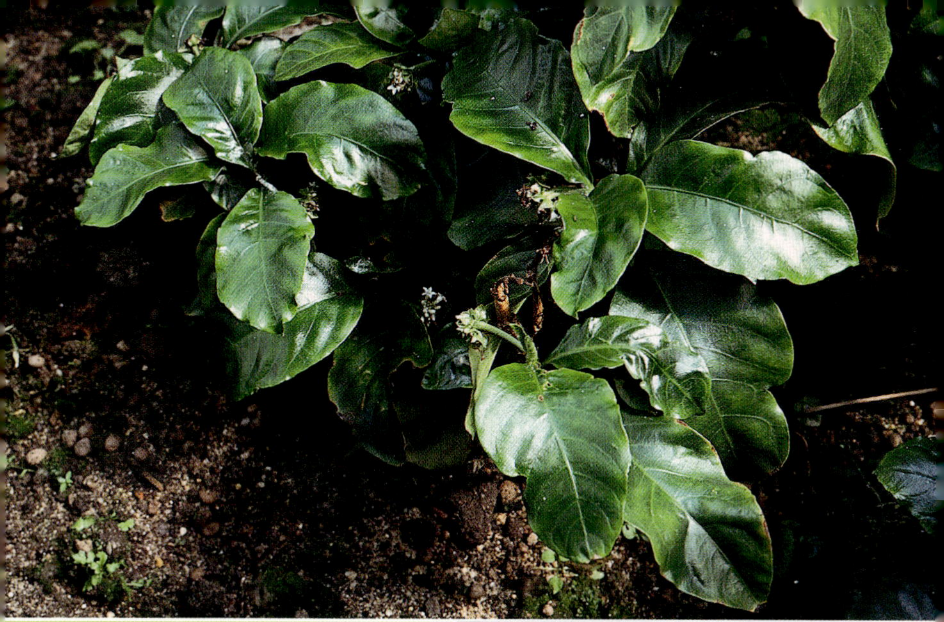

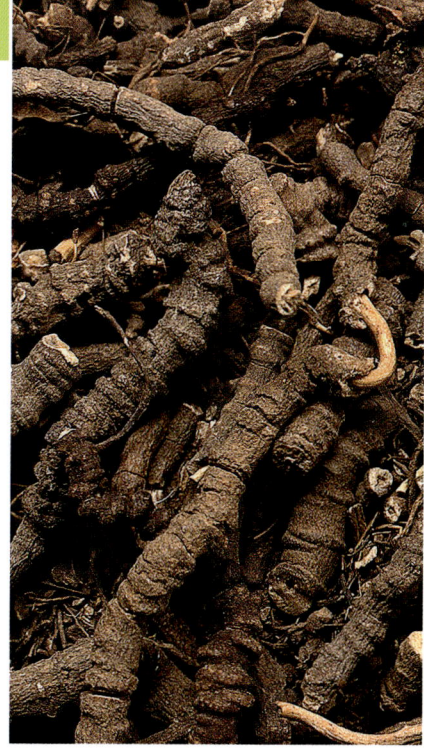

Botanischer Steckbrief

H 0,2–0,5 m | Staude | Januar–März | giftig

Beschreibung Staude mit knotigem Wurzelstock und verdickten Wurzeln, Blätter gegenständig, immergrün, länglich oval zugespitzt. 10–20 weiße, glockig ausgebreitete Blüten in köpfchenförmigen Blütenständen mit 4 Hochblättern. Rote bis schwärzliche Steinfrüchte.

Vorkommen Regenwälder S-Amerikas, angebaut auch in anderen tropischen Regionen.

Wirkstoffe Hauptsächlich in der Wurzelrinde Isochinolinalkaloide, vor allem Emetin und Cephaelin, als Dehydroderivat unter anderem Psychotrin; das Iridoidglucosid Ipecosid, ein allergen wirksames Glykoprotein, 20–40 % Stärke; keine Saponine.

Grundlage der Arzneimittelherstellung Getrocknete unterirdische Organe, ausschließlich von dieser Art.

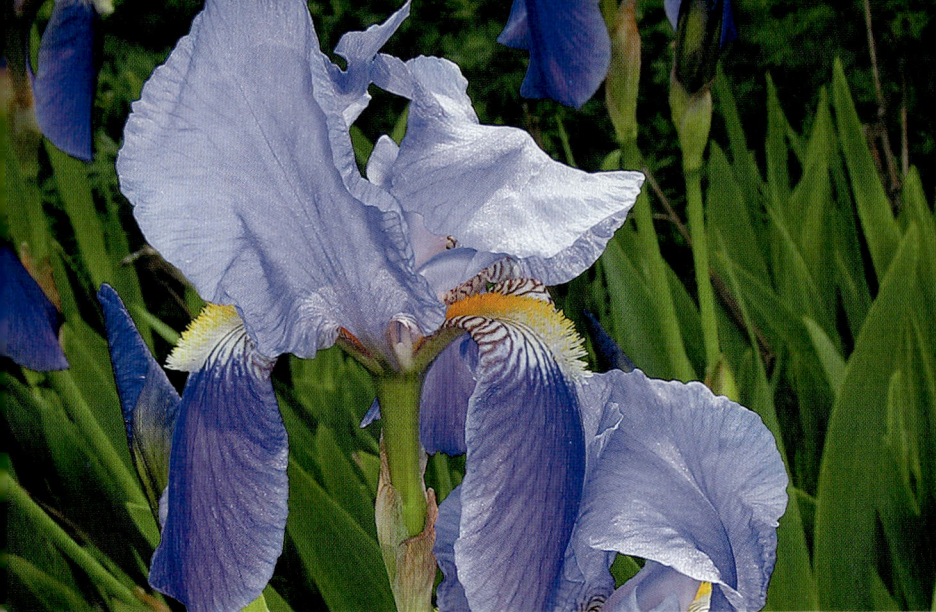

Iris, Buntfarbige Schwertlilie · *Iris versicolor*

Iridacea Schwertliliengewächse

Allgemein-befinden

Kopf-bereich

Brustbereich

Bauchraum

Unterleib

Bewegungs-apparat

Haut, Haare Nägel

Homöopathische Bedeutung

Leitsymptome Mittel für Kopfschmerzen; außerdem starke Wirkung auf die Schleimhäute des Verdauungstrakts.

Anwendung Kopfschmerz, beginnend mit einem Schleier vor den Augen; schießender Kopfschmerz mit Übelkeit, Erbrechen und Durchfall; Kopfschmerzen, die infolge von geistiger Erschöpfung und Müdigkeit auftreten. Die Kopfschmerzen können sich durch kalte Luft verschlimmern und durch mäßige Bewegung bessern. Alle Beschwerden können in regelmäßigen Abständen auftreten, z. B. wöchentlich oder monatlich. Der gesamte Magen-Darm-Trakt brennt, z. B. nach Erbrechen scharfen, bitteren Mageninhalts. Auch der Stuhlgang kann scharf, brennend und wässrig sein. Verschlimmerung: in regelmäßigen Abständen, durch geistige Erschöpfung. Besserung: durch mäßige Bewegung.

Achtung Bei heftigen Kopfschmerzen sowie bei Migräne Arzt aufsuchen, ebenso bei anhaltendem Erbrechen!

Botanischer Steckbrief

H 0,5–0,9 m | Staude | Mai–August

Beschreibung Pflanze mit kurzem, fleischigem Wurzelstock. Grundblätter schwertförmig, 1–2,5 cm breit, etwas graugrün, an der Basis oft rosa überlaufen. Blüten zu 2–9, die unteren an langen, aufsteigenden Stielen in krautigen Tragblättern. Blütenhüllblätter nicht bärtig, die 3 äußeren zurückgebogen, 4–6 cm lang, mit breit elliptischer bis fast rundlicher Lippe, blauviolett, am Grund gelb und weiß, violett geadert, die 3 inneren aufrecht.

Vorkommen Feuchte Wiesen und Gebüsche. Östliches N-Amerika. Als Zierpflanze auch in Europa kultiviert.

Wirkstoffe Iridal-Terpenoide, ätherisches Öl mit Furfurol und Isophthalsäure, Zucker.

Grundlage der Arzneimittelherstellung Die frischen unterirdischen Teile.

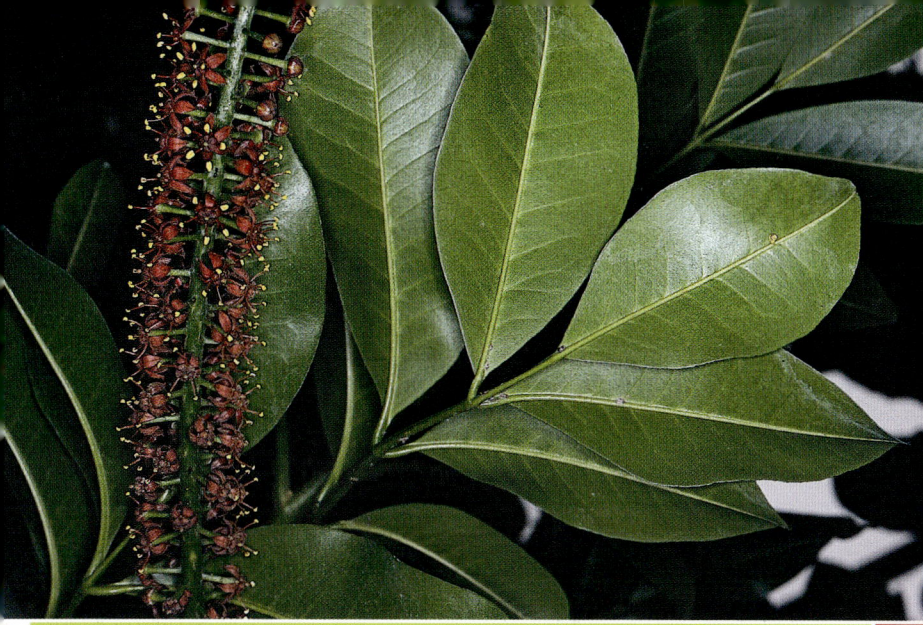

Jaborandi, Paraguay-Jaborandistrauch
Pilocarpus pennatifolius   *Rutaceae*   Rautengewächse

Botanischer Steckbrief

H 1–3 m | Strauch | giftig

Beschreibung Immergrüner Strauch. Blätter unpaarig gefiedert, mit schmal geflügelter Rhachis, die ledrigen, eilänglichen Blättchen ganzrandig, an der Spitze ausgerandet, im durchfallenden Licht drüsig punktiert. Zahlreiche Blüten in 30–45 cm langen Trauben, Kronblätter (4–)5, rotbraun, sternförmig ausgebreitet, ebenfalls drüsig punktiert, beim Zerreiben mit aromatischem Geruch.

Vorkommen Zentrales S-Amerika.

Wirkstoffe Alkaloide vom Imidazol-Typ, vor allem Pilocarpin, ätherisches Öl mit Limonen und Undecanon.

Grundlage der Arzneimittelherstellung
Die getrockneten Blätter, auch von *Pilocarpus jaborandi* und *P. microphyllus*, allein oder in Mischung.

Homöopathische Bedeutung

Leitsymptome Mittel für Drüsenstörungen, Augenbeschwerden sowie bei Erkältungs- und Schweißneigung.

Anwendung Die Augen ermüden bereits nach geringster Anstrengung, z. B. nachdem man wenige Minuten gelesen hat. Man sieht weiße Flecken vor den Augen (Arzt aufsuchen!); die Lider zucken. Arznei gegen Mumps, besonders wenn die Hoden mit entzündet sind. Der Speichelfluss ist verstärkt, dabei ist der Speichel zäh, wie Eiweiß. Der Anblick von Gegenständen, die sich bewegen, erzeugt Übelkeit. Die Haut ist gerötet, mit starkem Schwitzen. Die Beschwerden verschlimmern sich: zu Beginn der Menstruation, durch Kälte, bei Erschöpfung. Besserung: nicht beschrieben.

Achtung Nicht zur Selbstbehandlung geeignet!

Allgemein-befinden
Kopf-bereich
Brustbereich
Bauchraum
Unterleib
Bewegungs-apparat
Haut, Haare Nägel

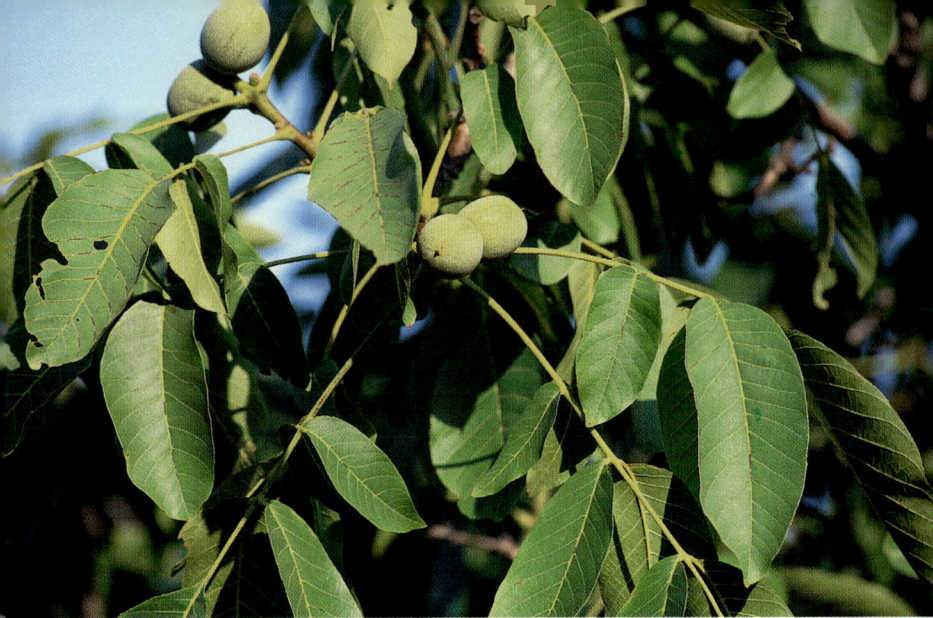

Juglans regia, Echte Walnuss   *Juglans regia*
Juglandaceae   Walnussgewächse

Allgemein-
befinden

Kopf-
bereich

Brustbereich

Bauchraum

Unterleib

Bewegungs-
apparat

Haut, Haare
Nägel

Homöopathische Bedeutung

Leitsymptome Nässende Hautausschläge stehen im Vordergrund der homöopathischen Anwendung.

Anwendung Es können in den Achselhöhlen kleine brennende und juckende Bläschen auftreten und sich im Gesicht und am Rücken rote Pickel bilden. Zusätzlich können juckende Ausschläge entstehen, die hinter den Ohren beginnen und sich auf den ganzen Körper ausdehnen. Auch Magen-Darm-Symptome können hinzutreten, wie extreme Blähungen, Übelkeit und Erbrechen sowie Afterjucken, das sich im warmen Bett verschlimmert. Insgesamt ein sehr kleines homöopathisches Mittel.

Botanischer Steckbrief

H 10–25 m | Baum | April–Mai

Beschreibung Ausladender Baum, Blätter lang gestielt, mit 7–9 elliptischen, ganzrandigen Fiederblättchen. Männliche Blüten in hängenden Kätzchen, weibliche an derselben Pflanze zu 2–3 an den Zweigenden. „Walnüsse" sind Steinfrüchte, umgeben von einer glatten, grünen, später braunen, fleischigen Schale.

Vorkommen Heimat: Balkanhalbinsel, SW-Asien bis China. Weiter kultiviert und gebietsweise eingebürgert.

Wirkstoffe Reichlich Gerbstoffe (Ellagitannine), Flavonoide, Phenolcarbonsäuren, geringe Mengen ätherisches Öl, reichlich Ascorbinsäure; besonders in den Fruchtschalen Naphthochinonderivate als Glykoside wie Juglon und Hydrojuglon, die die Haut färben.

Grundlage der Arzneimittelherstellung
Die frischen grünen Fruchtschalen und frischen Blätter zu gleichen Teilen.

118

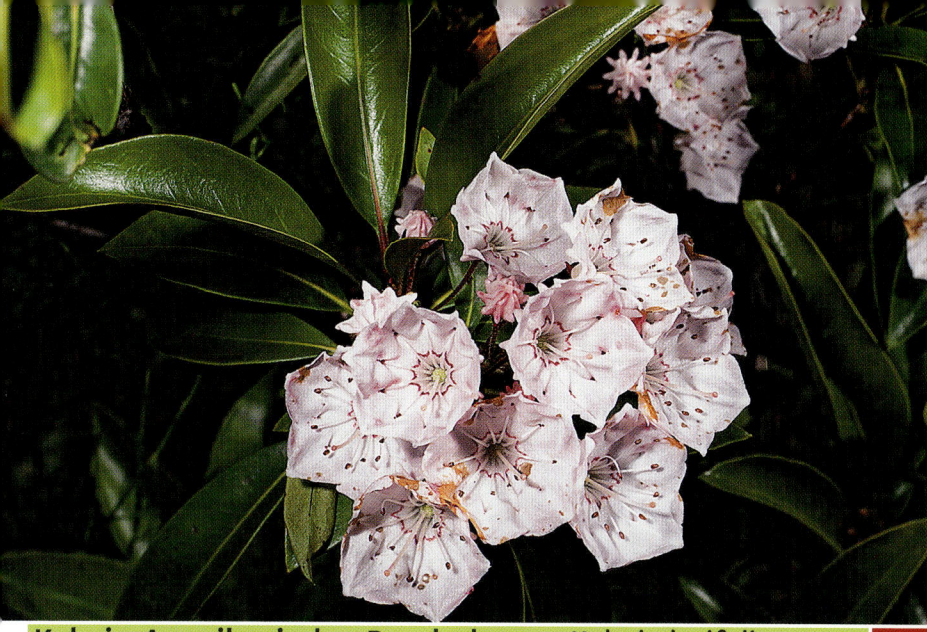

Kalmia, Amerikanischer Berglorbeer *Kalmia latifolia*
Ericaceae   Heidekrautgewächse

K

Allgemein-
befinden

Kopf-
bereich

Brustbereich

Bauchraum

Unterleib

Bewegungs-
apparat

Haut, Haare
Nägel

Botanischer Steckbrief

H 2–5(–9) m | Strauch | Mai–Juni | giftig

Beschreibung Strauch mit immergrünen, breit lanzettlichen, beiderseits deutlich zugespitzten, unterseits drüsig punktierten, lorbeerartigen Blättern, auf die sich der amerikanische Name „mountain laurel" bezieht. Blütenkrone rosa bis weißlich, 5-zählig, breit becherförmig, mit kleinen Vertiefungen, in die 10 Staubblätter zunächst eingesenkt sind. Reichblütige Scheindolden an den Zweigenden.

Vorkommen Eichen- und Kiefernwälder. Östliches N-Amerika, als Zierpflanze auch in Europa.

Wirkstoffe Diterpene wie Grayanotoxine (Grayanotoxin I = Andromedotoxin) und Kalmiatoxine; Phlorizinderivate, Flavonoide, Catechingerbstoffe.

Grundlage der Arzneimittelherstellung
Die frischen Blätter.

Homöopathische Bedeutung

Leitsymptome Mittel für rheumatische oder rheumaartige Schmerzen, die mit Taubheitsgefühl und „Ameisenlaufen" verbunden sein können.

Anwendung Vielfältige Schmerzen können auftreten, die den Charakter von „Nervenschmerzen" haben und den Ort rasch wechseln. Auch Zerschlagenheit und Steifheit kommen vor. Typisch sind auch reißende Schmerzen, die den Rücken oder den Arm entlang von oben nach unten wandern. Rheumatische Beschwerden können mit Herzbeschwerden (Arzt aufsuchen!) kombiniert sein. Vielfältige Modalitäten, wie: Verschlimmerung der Beschwerden durch Bewegung, Bücken, Hitze oder Abkühlung. Die Beschwerden können wie die Sonne im Lauf des Tages ansteigen (vormittags) und wieder fallen (nachmittags). Besserung: durch Essen, Überstrecken nach hinten und Rückenlage.

Achtung Bei Herzbeschwerden und bei Verdacht auf Rheuma Arzt aufsuchen!

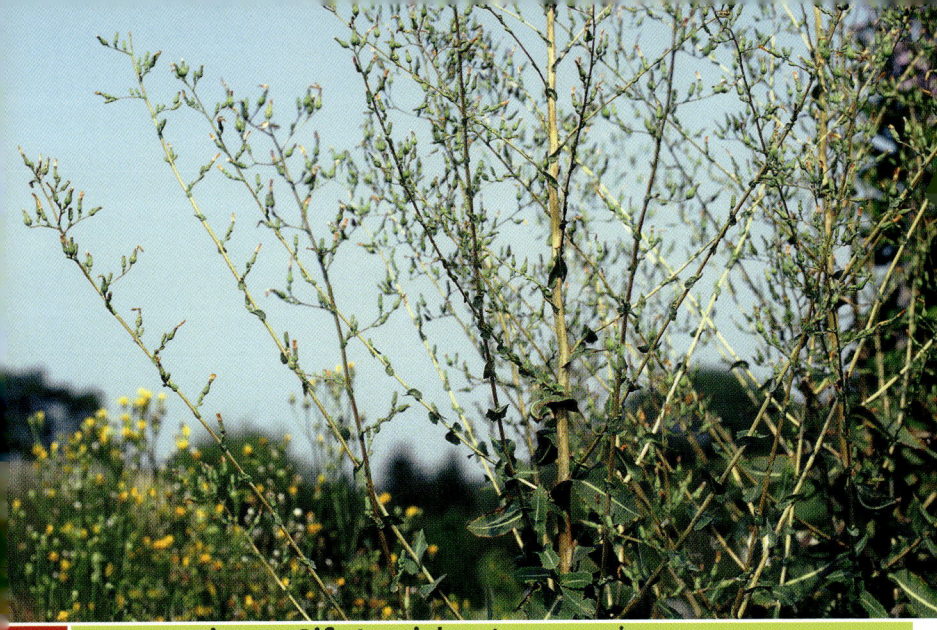

L

Lactuca virosa, Gift-Lattich   *Lactuca virosa*

Asteraceae   Korbblütler

Allgemein-befinden

Kopf-bereich

Brustbereich

Bauchraum

Unterleib

Bewegungs-apparat

Haut, Haare Nägel

Homöopathische Bedeutung

Leitsymptome Ein kleines Mittel, das in seltenen Fällen zur Behandlung von Reizhusten und zur Milchbildung eingesetzt wurde.

Anwendung Die homöopathische Arzneimittellehren (Materiae medicae) zeichnen kein einheitliches Symptomenbild von Lactuca virosa. Laut der Arzneimittellehre von Phatak dient es der Milchbildung. Der Homöopath Mezger betont die Bedeutung für die Atemwege: Es besteht ein krampfartiger Hustenreiz im Kehlkopf, außerdem Heiserkeit und Räuspern. Auch ein trockener, bellender Husten wird beschrieben. Weitere Beschwerden sind: Betäubung und Verwirrung des Geistes, heftiges Herzklopfen, Kältegefühl im Magen, ausgeprägte Blähungen, der Urin riecht nach Veilchen, beim Sitzen ein Gefühl, als ob ein Tropfen durch die Harnröhre fließe. Verschlimmerungen und Besserungen sind nicht beschrieben.

Botanischer Steckbrief

H 0,6–2 m | ein- bis zweijähriges Kraut | Juli bis September | giftig

Beschreibung Hohe, aufrechte, Milchsaft führende Pflanze mit unangenehmem Geruch und auch zur Blütenzeit mit Grundrosette. Blätter meist waagerecht stehend, ungeteilt eilänglich oder buchtig gelappt, fein dornig gezähnt, blaugrün, unterseits auf den Nerven borstig. Zahlreiche Köpfchen mit weiß berandeten Hüllblättern und hellgelben Zungenblüten in sparrigen, rispigen Blütenständen.

Vorkommen Heimat W- und S-Europa, weiter aus ehemaligen Kulturen verwildert.

Wirkstoffe Im Milchsaft Bitterstoffe vom Sesquiterpenlactontyp wie Lactucin und Lactucopikrin, Triterpene wie Lactucerol.

Grundlage der Arzneimittelherstellung Die frische, zur Zeit der Blüte gesammelte ganze Pflanze.

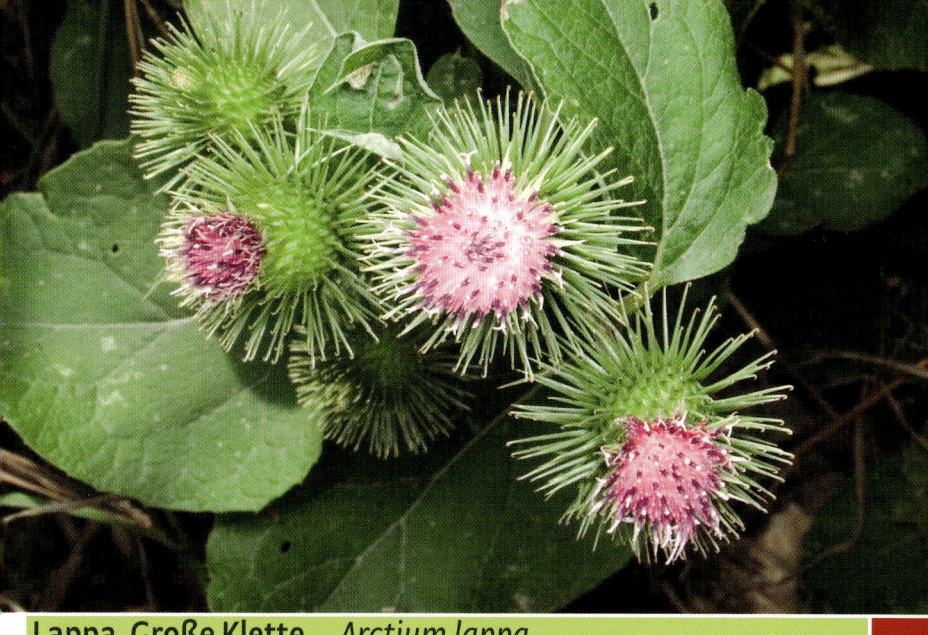

Lappa, Große Klette   *Arctium lappa*
Asteraceae   Korbblütler

Botanischer Steckbrief

H 0,6–1,5 m | zweijähriges Kraut | Juli–September

Beschreibung Pflanze mit dicker Pfahlwurzel und aufrecht-abstehenden Ästen. Blätter herzeiförmig, die grundständigen sehr groß mit rinnig gefurchtem, zumindest unten markigem Stiel. Blüten nur röhrenförmig, in 3–4,5 cm großen, lang gestielten, in Schirmrispen stehenden Köpfen. Hüllblätter alle hakenförmig, etwas länger als die Blüten oder gleich lang und der Klett-Verbreitung des ganzen Köpfchens dienend.

Vorkommen Wegränder, Schuttplätze, Ufer. Europa, Asien, weiter verschleppt.

Wirkstoffe Bis 45 % Inulin, Schleimstoffe, unter anderem Xyloglucane, ätherisches Öl komplexer Zusammensetzung in geringer Menge, als Bitterstoffe Sesquiterpenlactone; Polyine, Kaffeesäurederivate, Triterpene.

Grundlage der Arzneimittelherstellung Die frischen unterirdischen Teile, auch von *Arctium minus* und/oder *A. tomentosum*.

Homöopathische Bedeutung

Leitsymptome Das Mittel wirkt besonders auf Bauchorgane, Haut, Gelenke und Gebärmutter.

Anwendung Alles tut weh und fühlt sich wund und zerschlagen an, so als läge man unbequem. Der Magen ist übersäuert; Fleisch schmeckt sauer. Rheumatische Beschwerden und Durchfall können sich abwechseln. Am ganzen Körper können kleine, schmerzhafte Furunkel auftreten. Nässende, übel riechende Hautausschläge mit klebrigen Absonderungen können am Kopf und im Gesicht erscheinen. Es bildet sich kalter Achselschweiß, der am Körper hinabläuft. Die Gebärmutter schmerzt und fühlt sich wund und wie zerschlagen an. An den Gelenken können sich Geschwüre bilden. Die Beschwerden verschlimmern sich: durch Kälte und nasskaltes Wetter; durch Schütteln und Erschütterung. Besserung: bei bewölktem Wetter.

Allgemeinbefinden

Kopfbereich

Brustbereich

Bauchraum

Unterleib

Bewegungsapparat

Haut, Haare Nägel

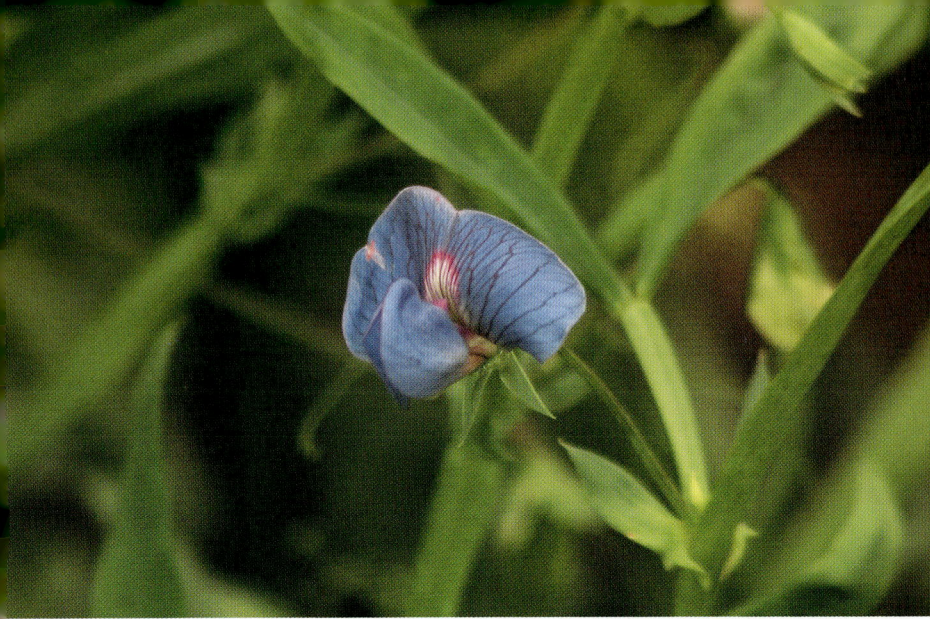

L

Lathyrus sativus, Saat-Platterbse   *Lathyrus sativus*
Fabaceae   Schmetterlingsblütler

Allgemein-
befinden

Kopf-
bereich

Brustbereich

Bauchraum

Unterleib

Bewegungs-
apparat

Haut, Haare
Nägel

Homöopathische Bedeutung

Leitsymptome Lathyrus sativus ruft zahl-reiche Lähmungserscheinungen der Beine hervor.

Anwendung Die Beine zittern, der Gang ist schwankend. Die Beinmuskulatur ist über-mäßig angespannt und spastisch. Alle Reflexe können gesteigert sein, insbesonde-re der Patellarsehnenreflex, der durch Klop-fen unterhalb der Kniescheibe ausgelöst wird. Der Patient zeigt ein eigenartiges Gangbild: Er geht auf den Zehenballen, sodass die Fersen den Boden nicht berüh-ren. Im Sitzen ist der Patient nach vorn gebeugt, er kann sich kaum aufrichten. Hin-zu kommt ein seltsames Gefühl, als ob ein kaltes feuchtes Tuch um die Taille geschlun-gen sei. Tagsüber sind die Beine kalt, nachts dagegen brennen sie vor Hitze, weshalb man sich aufdeckt. Der Patient muss stän-dig gähnen. Verschlimmerung: durch nass-kaltes Wetter.

Achtung Bei plötzlichen Lähmungen Not-arzt rufen!

Botanischer Steckbrief

H 0,3–0,7 m | einjähriges Kraut | April–Juli

Beschreibung Kahle Pflanze mit niederlie-gendem oder kletterndem, ästigem, breit geflügeltem Stängel. Blätter an langem, geflügeltem Stiel, mit 2 lineal-lanzettlichen Blättchen und verzweigter Ranke. Die 12–24 mm langen, meist bläulichen, aber auch rosa oder weißen Blüten in der Regel ein-zeln, überragt von den Laubblättern. Hülsen flach, 3–4 cm lang, 2–4-samig, ihre obere Naht deutlich 2-flügelig.

Vorkommen Seit alters im Mittelmeerge-biet vor allem als Futterpflanze angebaut und verwildert. Heimat unbekannt.

Wirkstoffe Das Nervensystem schädigende Aminosäuren wie Oxalyldiaminopropion-säure, die bei Menschen und Tieren soge-nannten Lathyrismus hervorrufen. Die Sub-stanzen werden durch Kochen zerstört.

Grundlage der Arzneimittelherstellung
Die reifen Samen.

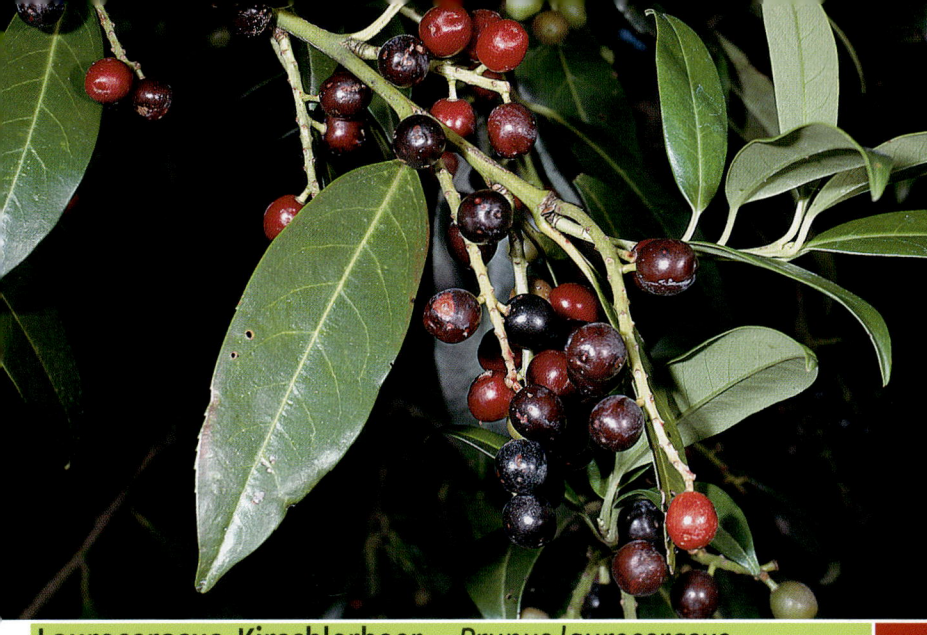

Laurocerasus, Kirschlorbeer   *Prunus laurocerasus*
Rosaceae   Rosengewächse

Botanischer Steckbrief

H 2–4(–8) m | Strauch | April–Mai | giftig

Beschreibung Immergrüner Strauch oder kleiner Baum (die heimischen Prunus-Arten sind sommergrün!) mit lanzettlichen, ganzrandigen bis schwach gesägten, 5–15 (–25) cm langen Blättern, am Rand meist etwas umgebogen, kahl, ledrig und glänzend. Blüten in aufrechten, 5–12 cm langen Trauben, die 5 weißen Kronblätter nur 3 mm lang. Früchte etwa 8 mm, schwarz.

Vorkommen Heimat SW-Asien bis SO-Europa, als Zierstrauch in zahlreichen Kulturformen.

Wirkstoffe Blausäureglykoside Prunasin (Blätter) und Amygdalin (Samen und Fruchtfleisch).

Grundlage der Arzneimittelherstellung Die frischen Blätter.

Homöopathische Bedeutung

Leitsymptome Die in Laurocerasus enthaltene Blausäure bewirkt plötzliche Schwäche und greift Gemüt und Gehirn an. Zyanose (Blaufärbung), Atemnot und Reizhusten sind typisch.

Anwendung Die Sinne werden stumpf, die Haut kalt und zyanotisch (bläulich). Beim Bücken treten seltsame Empfindungen auf, als ob im Innern des Körpers Teile nach vorn oder unten fallen. Durch Schreck oder Schmerzen kommt es zum plötzlichen Gedächtnisverlust. Das Gesicht ist blau; der Patient schnappt nach Luft. Kehle und Speiseröhre ziehen sich krampfhaft zusammen; Getränke gurgeln hörbar laut durch Hals und Magen-Darm-Trakt. Auch Blähungen gluckern hörbar im Bauch. Der Patient hat Erstickungsanfälle und schnappt nach Luft. Er leidet unter trockenem, krampfhaftem Kitzelhusten. Verschlimmerung: beim Sitzen oder Aufsetzen. Besserung: im Liegen mit tief gelagertem Kopf.

Allgemeinbefinden

Kopfbereich

Brustbereich

Bauchraum

Unterleib

Bewegungsapparat

Haut, Haare Nägel

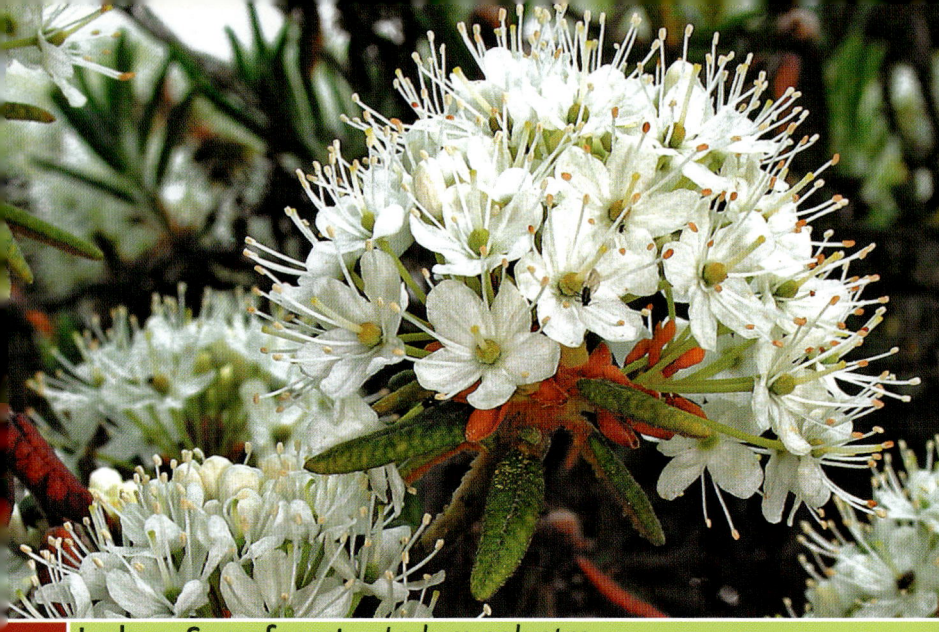

Ledum, Sumpfporst   *Ledum palustre*

Ericaceae   Heidekrautgewächse

Allgemein-
befinden

Kopf-
bereich

Brustbereich

Bauchraum

Unterleib

Bewegungs-
apparat

Haut, Haare
Nägel

Homöopathische Bedeutung

Leitsymptome Frostiger (frierender) Patient mit Gelenkbeschwerden, die sich durch Kälteanwendung bessern; Mittel für Stichwunden, Insektenstiche und Gicht.

Anwendung Ledum wirkt auf die Gelenke (kleine Gelenke, aber auch besonders Sprunggelenke), auf die Fersen, auf Sehnen und auf die Haut. Die Gelenkbeschwerden beginnen häufig in den Füßen und wandern dann aufwärts. Die erkrankten Körperteile färben sich blaurot und schwellen zunächst an, später schrumpfen sie. Der Patient ist verfroren, dennoch tut ihm äußere Wärme (z. B. die Wärme im Bett) nicht gut. Deckt er sich auf, geht es ihm besser. Weiteres Symptom: fleckiges, marmoriertes Gesicht; auch die restliche Haut kann blaue Flecken haben. Zur Behandlung von Insektensti-chen, bei denen die Schwellung nicht so im Vordergrund steht, kommt Ledum als Arz-nei in Betracht. Es hat sich für die Folgen von Insektenstichen bewährt. Allerdings wird häufiger Apis mellifica (die Honigbie-ne) zum Einsatz kommen, da Insektenstiche meist stark anschwellen. Auch bei sonstigen Stichwunden aller Art hat Ledum sich schon vielfach bewährt (bei schwereren Stichver-letzungen Arzt aufsuchen!). Weitere Ledum-Symptome: Die Fersen und Fußsoh-len sind sehr schmerzhaft; die Sprunggelen-ke knicken leicht um. Die Füße, insbesonde-re die Fußrücken, können nachts jucken. Der Ballen des großen Zehs ist geschwollen und schmerzt; die Ursache kann Gicht sein; auch hierbei hilft Ledum, wenn eine Ähnlichkeit zwischen Arznei und Symptomatik besteht. Die Beschwerden verschlimmern sich: durch jegliche Art von Wärme (im Bett, an der Heizung, im warmen Zimmer), Bewe-gung, Genuss von Eiern und Wein. Besse-rung: durch Kälte, kalte Luft, kaltes Bad und Ruhe.

Achtung Bei Stichwunden und infizierten Insektenstichen Arzt aufsuchen, insbeson-dere bei Zeckenstichen, die entzündet aus-sehen.

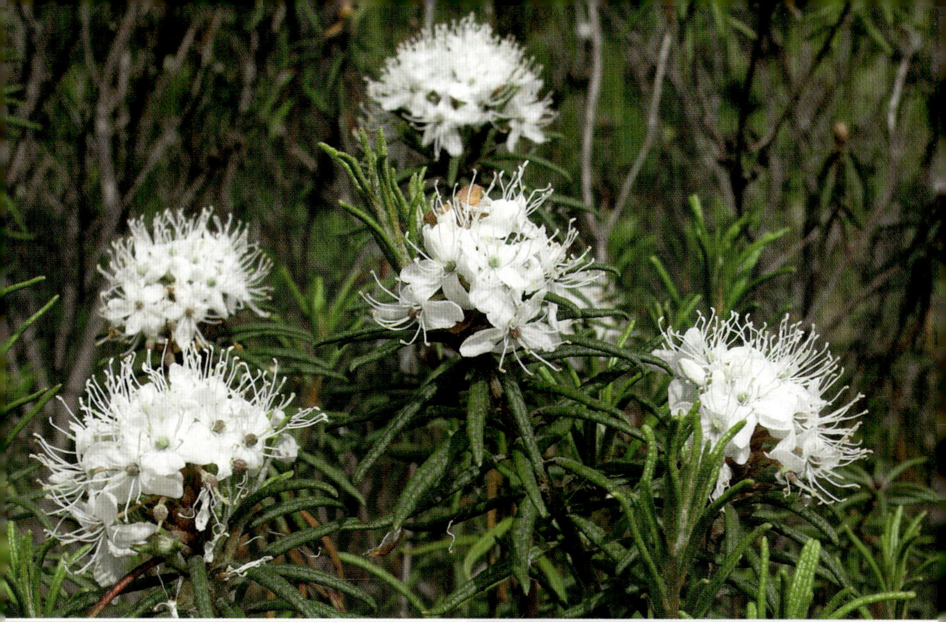

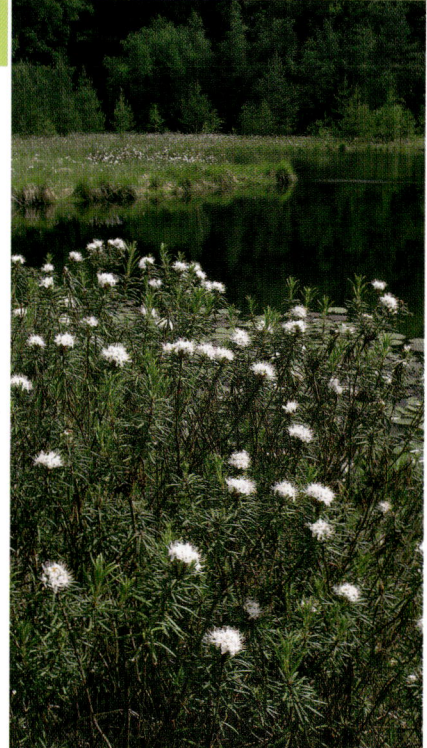

Botanischer Steckbrief

H 1–1,5 m | Strauch | Mai–Juni | geschützt | giftig

Beschreibung Immergrüner, stark aromatisch duftender Strauch, junge Zweige mit filziger brauner Behaarung. Blätter wechselständig, gestielt, ledrig, lineal lanzettlich, am Rand umgerollt, oberseits glänzend dunkelgrün und fast kahl, unterseits rotbraun filzig. Blüten mit 5 freien, weißen Kronblättern in endständigen, doldenartigen Blütenständen.

Vorkommen Hochmoore, Moorwälder. 3 Unterarten im nördl. Europa, in Asien und N-Amerika.

Wirkstoffe Ätherisches Öl mit den Sesquiterpenalkoholen Ledol (Porstkampfer) und Palustrol, Catechingerbstoffe, Flavonoide.

Grundlage der Arzneimittelherstellung Die getrockneten Zweigspitzen.

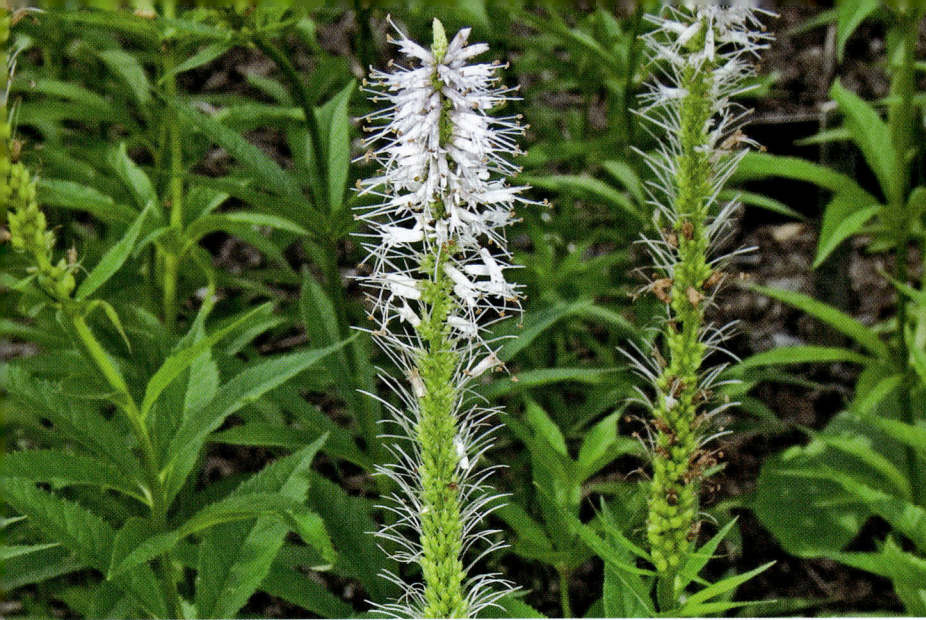

Leptandra, Virginischer Ehrenpreis
Veronicastrum virginicum *Scrophulariaceae* Rachenblütler

L

Allgemein-befinden

Kopf-bereich

Brustbereich

Bauchraum

Unterleib

Bewegungs-apparat

Haut, Haare Nägel

Homöopathische Bedeutung

Leitsymptome Kleine, selten eingesetzte Arznei, vor allem gegen Durchfälle und Leberstörungen.

Anwendung Auffälliges Symptom ist brennender, dumpfer oder wunder Schmerz in der Lebergegend bzw. in Gegend der Gallenblase (rechter Oberbauch, unterhalb des Rippenbogens) oder auch rechtsseitiges Seitenstechen. Der Schmerz kann unter anderem zum Nabel oder zum linken (!) Schulterblatt ausstrahlen. Ursache der Beschwerden können Gallensteine sein. Auftretende Durchfälle sind: wässrig, wie Schlamm aussehend, wie Teer; schwarz, unverdaut. Auch Hämorrhoiden und Darmblutungen, roter oder orangefarbener Urin, mit dumpfen Schmerzen in der Flanke können auftreten. Die Beschwerden verschlimmern sich: durch kalte Getränke, Bewegung, nasses Wetter. Besserung: in Bauchlage oder Seitenlage.

Achtung Nicht geeignet zur Selbstmedikation.

Botanischer Steckbrief

H 0,6–1,8 m | Staude | Juni–September | geschützt

Beschreibung Staude mit waagrechtem, zylindrischem, verzeigtem Wurzelstock und aufrechten, kahlen Stängeln. Blätter zu 3–9 quirlständig, die oberen auch gegenständig, länglich-lanzettlich, lang zugespitzt, am Rand fein gesägt. Meist mehrere endständige, ährenartige Blütenstände, zahlreiche weiße bis bläuliche Blüten, ihre Kronröhre länger als die 4 Zipfel, 2 Staubblätter weit herausragend.

Vorkommen Feuchte Wiesen und Wälder im östlichen und zentralen N-Amerika, auch als Zierpflanze kultiviert.

Wirkstoffe Die Inhaltsstoffe wurden bisher wenig untersucht. Angegeben werden Iridoide wie Aucubin, Bitterstoffe, Gerbstoffe, ätherisches Öl, Zimtsäurederivate, Sitosterol.

Grundlage der Arzneimittelherstellung Die frischen unterirdischen Teile 2-jähriger Pflanzen.

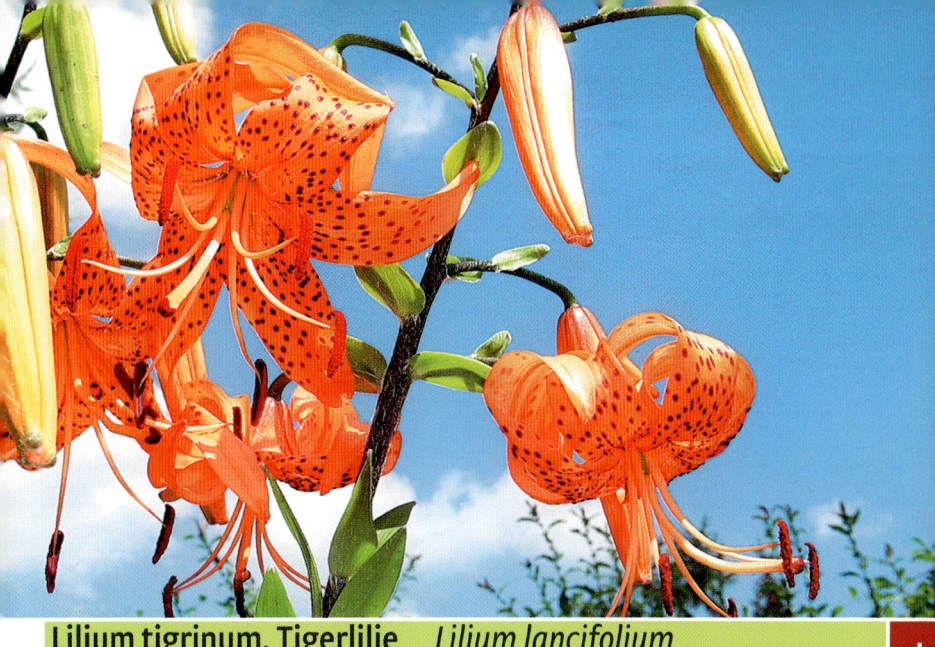

Lilium tigrinum, Tigerlilie · *Lilium lancifolium*
(L. tigrinum) · *Liliaceae* · Liliengewächse

Botanischer Steckbrief

H 1–2 m | Zwiebelpflanze | Juli–September

Beschreibung Geophyt mit weißer, essbarer Zwiebel. Hohe unverzweigte Stängel mit gleichmäßig verteilten, wechselständigen, schmal lanzettlichen Blättern, in den Achseln der oberen rotbraune bis schwärzliche Bulbillen. Blüten traubig angeordnet, nickend, bis 15 cm im Durchmesser, mit 6 orangeroten, schwarzpurpurn gesprenkelten, nach oben gekrümmten Hüllblättern.

Vorkommen In O-Asien weitverbreitet, dort als Nutzpflanze, weltweit als Zierpflanze in vielen Sorten und Hybriden kultiviert.

Wirkstoffe Steroidalkaloide, Saponine.

Grundlage der Arzneimittelherstellung
Die frische, blühende Pflanze ohne Zwiebel.

Homöopathische Bedeutung

Leitsymptome „Frauenmittel"; die Hauptwirkungen bestehen im Bereich der weiblichen Geschlechtsorgane und des venösen Systems.

Anwendung Im Vordergrund steht ein Gefühl von Völle und Schwere im Bereich der weiblichen Beckenorgane, so als würden diese nach unten drängen und nach unten herausfallen wollen. Dazu können sich vielgestaltige Schmerzen gesellen: wandernde, schießende, pulsierende Schmerzen, wie öffnend und schließend, ausstrahlend vom Eierstock oder von anderen Stellen aus. Die Stimmung ist schnippisch, nervös. Hinzu kommen nervöse Herzstörungen mit Angstgefühlen, als würde das Herz zusammengedrückt, Kälteempfindung in der Herzgegend (Arzt aufsuchen!). Die Beschwerden verschlimmern sich: durch Wärme, nach einer Fehlgeburt, durch Trost. Besserung: durch kühle, frische Luft und Beschäftigung.

Achtung Bei Herzbeschwerden Arzt aufsuchen.

Allgemein-befinden

Kopf-bereich

Brustbereich

Bauchraum

Unterleib

Bewegungs-apparat

Haut, Haare Nägel

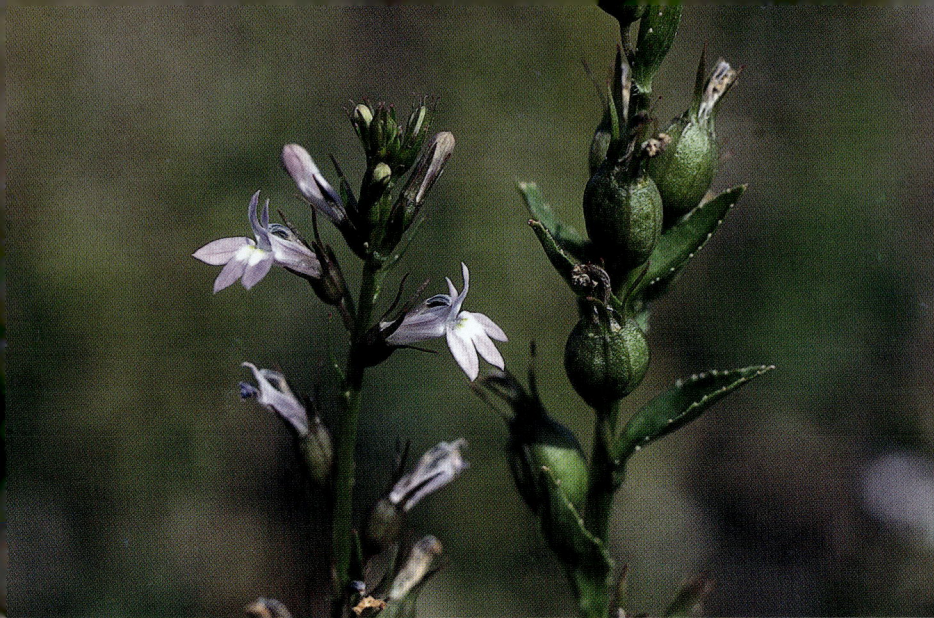

Lobelia inflata, Aufgeblasene Lobelie   *Lobelia inflata*

Lobeliaceae   Lobeliengewächse

Allgemein-
befinden

Kopf-
bereich

Brustbereich

Bauchraum

Unterleib

Bewegungs-
apparat

Haut, Haare
Nägel

Homöopathische Bedeutung

Leitsymptome Starke Übelkeit und Erbrechen, dabei kalter Schweiß; allgemeine Muskelerschlaffung und Schwäche.

Anwendung Die Aktivität aller vegetativen Funktionen ist verstärkt. Das bedeutet: Alle Absonderungen und Sekretionen werden angeregt; Hohlorgane wie Speiseröhre, Magen oder Bronchien neigen zu Spasmen, Krämpfen oder zur Erschlaffung; starkes Schwitzen; extreme Übelkeit; rasselnde Atmung durch zähen Schleim. Außerdem: Erbrechen mit kaltem Gesichtsschweiß und ohnmachtartiger Schwäche in der Magengegend. Gefühl eines Klumpens im Hals bzw. im Magen. Zusammenschnürung und Beklemmung der Brust mit Atembeschwerden. Verschlimmerung: durch Waschen mit kaltem Wasser, nach Schlaf, durch geringste Bewegung. Besserung: durch schnelles Gehen, Essen einer Kleinigkeit, Trinken von einem Schluck Wasser.

Achtung Bei heftigen Magen-Darm- oder Atembeschwerden Arzt aufsuchen!

Botanischer Steckbrief

H 0,2–1 m | einjähriges Kraut | Juni–Oktober | giftig

Beschreibung Aufrechte, im oberen Teil verzweigte Pflanze mit hellgelbem Milchsaft, der auf der Haut Juckreiz hervorrufen kann. Blätter wechselständig, kurz gestielt oder obere sitzend, eiförmig-lanzettlich, am Rand unregelmäßig fein gezähnt. Blüten in den Achseln von Tragblättern in endständigen Trauben, Krone 6–10 mm lang, hellblau bis weißlich, 2-lippig, Oberlippe bis zum Grund gespalten, Kelch mit 5 langen, schmal lanzettlichen Zipfeln, bei der Fruchtreife aufgeblasen.

Vorkommen Offene Wälder. Östliches N-Amerika.

Wirkstoffe Etwa 20 Piperidinalkaloide mit dem Hauptalkaloid Lobelin, Isolobinin und verwandten Verbindungen.

Grundlage der Arzneimittelherstellung Die frische ganze Pflanze zur Blütezeit.

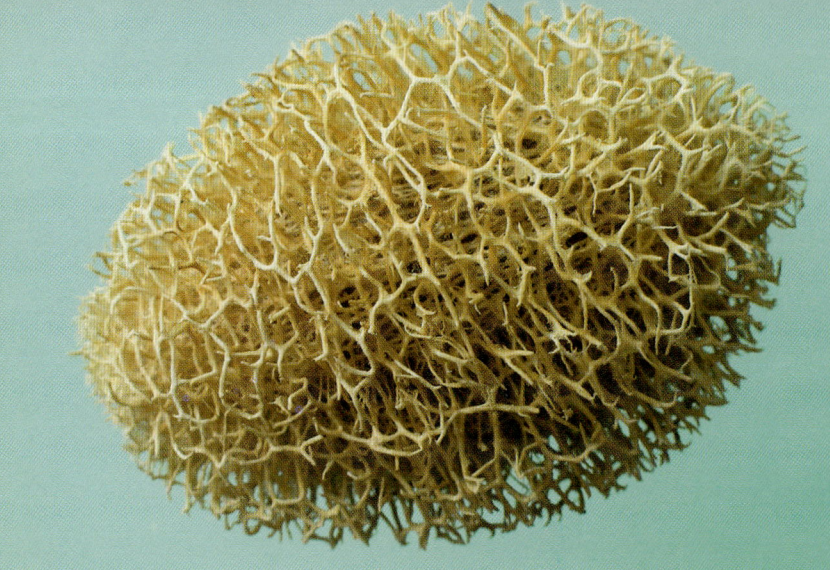

Luffa, Kleine Schwammgurke — *Luffa operculata*

Cucurbitaceae Kürbisgewächse

L

Botanischer Steckbrief

H bis 10 m lang | einjähriges Kraut | Januar bis Dezember

Beschreibung Rankenpflanze mit herzförmigen, 3–5-lappigen Blättern. Blüten blassgelb, 5-zählig, bis 2 cm im Durchmesser, getrenntgeschlechtig. Früchte länglich-oval, 6–10 cm, mit zahlreichen stacheltragenden Längsrippen, im weitmaschigen, schwammartigen Gewebe die Samen.

Vorkommen An Flussläufen in S- und Mittelamerika.

Wirkstoffe Cucurbitacine, Triterpensaponine, Kaffeesäure, Flavonoide.

Grundlage der Arzneimittelherstellung Die getrockneten Früchte.

Homöopathische Bedeutung

Leitsymptome Bewährte Indikation bei Nebenhöhlenentzündung (Sinusitis, akut und chronisch) und Heuschnupfen (Rhinitis allergica).

Anwendung Luffa ist ein vergleichsweise junges Mittel, das kaum geprüft ist. Es gibt jedoch Erfahrungsberichte über den erfolgreichen Einsatz von Luffa, insbesondere bei akuter und chronischer Stirn- und Kieferhöhlenentzündung (Sinusitis frontalis und maxillaris) und bei Heuschnupfen (Rhinitis allergica) sowie bei der „Überreaktion der Nasenschleimhäute", der sogenannten vasomotorischen Rhinitis.

Achtung Bei eitriger Nebenhöhlenentzündung Arzt aufsuchen.

Allgemeinbefinden

Kopfbereich

Brustbereich

Bauchraum

Unterleib

Bewegungsapparat

Haut, Haare Nägel

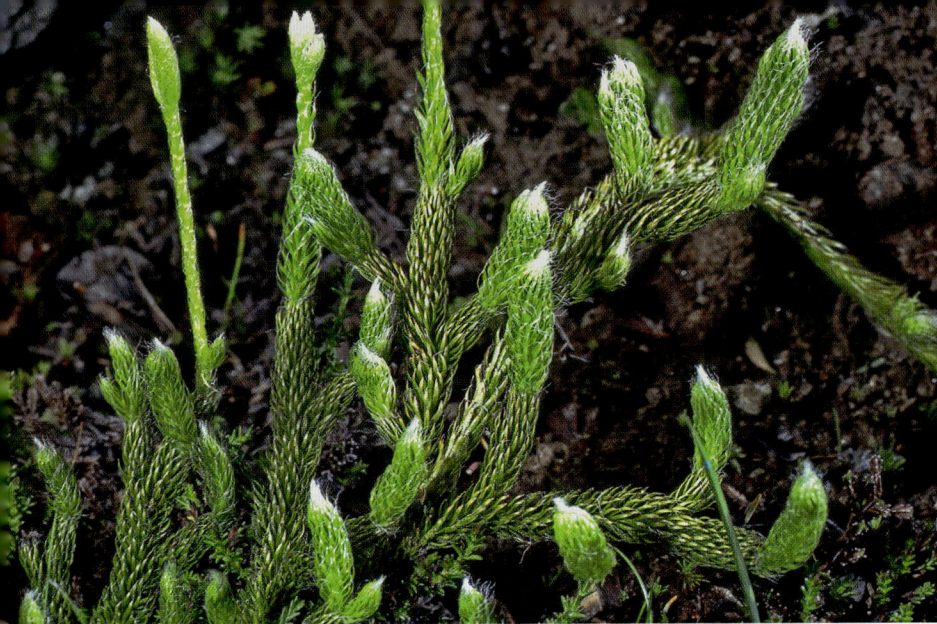

L

Lycopodium, Keulen-Bärlapp   *Lycopodium clavatum*

Lycopodiaceae   Bärlappgewächse

Allgemein-befinden

Kopf-bereich

Brustbereich

Bauchraum

Unterleib

Bewegungs-apparat

Haut, Haare Nägel

Homöopathische Bedeutung

Leitsymptome Wichtiges Konstitutions-mittel mit ausgeprägten Wirkungen auf: Gemüt, Magen-Darm-Trakt, Harnwege und Genitalorgane, Haut etc.

Anwendung Menschen im Lycopodium-Zu-stand haben ein schwaches Selbstwertge-fühl und geringes Selbstvertrauen und ver-suchen daher kompensatorisch, ihre nahe Umgebung zu kontrollieren. Im vertrauten Rahmen, innerhalb der Familie ist dieser Mensch herrisch und diktatorisch, außer-halb des vertrauten Rahmens aber ange-passt und ängstlich („sooo klein mit Hut"). Öffentliche Auftritte und alle ungewohnten Situationen werden gefürchtet und gemie-den, jedoch gut gemeistert, wenn es sein muss. Sprichwörtlich ist die Furcht vor frem-den Menschen und vor fremden (unge-wohnten) Situationen. Die Stimmung ist oft gereizt. Einen besonderen Bezug hat Lyco-podium zur rechten Körperseite, d. h., dass die Beschwerden oft auf der rechten Seite beginnen und sich später auf die linke Seite

hin ausbreiten (z. B. Ohrenschmerzen), dies muss jedoch nicht sein bzw. kann auch umgekehrt sein. Bereits nach geringstem Essen tritt ein unangenehmes Völlegefühl auf, enge Kleidung wird dementsprechend abgelehnt. Nach Süßigkeiten besteht ein ausgeprägtes Verlangen. Zwiebeln und Aus-tern werden nicht vertragen, d. h., ihr Genuss kann Bauchschmerzen und/oder Durchfall verursachen.

Die Beschwerden verschlimmern sich: durch Druck zu enger Kleidung, Wärme, z. B. im Bett, zwischen 16 und 20 Uhr. Besserung: durch warme Getränke, warmes Essen, Auf-stoßen.

Achtung Sollte in der Selbstmedikation nur eingesetzt werden bei: Halsentzündung (Beginn rechts, besser durch warme Geträn-ke), Erektionsstörung (falls die Beschreibung des Gemütes passt), Säuglingskoliken (Maxi-mum gegen 17/18 Uhr, häufiges Aufstoßen, verlängerte Neugeborenen-Gelbsucht; ärzt-lich abklären!).

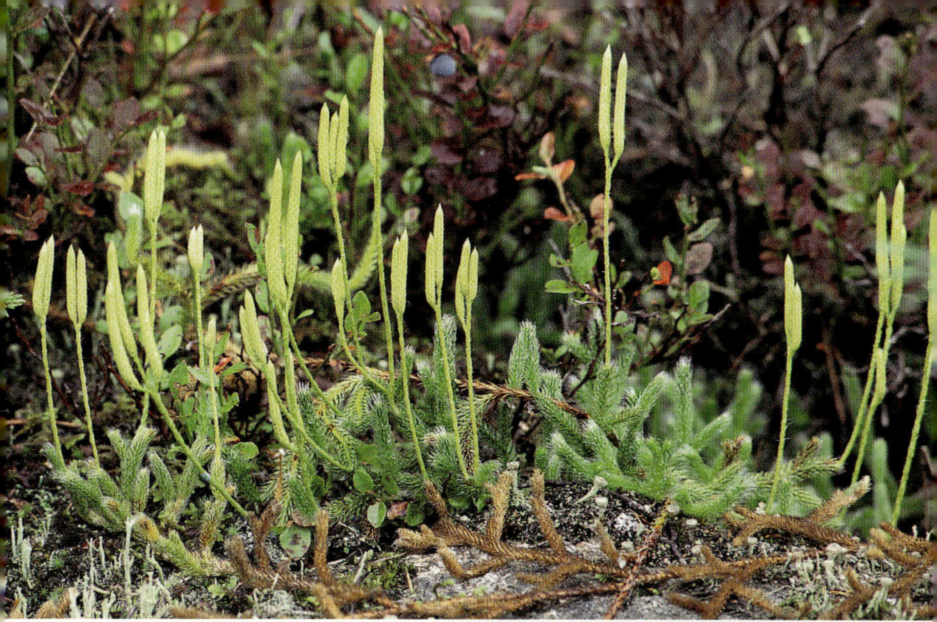

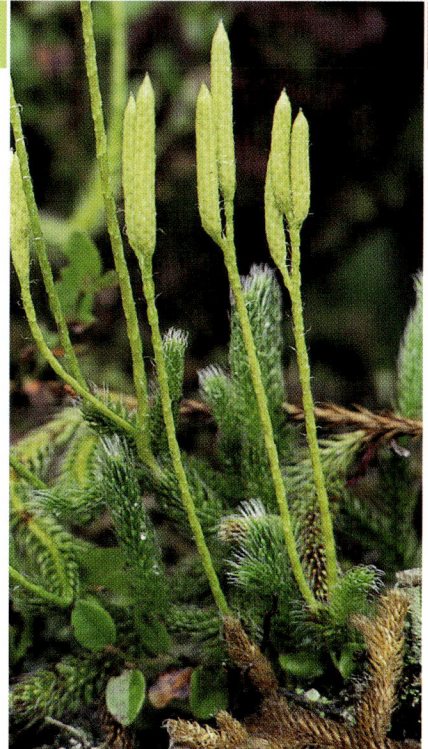

Botanischer Steckbrief

H 0,05–0,3 m | ausdauerndes Kraut | Juli bis August | geschützt | giftig

Beschreibung Weit kriechende, rundum dicht beblätterte Sprosse mit bogig aufsteigenden Seitenzweigen. Blätter schmal, mit 2–4 mm langer, weißer Haarspitze. Sporangienähren zu 2–3 auf hohem, locker beblättertem Stängel. Die Sporen bilden ein blassgelbes, auf Wasser schwimmendes Pulver.

Vorkommen Nadelwälder, Heiden, Magerrasen. Kühlere Zonen der nördlichen Hemisphäre.

Wirkstoffe Im Kraut über 100 Alkaloide verschiedener Struktur, Hauptalkaloid ist das Lycopodin, abgeleitet von Piperidinalkaloiden; Flavonoide, Triterpene wie Onocerin, Sterole. In den Sporen fettes Öl, Polyterpene wie Sporonin, Spuren von Alkaloiden.

Grundlage der Arzneimittelherstellung Die getrockneten, reifen Sporen.

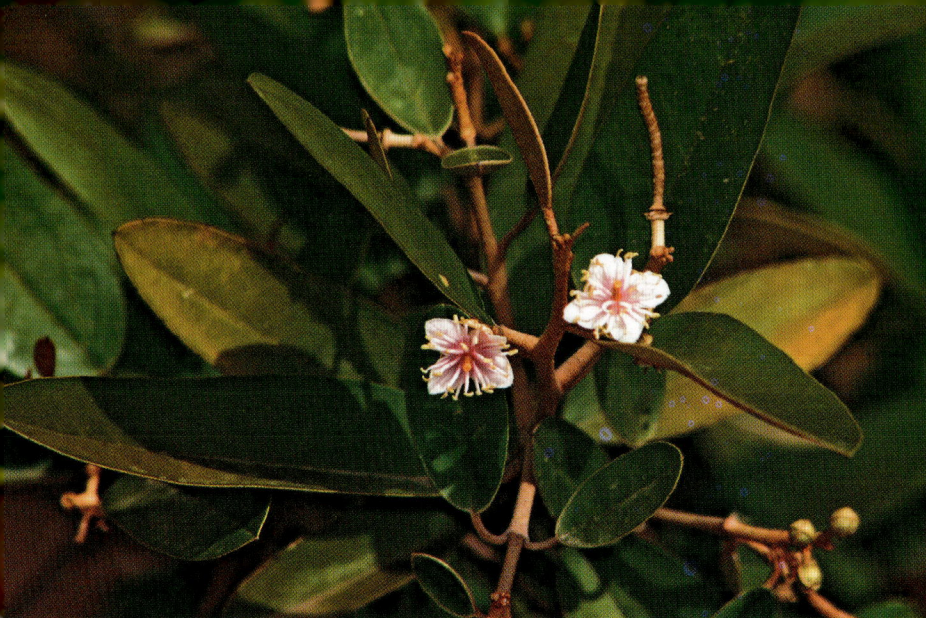

Mancinella, Manzanillbaum · *Hippomane mancinella*

M

Euphorbiaceae Wolfsmilchgewächse

Allgemein-befinden · Kopf-bereich · Brustbereich · Bauchraum · Unterleib · Bewegungs-apparat · Haut, Haare Nägel

Homöopathische Bedeutung

Leitsymptome Ausgeprägte Wirkungen auf Haut, Gemüt und Hals.

Anwendung In verschiedenen Körperbereichen treten scharfe, beißende, brennende Empfindungen auf. Folgende Symptome sind charakteristisch: Im Bereich der Haut kommt es zu Jucken, Stechen und Brennen. Später bilden sich stecknadelkopfgroße Bläschen, die mit gelblicher Flüssigkeit gefüllt sind. Auch große Blasen können sich bilden, z. B. an den Fußsohlen. Wenn sich die Blasen zurückbilden, schuppt und schält sich die Haut an den betroffenen Stellen. Der Patient vergisst plötzlich, was er gerade tun wollte. Es besteht ausgeprägte Angst, wahnsinnig zu werden sowie vor bösen Geistern. Im Hals fühlt man schneidende Schmerzen, die sich durch kalte Getränke verschlimmern, obwohl man Durst auf solche hat. Das Sprechen wird durch ein aufsteigendes Würgegefühl behindert. Verschlimmerung der Beschwerden: durch Kälte, kalte Getränke, Feuchtigkeit.

Botanischer Steckbrief

H 3–20 m | Baum | März–Juni | giftig

Beschreibung Baum oder Strauch mit giftigem, ätzend wirkendem Milchsaft. Blätter lang gestielt, glänzend grün, eilänglich, zugespitzt, gekerbt-gesägt. Unscheinbare männliche Blüten ohne Hülle in endständigem, aufrechtem, ährenartigem Blütenstand, der am Grund eine einzige weibliche Blüte trägt. Gelbe, zuletzt rötliche, etwa 3 cm große, apfelähnliche Früchte.

Vorkommen Entlang der Meeresküsten, selten im Landesinneren. S-Florida bis Venezuela und Kolumbien, auch in Afrika und Indien.

Wirkstoffe Eine dem Physostigmin ähnliche Substanz und weitere toxische Verbindungen, Diterpenester, in den Blättern vor allem Polyphenole. Pfeil- und Fischgift.

Grundlage der Arzneimittelherstellung
Frische Blätter, Rinde und Früchte zu gleichen Teilen.

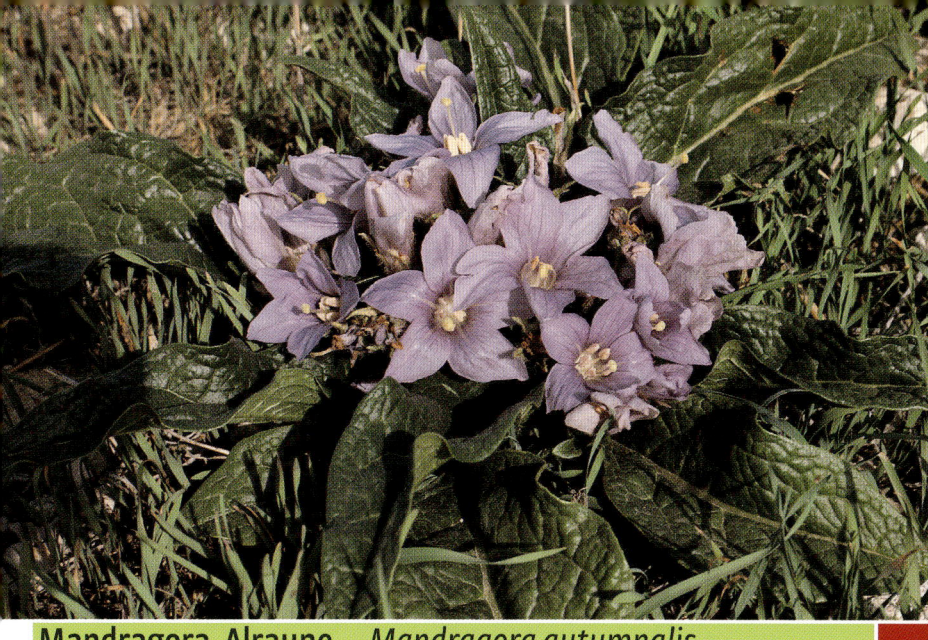

Mandragora, Alraune *Mandragora autumnalis*
Solanaceae Nachtschattengewächse

Botanischer Steckbrief

H 0,1–0,2 m | Staude | September–Dezember | giftig

Beschreibung Pflanze meist mit 2-teiliger verzweigter oder einfacher spindelartiger oder möhrenförmiger Wurzel und einer großen, dem Boden anliegenden Rosette aus eiförmig-länglichen Blättern. In ihrer Mitte kurz gestielte 5-zählige Blüten, Krone violett, aufrecht glockenförmig, 3–4 cm lang. Frucht eine gelblich rote, eiförmige Beere. Die früher abgetrennte *M. officinarum* wird heute in die formenreiche Art, die einzige im Mittelmeergebiet, eingeschlossen.

Vorkommen Brachland, Kulturland, Wegränder. Mittelmeergebiet.

Wirkstoffe Tropanalkaloide wie Hyoscyamin, Scopolamin und Atropin.

Grundlage der Arzneimittelherstellung Die getrockneten Wurzeln.

Homöopathische Bedeutung

Leitsymptome Depressive, nervöse und überempfindliche Zustände; Kopfschmerzen mit Ohrensausen; Magen- und Leberstörungen.

Anwendung Die Symptome bevorzugen die rechte Körperseite. Der Patient ist sehr müde, erschöpft und abgeschlagen. Die Stimmungslage ist gedrückt und unzufrieden mit Entscheidungsunfähigkeit; auch euphorische Stimmungen sowie Wechsel von Depression und Euphorie sind möglich. Gereiztheit und Überempfindlichkeit kommen auch vor; auffällig ist eine Besserung der Stimmung nach dem Wasserlassen. Häufig leiden die Patienten unter Kopfschmerzen bei leerem Magen, die sich durch Essen bessern. Es bestehen Herzbeklemmung und Atemnot beim Aufziehen eines Gewitters. Unverträglichkeit bzw. Verschlimmerung durch Fett und Reizmittel wie Kaffee, Alkohol, Zigaretten. Verschlimmerung: vor Gewitter. Besserung: durch Essen, Aufstoßen und Bewegung an der frischen Luft.

Allgemeinbefinden

Kopfbereich

Brustbereich

Bauchraum

Unterleib

Bewegungsapparat

Haut, Haare Nägel

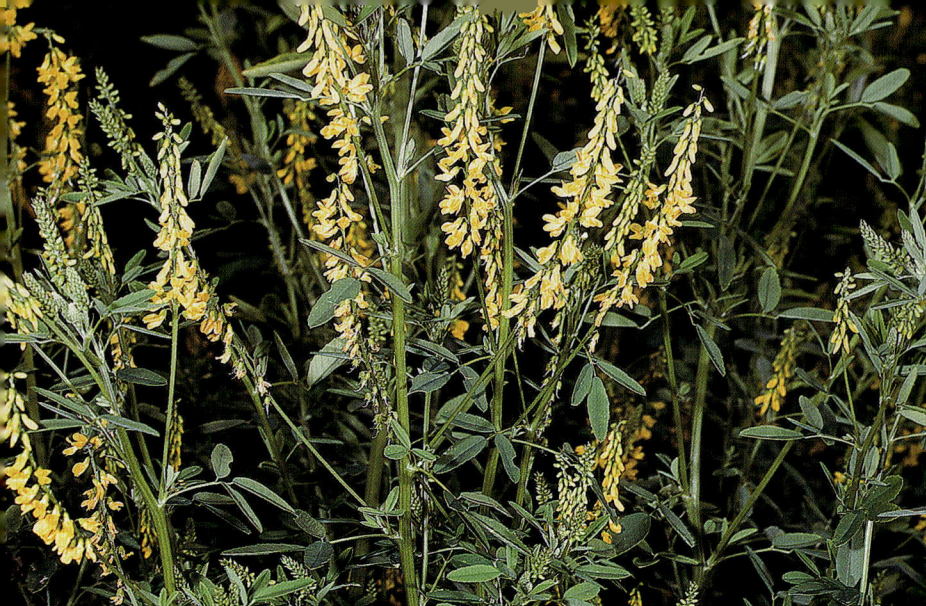

Melilotus officinalis, Echter Steinklee *Melilotus officinalis*
Fabaceae   Schmetterlingsblütler

M

Allgemein-befinden

Kopf-bereich

Brustbereich

Bauchraum

Unterleib

Bewegungs-apparat

Haut, Haare Nägel

Homöopathische Bedeutung

Leitsymptome Blutandrang zum Kopf, mit Kopfschmerzen einhergehend; Blutungsneigung.

Anwendung Der Blutandrang (die Zunahme der Blutmenge) zum Kopf verursacht heftige, klopfende, berstende Kopfschmerzen, die sich in regelmäßigen Abständen wiederholen können. Die Kopfschmerzen bessern sich, wenn Nasenbluten auftritt oder wenn die Periodenblutung einsetzt, oder durch Anwendungen von Essig (z. B. Umschläge). Das Gesicht ist gerötet; die Halsschlagadern können sichtbar klopfen. Die Augen fühlen sich heiß und schwer an, als seien sie zu groß für ihre Höhlen. Häufiges und starkes Nasenbluten, das jedoch zur Besserung des Allgemeinbefindens führt, tritt auf. Verschlimmerung der Beschwerden: durch Wetterwechsel, vor Gewitter, bei Regenwetter. Besserung: durch Blutungen, Wasserlassen, Essig-Umschläge.

Achtung Bei heftigen Kopfschmerzen und Blutdruckanstieg Arzt aufsuchen.

Botanischer Steckbrief

H 0,3–1,2 m | zweijähriges Kraut | Juni bis September

Beschreibung Aufrechte Pflanze mit 3-zählig gefiederten Blättern, Teilblättchen länglich, unregelmäßig gezähnt. Hängende Blüten in einseitswendigen Trauben. Krone gelb, 5–7 mm lang, Fahne und Flügel länger als das Schiffchen. Hülsen kahl, rundlich-eiförmig, querrunzelig, mit 5–8 Samen.

Vorkommen Trockene Unkrautfluren, Wegränder. Europa, Asien, weiter verschleppt.

Wirkstoffe Cumaringlykoside wie Melilotosid, aus denen beim Trocknen enzymatisch das nach Waldmeister duftende Cumarin abgespalten wird, Melilotin (Dihydrocumarin), Hydroxycumarine, Phenolcarbonsäuren, Flavonoide, Triterpensaponine, Schleim.

Grundlage der Arzneimittelherstellung Frische oberirdische Teile ohne verholzte Stängel zur Blütezeit.

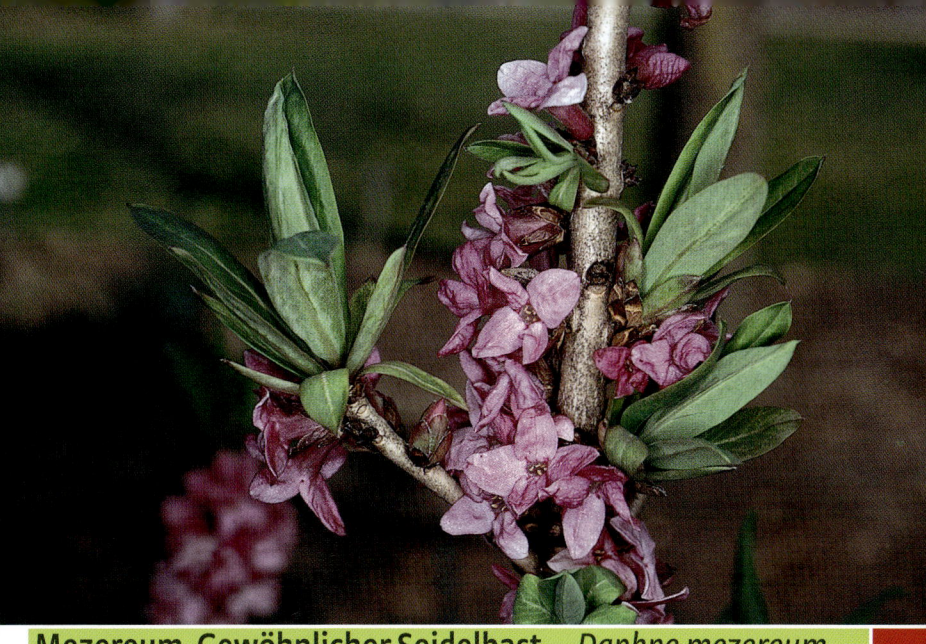

Mezereum, Gewöhnlicher Seidelbast   *Daphne mezereum*

Thymelaeaceae   Seidelbastgewächse

Botanischer Steckbrief

H 0,3–1,5 m | Strauch | März–April | giftig | geschützt

Beschreibung Sommergrüner Strauch, Blätter an den Zweigenden gehäuft, lanzettlich, kurz gestielt, sich erst nach den Blüten entfaltend. Diese mit kronblattartigem, 4-zipfeligem, rosarotem Kelch, der am Grund in einen gleichfarbigen Achsenbecher übergeht, stark duftend. Leuchtend rote, 6–10 mm große, brennend scharf schmeckende, beerenartige Steinfrüchte mit je 1 Samen.

Vorkommen Laubwälder, besonders Buchenwälder, auch Zierpflanze. Europa, W-Asien.

Wirkstoffe Diterpenester wie Daphnetoxin (in der Rinde) und Mezerein (in den Samen); Daphnin unter anderem Hydroxycumarine, Flavonoide.

Grundlage der Arzneimittelherstellung
Frische Zweigrinde vor Beginn der Blütezeit.

Homöopathische Bedeutung

Leitsymptome Mezereum wird eingesetzt für vielfältige Arten von Hautausschlägen. Besonders bewährt hat sich Mezereum bei der Behandlung der Post-Zoster-Neuralgie, das sind heftige Schmerzen im Gefolge einer Gürtelrose.

Anwendung Mezereum erzeugt heftige, schießende, brennende Schmerzen. Die Haut wird stark angegriffen mit Brennen, Jucken und Beißen. Gegen Luftzug, besonders wenn er kalt ist, besteht höchste Empfindlichkeit. Auffällig sind Kopfschmerzen, die durch Bücken gebessert werden. Weitere Symptome: Im Gesicht treten Nervenschmerzen auf, die rasch kommen und gehen. Die Gesichtsschmerzen sind besser in der Nähe eines Wärmestrahlers (z. B. warmer Heizkörper). Es bilden sich nässende Hautausschläge (z. B. Herpes zoster, Gürtelrose), die unerträglich jucken und dicken Schorf bilden können.

Achtung Bei Verdacht auf Gürtelrose Arzt aufsuchen.

Allgemeinbefinden

Kopfbereich

Brustbereich

Bauchraum

Unterleib

Bewegungsapparat

Haut, Haare Nägel

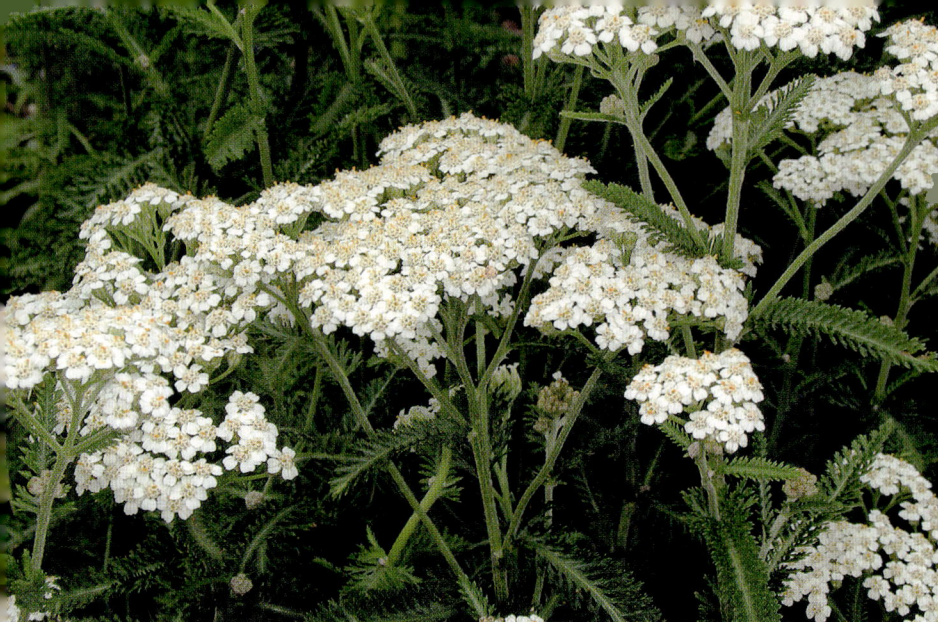

Millefolium, Wiesen-Schafgarbe — *Achillea millefolium*

M

Asteraceae   Korbblütler

Allgemein-befinden

Kopf-bereich

Brustbereich

Bauchraum

Unterleib

Bewegungs-apparat

Haut, Haare Nägel

Homöopathische Bedeutung

Leitsymptome Wichtiges Mittel für starke, hellrote Blutungen, wie z. B. Nasenbluten (bei starken Blutungen Arzt aufsuchen!).
Anwendung Millefolium ist ein Verletzungsmittel, greift besonders die kleinen Haargefäße (Kapillaren) von Nase, Lungen und Gebärmutter an und verursacht dadurch starke Blutungen. Die Blutungen sind hellrot und dünnflüssig und verursachen keine Schmerzen. Folgende Arten von Blutungen können mit Millefolium behandelt werden: Nasenbluten, Bluthusten, Sickerblutungen, die am Rand einer Operationswunde liegen, Blutungen der Gebärmutter. Im Rahmen der Selbstmedikation kann nur Nasenbluten behandelt werden, bei allen anderen Blutungsarten muss unverzüglich der Arzt aufgesucht werden! Verschlimmerung der Beschwerden: durch starke körperliche Anstrengung, Bücken, Kaffee. Besserung: durch Wein.
Achtung Selbstbehandlung nur bei Nasenbluten möglich!

Botanischer Steckbrief

H 0,2–1,2 m | Staude | Juni–Oktober
Beschreibung Blätter lineal-lanzettlich, fein 2–3fach fiederschnittig. Zahlreiche 4–9 mm breite Köpfchen in Doldenrispen, mit 4–6 weißen oder rosa Zungenblüten und wenigen gelben Röhrenblüten. Formenreiche Artengruppe.
Vorkommen Wiesen, Weiden, Trockenrasen, Wegränder. Europa, Asien, N-Amerika.
Wirkstoffe Ätherisches Öl mit über 100 Verbindungen, je nach Herkunft der Pflanze in stark wechselnder Zusammensetzung: vorherrschend Monoterpene wie Cineol, Sabinen, Campher und Linalool oder auch Sesquiterpene wie Caryophyllen, Germacren und Bisabolol; Chamazulen bzw. Vorstufen (Proazulene wie Achillicin), unter anderem Sesquiterpenlactone; Sesquiterpenlacton-Bitterstoffe; Flavonoide, Phenolcarbonsäuren, Cumarine, Polyine, Betaine.
Grundlage der Arzneimittelherstellung
Die frischen oberirdischen Teile zur Blütezeit.

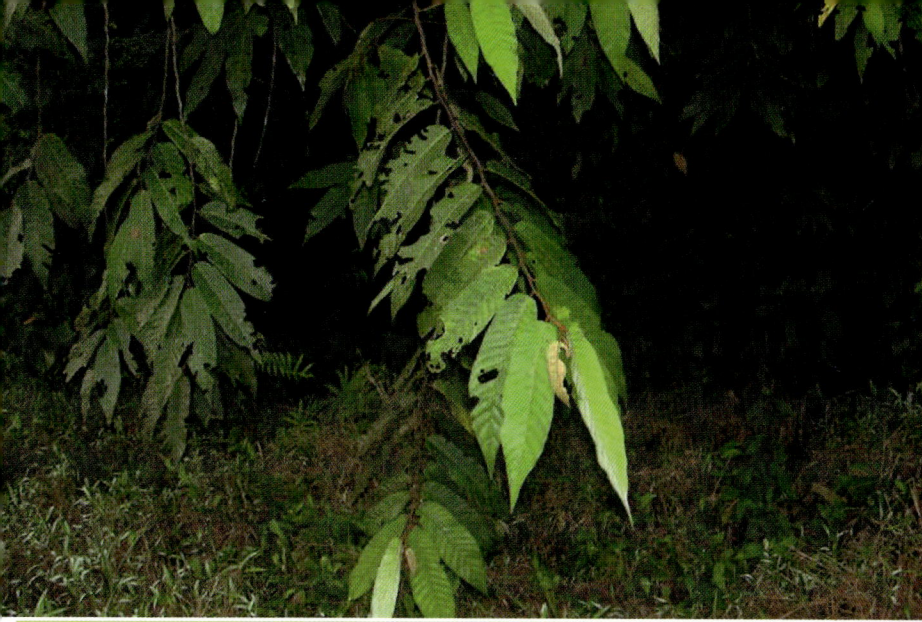

Myristica sebifera, Talgmuskatnussbaum   *Virola sebifera*
Myristicaceae   Muskatnussgewächse

Botanischer Steckbrief
H 10–25 m | Baum | Juni–Februar

Beschreibung Immergrüner Baum mit eiförmig-länglichen, zugespitzten, am Grund abgerundeten bis herzförmigen Blättern. Blüten in Rispen, unscheinbar mit einfacher, gelblicher Blütenhülle, männliche und weibliche auf getrennten Pflanzen. Früchte fast kugelig, kastanienbraun, mit 2–3 cm kleiner als die des bekannten Muskatnussbaumes. In den Samenkernen ein talgartiges Fett mit hohem Gehalt an Fettsäureglyceriden, das man zur industriellen Herstellung von Seifen und Kerzen verwendet.

Vorkommen Wälder im tropischen S-Amerika, vor allem im Amazonasbecken.

Wirkstoffe Im dunkelroten, verharzenden Saft der inneren Rindenschicht Indolalkaloide, überwiegend Dimethyltryptamin mit zahlreichen Nebenalkaloiden.

Grundlage der Arzneimittelherstellung
Frischer, mit etwa gleichen Volumenteilen Ethanol 96 % konservierter, nach Verletzung der Rinde austretender Saft.

Homöopathische Bedeutung
Leitsymptome Das „Messer des Homöopathen" eignet sich zur Behandlung von Abszessen.

Anwendung Myristica sebifera hat sich schon oft gut bei der Behandlung von eitrigen Entzündungen und Abszessen bewährt. Die Arznei fördert das Ausheilen von Eiterungen, z. B. im Hals-Nasen-Ohren-Bereich (Tonsillar- oder Paratonsillarabszess) oder im Nagelbereich (Panaritium). Die Abszessbildung mit eitriger Einschmelzung wird gefördert, und der Abszess öffnet sich spontan, so dass chirurgische Maßnahmen unterbleiben können.

Achtung Bei Abszessbildung Arzt aufsuchen!

Allgemeinbefinden
Kopfbereich
Brustbereich
Bauchraum
Unterleib
Bewegungsapparat
Haut, Haare Nägel

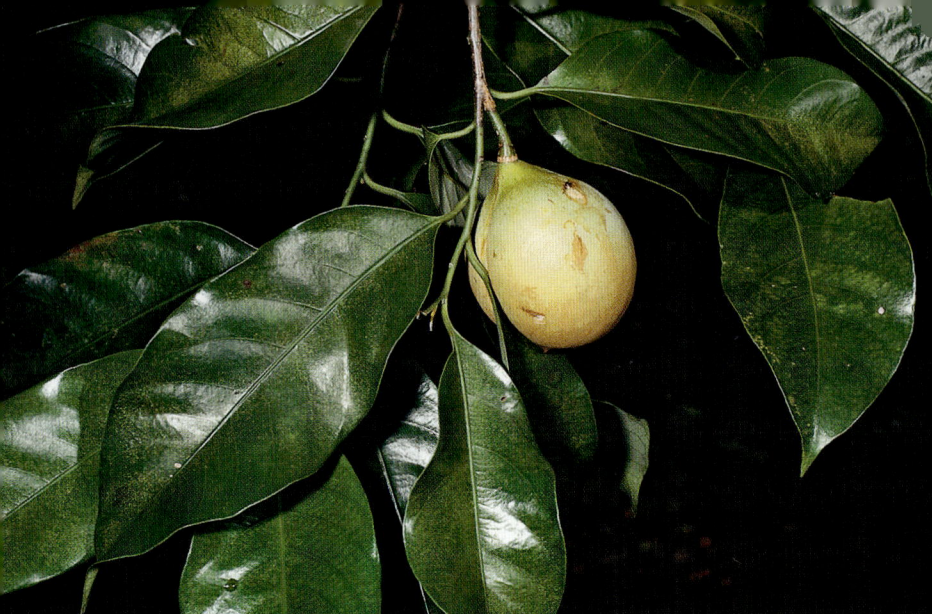

Nux moschata, Muskatnuss   *Myristica fragrans*

Myristicaceae   Muskatnussgewächse

Allgemein-befinden

Kopf-bereich

Brustbereich

Bauchraum

Unterleib

Bewegungs-apparat

Haut, Haare Nägel

Homöopathische Bedeutung

Leitsymptome Die Muskatnuss war früher ein Hausmittel zur Regulation der Perioden-blutung und gegen Durchfall. Sie wirkt besonders stark auf das Nervensystem und auf die weiblichen Geschlechtsorgane.

Anwendung Als Begleitsymptom jeglicher Beschwerden werden Schläfrigkeit, Frösteln und das Fehlen von Durst beschrieben. Es besteht eine ausgeprägte Neigung, in Ohn-macht zu fallen, die an hysterisches Verhal-ten erinnert. Ausgelöst wird die Ohnmacht beim Anblick von Blut, bei Schmerzen, wäh-rend der Menstruation, beim Stuhlgang. Kopfschmerzen, die sich durch festen Druck von außen bessern, treten auf. Dem Patien-ten ist schwindlig, wie bei einem Alkohol-rausch, der Gang ist torkelnd. Das Sehen verändert sich: Gegenstände wirken größer, als sie wirklich sind, oder auch kleiner, weit entfernt. Alles erscheint rot. Gehör und Geruchssinn sind überempfindlich. Der Mund ist trocken, die Zunge klebt am Gau-men. Es wird kaum Speichel produziert, im Mund fühlt es sich an wie Kreide, durch die Trockenheit. Auch der Hals ist trocken. Trotz aller Trockenheit hat der Patient kein Durst-empfinden. Außerdem ist es ein Mittel gegen Zahnschmerz bei schwangeren Frauen (schlimmer durch Berührung und besser durch äußere Wärmeanwendung). Weitere Symptome: Man hat Lust auf stark gewürzte Speisen, die auch vertragen werden. Extre-me Blähungsneigung, mit kolikartigen Bauchschmerzen. Die Menstruation ist unregelmäßig, kann auch ganz ausbleiben; anstelle der Menstruation kommt ein schlammig-blutiger Ausfluss. Die Stimme wird heiser oder bleibt ganz weg, bei Perso-nen, die zur Hysterie neigen. Die Beschwer-den verschlimmern sich: durch Kälte, wäh-rend der Schwangerschaft, durch Gemüts-bewegung, während der Periode. Besserung: durch Wärme.

Achtung Bei Ohnmacht, bei gynäkologi-schen und psychiatrischen Problemen Arzt aufsuchen.

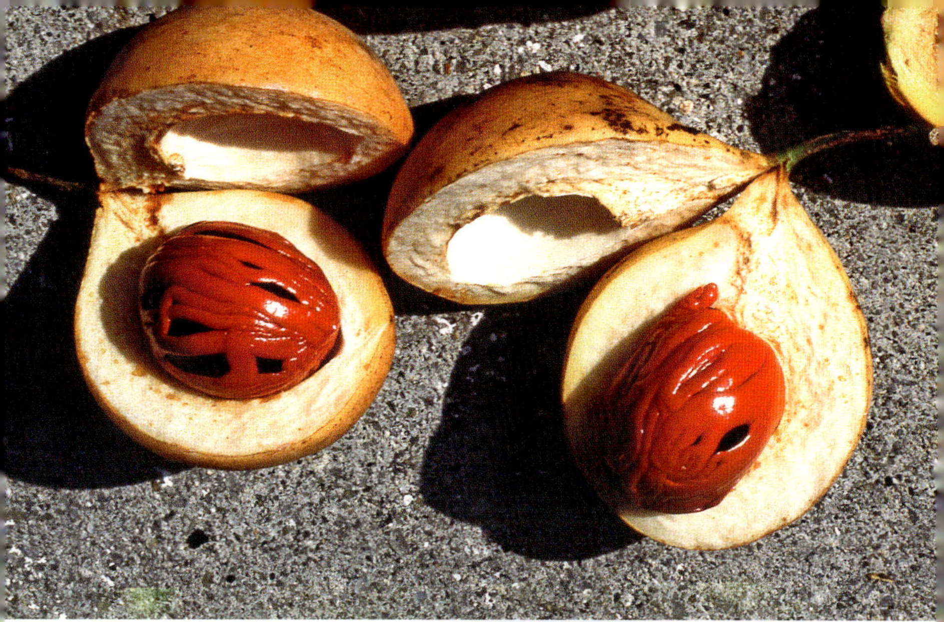

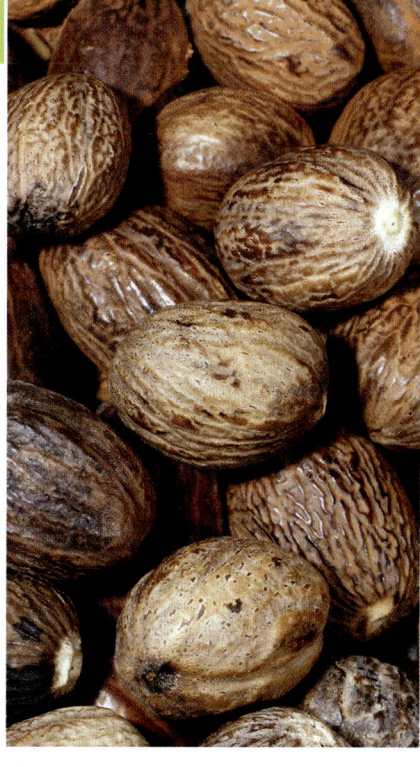

Botanischer Steckbrief

H 5–13(–20) m | Baum

Beschreibung Immergrüner, meist zweihäusiger Baum mit eiförmig-länglichen,
zugespitzten, glänzenden Blättern. Glockenförmige, 5-zipfelige gelbe Blüten, männliche
zu mehreren in rispigen Blütenständen,
weibliche zu 1–3. Frucht: eine gelbe, kugelige, bis 5 cm große Kapsel.

Vorkommen Heimat: Molukken, in SO-Asien
und anderen tropischen Gebieten kultiviert.

Wirkstoffe In der Muskatnuss bis 16 % ätherisches Öl, überwiegend aus Monoterpenen
wie Sabinen, Pinen, Limonen, Phellandren
und Myrcen sowie Terpenalkoholen. Charakteristische Phenylpropanderivate, vor allem
Myristicin, daneben Elemicin, Safrol, Eugenol
und Methyleugenol; Lignane, Triterpenalkohole; im fetten Öl Triglyceride, unter anderem mit Myristinsäure.

Grundlage der Arzneimittelherstellung
Die getrockneten, von Arillus und Samen-
schale befreiten, in der Regel gekalkten
Samenkerne.

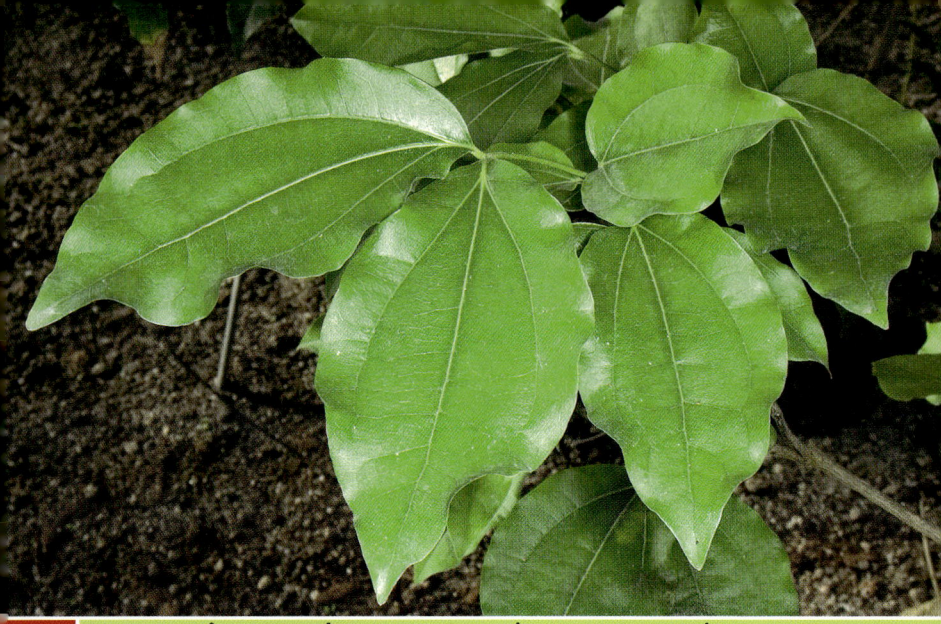

N

Nux vomica, Brechnuss *Strychnos nux-vomica*
Loganiaceae   Brechnussgewächse

Allgemein-befinden

Kopf-bereich

Brustbereich

Bauchraum

Unterleib

Bewegungs-apparat

Haut, Haare Nägel

Homöopathische Bedeutung

Leitsymptome Zustand der Überreiztheit und Übererregbarkeit, bei gehetzter Lebensweise und „cholerischem" Gemütszustand.
Anwendung Nux vomica wird immer wieder als das „Manager-Mittel" bezeichnet. In der Selbstmedikation, bei der Behandlung einfacher akuter Erkrankungen, hat es ebenfalls einen wichtigen Platz. Der Nux-vomica-Zustand ist überreizt und überempfindlich. Dies liegt einerseits am Gemütszustand (typische innere Haltung: „Jedes Problem lässt sich durch Arbeit lösen"), andererseits am Verlangen nach Reizstoffen und Drogen, wie Kaffee, Zigaretten, Alkohol, aber auch nach reizenden Situationen (Sex). Die Folge ist ein Zustand des Überreizt- und Überladenseins (körperlich und psychisch). Alle Reaktionen des Organismus sind heftig, dabei aber oft ineffektiv. Typisch sind Neigung zu Zorn und Ungeduld, worunter auch die Umgebung des Patienten zu leiden hat. Schmerzen sind sehr stark und heftig oder werden zumindest so empfunden. Im Kopf ist Schwindel, Benommenheit, ein Zustand „wie berauscht" (u. U. auch ohne vorhergehende Einnahme von Alkohol o. Ä.). Der Magen-Darm-Trakt ist betroffen, häufig infolge von Völlerei; die Reaktion ist Schluckauf; heftiges Erbrechen, Magenverstimmung. Bauchschmerzen wie wund (schlimmer durch Erschütterung), vergeblicher Stuhldrang; enge Kleidung wird nicht ertragen. Nux vomica ist ein wichtiges Erkältungsmittel. Im Nux-vomica-Zustand kann Schlafmangel alle Arten von Erkrankungen auslösen, z. B. bei Müttern kleiner Kinder, die nie zur Ruhe kommen. Nach einem kurzen Schläfchen geht es dem Patienten schon viel besser; praktisch geheilt ist er, wenn er einmal richtig ausgeschlafen hat. Übelkeit und Erbrechen in der Schwangerschaft können auch behandelt werden. Verschlimmerung: durch Kälte, Schlafmangel, „hemmungsloses Leben", Ärger, Kummer, Druck. Besserung: durch Schläfchen, Ruhe, Wärme, feuchte Luft.

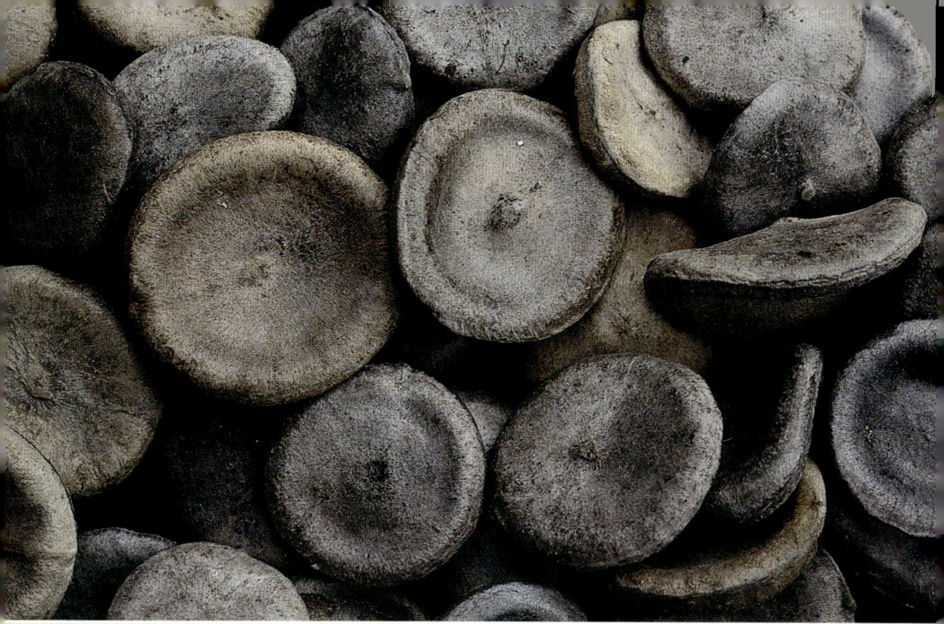

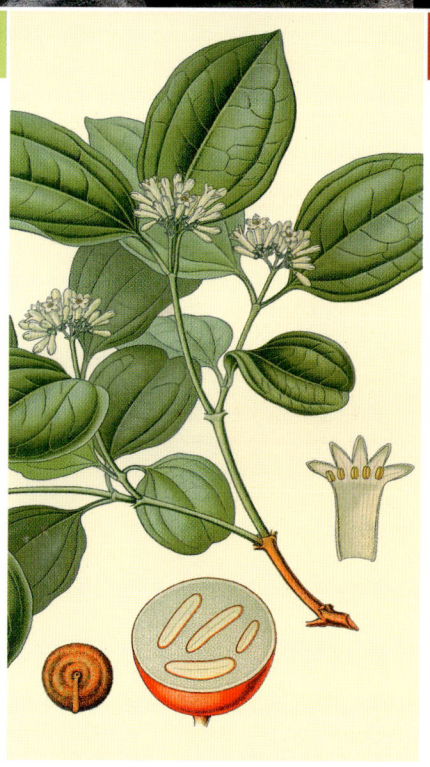

Botanischer Steckbrief

H 10–15(–25) m | Baum | April–Juli | giftig

Beschreibung Baum mit gegenständigen, breit elliptischen, kurz zugespitzten, schwach behaarten Blättern. Blüten grünlich weiß, 5-zählig, mit langer Kronröhre, in zusammengesetzten, endständigen, dolden-artigen Blütenständen. Beeren reif orange-farben, 2–4 cm im Durchmesser, mit 1–15 scheibenförmigen Samen, 20–25 mm im Durchmesser.

Vorkommen Heimat Indien, kultiviert im tropischen Asien.

Wirkstoffe Indolalkaloide, insbesondere Strychnin und Brucin, ferner das bittere Iridoidglykosid Loganin.

Grundlage der Arzneimittelherstellung Die getrockneten, reifen Samen.

141

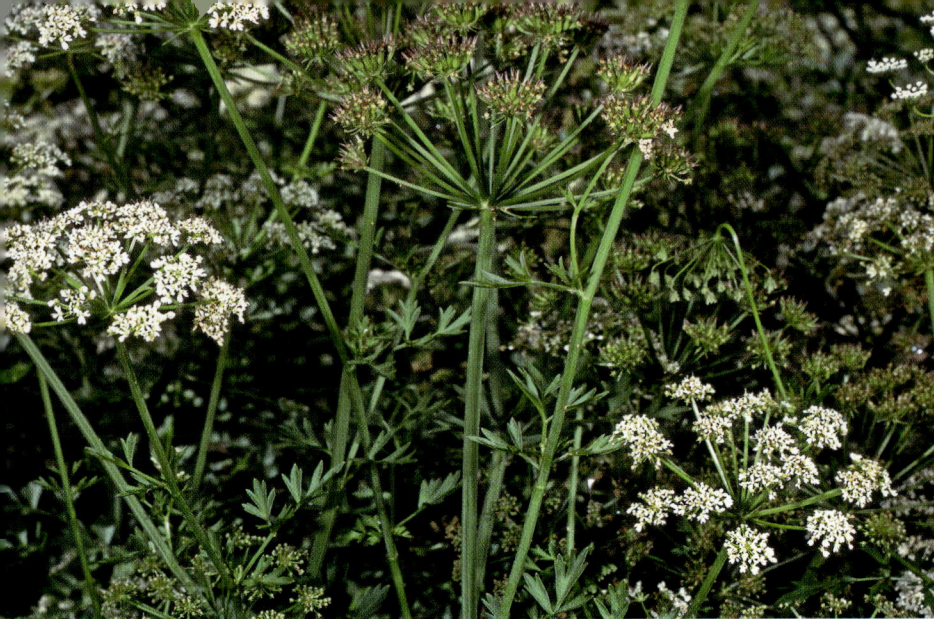

Oenanthe crocata, Safran-Rebendolde — *Oenanthe crocata*

O

Apiaceae   Doldenblütler

Allgemeinbefinden
Kopfbereich
Brustbereich
Bauchraum
Unterleib
Bewegungsapparat
Haut, Haare Nägel

Homöopathische Bedeutung

Leitsymptome Homöopathisches Mittel gegen epileptische Krampfanfälle (zur Selbstmedikation nicht geeignet).

Anwendung Der Patient stürzt nach hinten, nachdem er einen lauten Schrei ausgestoßen hat. Das Gesicht ist geschwollen, die mimische Muskulatur zuckt krampfhaft. Auch Wahnzustände und Halluzinationen (Sinnestäuschungen) können begleitend auftreten. Der Patient leidet unter Übelkeit und anhaltendem Erbrechen. All diese Symptome sind zur Selbstbehandlung durch den Laien nicht geeignet.

Achtung Bei epileptischem Anfall, bei Wahnzuständen oder Halluzinationen Notarzt rufen!

Botanischer Steckbrief

H 0,2–1,5 m | Staude | Mai–Juli | giftig

Beschreibung Gefährliche Giftpflanze, da die nach Pastinak schmeckenden und an Schnittstellen gelben Saft absondernden, fleischigen, rübenartigen Wurzeln zum Verzehr verleiten. Grundblätter 2–3(–4)fach fiederteilig mit gekerbt-gelappten, eiförmigen, am Grund keilförmigen Abschnitten, nach oben zu weniger zerteilt, die Abschnitte lineal. Hauptdolde mit 10–40, zur Fruchtzeit nicht verdickten Strahlen, ohne Hülle, aber mit zahlreichen Hüllchenblättern. Früchte zylindrisch.

Vorkommen Gewässerränder, feuchte Wiesen. W- und SW-Europa, Marokko.

Wirkstoffe Polyine wie das stark giftige Oenanthotoxin, ätherisches Öl mit Apiol und Myristicin.

Grundlage der Arzneimittelherstellung Frische, zur Blütezeit geerntete, unterirdische Teile.

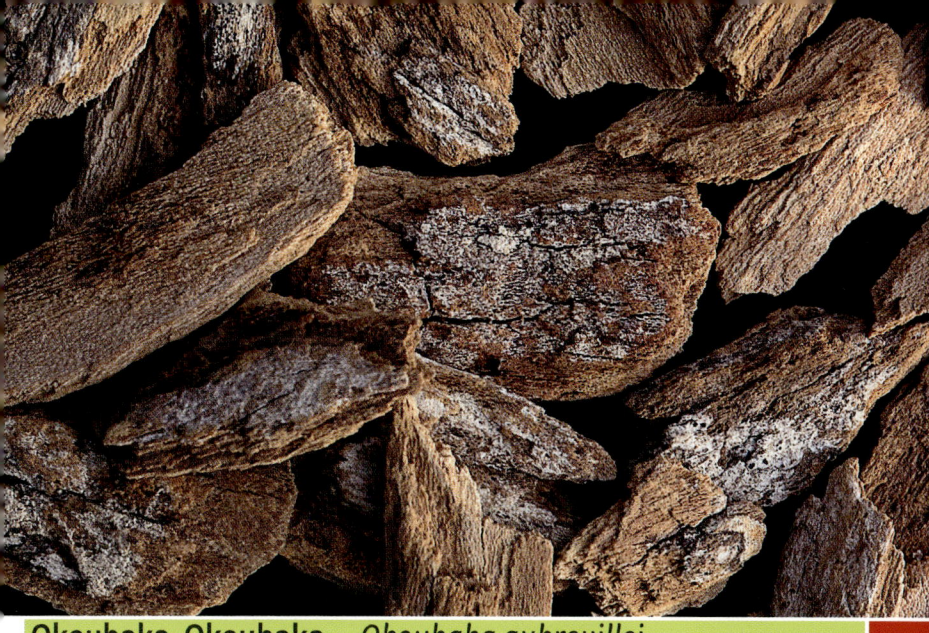

Okoubaka, Okoubaka   *Okoubaka aubrevillei*

Santalaceae   Sandelholzgewächse

O

Botanischer Steckbrief

H 30–40 m | Baum

Beschreibung Hoher, zweihäusiger Baum mit kräftigem Stamm, der bis 3 m Umfang haben kann. Blätter wechselständig, länglich eiförmig, ganzrandig, bis 20 cm lang. 5-zählige, unscheinbare Blüten in rispenförmigen Blütenständen. Große, hängende, fleischige, gelbe Steinfrüchte. Wie viele Sandelholzgewächse ein Halbparasit, der seine Wirtspflanze stark im Wachstum hemmt und sogar abtötet.

Vorkommen Geschlossene Regenwälder. W-Afrika (Ghana, Nigeria, Elfenbeinküste).

Wirkstoffe Catechingerbstoffe, Phenolcarbonsäuren, Sterole, Aminosäuren. Noch unvollständig untersucht.

Grundlage der Arzneimittelherstellung Die getrocknete Astrinde.

Homöopathische Bedeutung

Leitsymptome Magen-Darm-Beschwerden auf Fernreisen.

Anwendung Kaum geprüfte Substanz. Okoubaka wird als bewährte Indikation eingesetzt: bei Gastroenteritis nach dem Genuss verdorbener Speisen, Veränderung der Ernährungsgewohnheiten (z. B. auf Fernreisen), Vergiftungen jeder Art. Verwendung findet Okoubaka auch bei der Rekonvaleszenz nach Infektionskrankheiten. Dosierung: Okoubaka D3, 4x 3 Globuli.

Achtung Bei Verdacht auf Vergiftung Notarzt rufen und Vergiftungszentrale anrufen!

Allgemeinbefinden

Kopfbereich

Brustbereich

Bauchraum

Unterleib

Bewegungsapparat

Haut, Haare Nägel

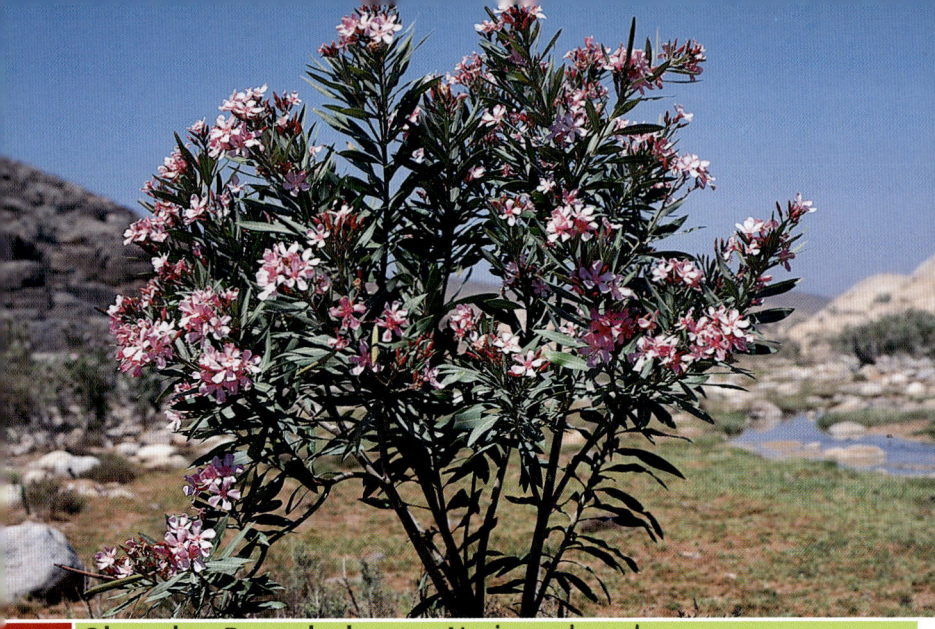

Oleander, Rosenlorbeer   *Nerium oleander*

O

Apocynaceae   Hundsgiftgewächse

Allgemein-befinden

Kopf-bereich

Brustbereich

Bauchraum

Unterleib

Bewegungs-apparat

Haut, Haare Nägel

Homöopathische Bedeutung

Leitsymptome Oleander hat starke Wirkungen auf Nervensystem, Verdauungstrakt, Herz und Haut.

Anwendung Ein Mittel für Lähmungen, die nach durchgemachter Kinderlähmung (Poliomyelitis) zurückgeblieben sind. Typische Symptome sind: Muskelkrämpfe am ganzen Körper, Schwäche, Zittern, Taubheitsempfindungen, schmerzlose Lähmungen. Man kann nur unter Schwierigkeiten sprechen; die Auffassung ist verlangsamt. Der Patient leidet unter Schwindel, der sich durch Fixieren eines Gegenstandes oder festen Punktes verschlimmert. Es bestehen Kopfschmerzen, die sich durch Schielen oder Seitwärtssehen bessern. Hinzu kommt Ekel vor Käse. Schwäche und Leere in Brust und Magen bessern sich durch Trinken von Branntwein; Durst auf kaltes Wasser. Die Hand zittert beim Schreiben. Verschlimmerung: durch Reiben oder Entkleiden.

Achtung Bei Lähmung und/oder Sprachstörung Notarzt rufen.

Botanischer Steckbrief

H 1–4 m | Strauch | Juli–September | giftig

Beschreibung Milchsaft führender Strauch, auch baumförmig, mit lanzettlichen, oft zu dritt quirlständigen Blättern. Blüten trugdoldig an den Zweigenden, Krone rosa, selten weiß, bei Gartenformen auch gefüllt, 3–4 cm breit. 8–18 cm lange, rötlich braune Früchte, Samen mit Haarschopf.

Vorkommen Flussufer, in zeitweilig trockenen Bachbetten im Mittelmeergebiet. Als Zierpflanze kultiviert, in Mitteleuropa nur als Kübelpflanze.

Wirkstoffe Herzwirksame Cardenolidglykoside mit Oleandrin (Folinerin) als Hauptglykosid; Pregnanglykoside, Flavonoide.

Grundlage der Arzneimittelherstellung
Die frischen, vor Blütebeginn gesammelten Blätter.

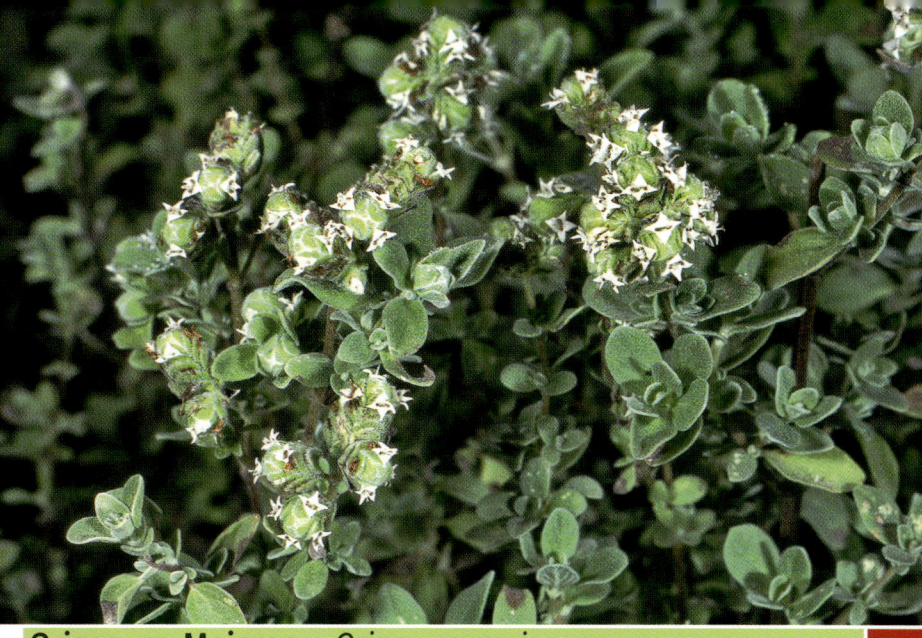

Origanum, Majoran *Origanum majorana*
Lamiaceae Lippenblütler

Botanischer Steckbrief

H 0,2–0,6 m | ein- bis zweijähriges Kraut | Juli bis September

Beschreibung Aufrechte, grau behaarte, aromatische Pflanze mit ovalen Blättern. Blüten mit weißer bis rosa, etwa 4 mm langer Krone einzeln in den Achseln von dicht stehenden Hochblättern, endständige, köpfchenartige Blütenstände bildend.

Vorkommen Heimat N-Afrika, SW-Asien. Als Gewürzpflanze kultiviert, selten verwildert.

Wirkstoffe Ätherisches Öl, vor allem mit Sabinenhydrat (40–80 %), Terpinen-4-ol und weiteren Monoterpenen, geringe Mengen Phenolglykoside (0,4–1 %) wie Arbutin, Methylarbutin und Hydrochinon, Flavonoide, Lamiaceen-Gerbstoffe wie Rosmarinsäure, Triterpene.

Grundlage der Arzneimittelherstellung
Die frischen oberirdischen Teile zur Blütezeit.

Homöopathische Bedeutung

Leitsymptome Majoran hat eine starke Wirkung auf die Geschlechtsorgane, besonders auf die weiblichen.

Anwendung Origanum/Majoran ist ein mögliches Mittel gegen übermäßigen Geschlechtstrieb sowohl bei Männern als auch bei Frauen. Es kommt zu wollüstigen Träumen, großer Erregung und gesteigertem Verlangen nach Geschlechtsverkehr. Die Brustwarzen können anschwellen und jucken (bei beiden Geschlechtern möglich). Die Stimmung kann abwechselnd heiter und traurig sein.

Achtung Bei Verdacht auf sexuelle Störungen Arzt aufsuchen.

Allgemein-befinden

Kopf-bereich

Brustbereich

Bauchraum

Unterleib

Bewegungs-apparat

Haut, Haare Nägel

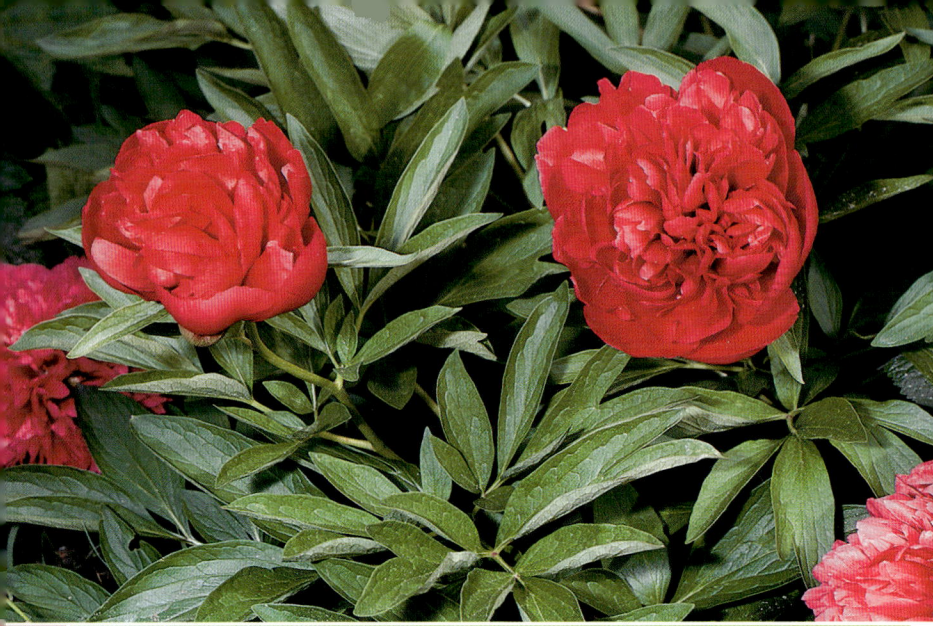

Paeonia, Echte Pfingstrose *Paeonia officinalis*

Paeoniaceae   Pfingstrosengewächse

Allgemein-befinden

Kopf-bereich

Brustbereich

Bauchraum

Unterleib

Bewegungs-apparat

Haut, Haare Nägel

Homöopathische Bedeutung

Leitsymptome Arznei für Symptome in zwei Organbereichen: After und Haut.

Anwendung Paeonia hilft bei schmerzhaften Hämorrhoiden sowie Fissuren und Fisteln im Analbereich. Nach dem Stuhlgang hat der Patient quälende Schmerzen am After, die lange anhalten, er muss deshalb auf und ab gehen. Auch Beißen und Jucken im After und feuchte Absonderung treten auf. Die Schmerzen sind stechend oder wie von Splittern. Die Haut ist sehr empfindlich; durch Druck bilden sich schnell Geschwüre und „Druckgeschwüre" (Dekubiti). Die Beschwerden verschlimmern sich: durch Berührung oder Druck, während und nach dem Stuhlgang, nachts. Weiteres Anwendungsgebiet: entzündeter Großzehenballen (Gicht durch den Arzt ausschließen lassen!).

Botanischer Steckbrief

H 0,3–1,2 m | Staude | Mai–Juni | giftig | geschützt

Beschreibung Kräftige Staude mit knollig verdickten Wurzeln. Untere Blätter 2–3-mal 3-teilig gefiedert, unterseits anliegend behaart. Blüten einzeln, 7–12 cm breit, meist mit 8 dunkelroten Kronblättern, viele Gartenformen mit gefüllten Blüten aus umgewandelten Staubblättern. 2–3 Balgfrüchte mit glänzenden, zuletzt schwarzblauen Samen.

Vorkommen Laubmischwälder der Bergstufe. S-Europa, nordwärts bis in die Südalpen, Kleinasien. Zierpflanze.

Wirkstoffe In den Blüten Anthocyanfarbstoffe wie Paeonin, Flavonoide; Gerbstoffe; in den Wurzeln Monoterpenesterglykoside wie Paeoniflorin, Gerbstoffe.

Grundlage der Arzneimittelherstellung
Die frischen unterirdischen Teile im Frühjahr.

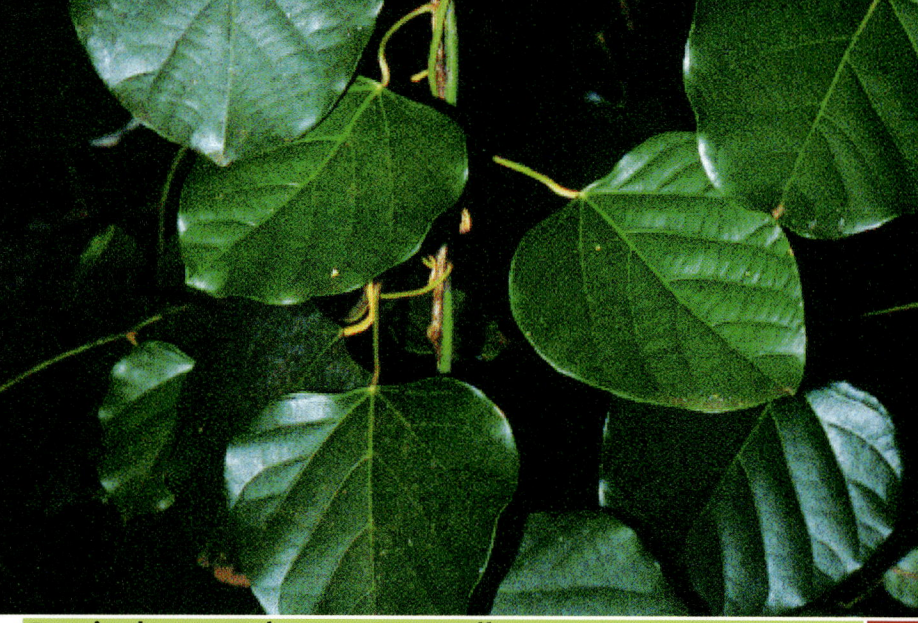

Pareira brava, Behaarter Knorpelbaum
Chondodendron tomentosum *Menispermaceae* Mondsamengewächse

Botanischer Steckbrief

H bis 30 m | verholzte Liane | giftig

Beschreibung Liane mit kräftigen Wurzeln und verholztem Stamm, am Grund bis 10 cm dick, bis 30 m hoch in die Baumkronen kletternd. Blätter lang gestielt, herzförmig, 10–20 cm groß, oberseits glatt, dunkelgrün, unterseits weißfilzig behaart. Blütenstände aus winzigen grünlich weißen, männlichen und weiblichen Blüten in getrennten Trauben.

Vorkommen Regenwälder in S-Amerika.

Wirkstoffe In der Pflanze Bisbenzylisochinolin-Alkaloide mit Tubocurarin als Hauptalkaloid, weitere weniger wirksame Alkaloide, Gerbstoffe.

Grundlage der Arzneimittelherstellung
Die getrockneten unterirdischen Teile.

Homöopathische Bedeutung

Leitsymptome Kleines, kaum geprüftes Mittel für Krankheiten der Harnwege.

Anwendung Fortwährender Harndrang, mit Harnverhalt (Wasserlassen ist unmöglich). Heftiger Schmerz in Harnröhre, Eichel und die Oberschenkel hinabziehend während des Versuchs, Wasser zu lassen. Wasser lassen ist nur möglich, wenn man sich auf alle viere niederlässt und den Kopf gegen den Boden drückt.

Achtung Nicht geeignet zur Selbstmedikation. Bei Harnwegsinfekt mit Fieber und/oder Harnverhalt Arzt aufsuchen!

Allgemeinbefinden

Kopfbereich

Brustbereich

Bauchraum

Unterleib

Bewegungsapparat

Haut, Haare Nägel

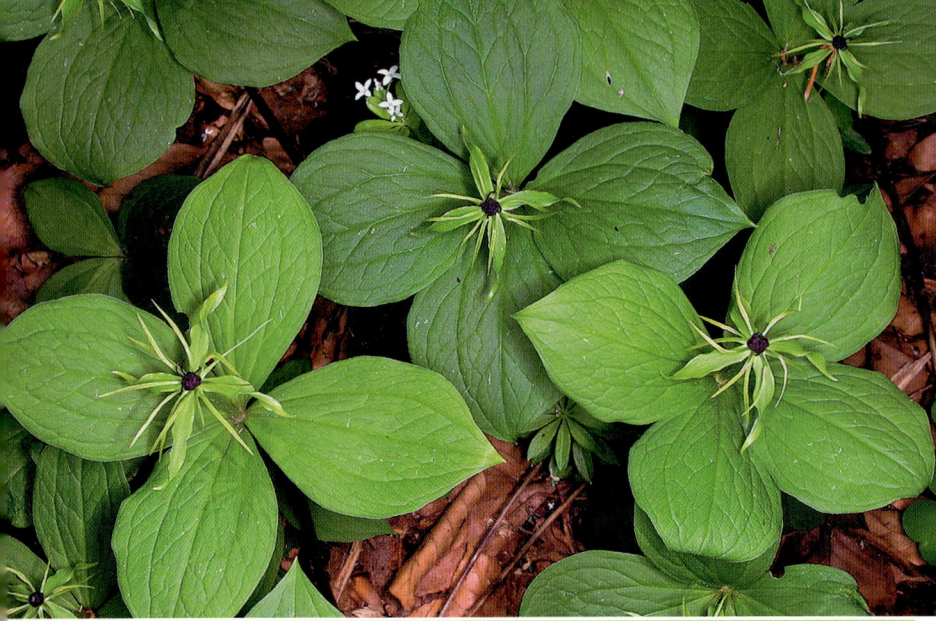

Paris quadrifolia, Vierblättrige Einbeere   *Paris quadrifolia*

Liliaceae s. l. *(Trilliaceae)*   Liliengewächse

Allgemein-
befinden

Kopf-
bereich

Brustbereich

Bauchraum

Unterleib

Bewegungs-
apparat

Haut, Haare
Nägel

Homöopathische Bedeutung

Leitsymptome Diese Arznei wirkt besonders auf Augen und Kopf.

Anwendung Körperteile werden als zu groß
empfunden, z. B. der eigene Kopf. Der ganze
Körper schmerzt bei Berührung; auch die
Kopfhaut ist überempfindlich, sodass Kämmen unmöglich ist. Die Stimmung ist geho-
ben, dabei ist der Patient geschwätzig und
hört sich selbst ausgesprochen gern reden.
Die Augäpfel fühlen sich an, als würden sie
an einem Faden nach hinten gezogen. Das
ganze Gesicht fühlt sich an, als werde es zur
Nasenwurzel hin und von dort – ebenfalls
durch einen Faden – ins Innere des Kopfes
hineingezogen. Der Geruchssinn ist gestört:
Milch und Brot riechen wie faules Fleisch.
Die Stimme ist heiser, aber nur in wieder-
kehrenden Abständen (z. B. alle 15 oder 30
Minuten). Verschlimmerung: durch Nach-
denken, Anstrengung der Augen, Berührung. Besserung: durch Druck, Aufstoßen.

Botanischer Steckbrief

H 0,1–0,4 m | Staude | April–Juni | giftig

Beschreibung Rhizompflanze mit aufrechten Stängeln und meist 4 breit eiförmigen,
quirlständigen Blättern am Ende. Diese
jeweils in ihrer Mitte mit einer 4(–6)-zähli-
gen Blüte aus grünen lanzettlichen äußeren
und gelbgrünen schmaleren inneren Hüllblättern. Frucht eine dunkelblaue, fleischige
Beere mit 10–15 mm Durchmesser.

Vorkommen Feuchtere Laubmischwälder.
Europa, W-Asien.

Wirkstoffe Steroidsaponine, vor allem Pen-
nogenintetraglykosid und Dehydrotrilleno-
genin.

Grundlage der Arzneimittelherstellung
Die frische ganze Pflanze zur Zeit der
Fruchtreife.

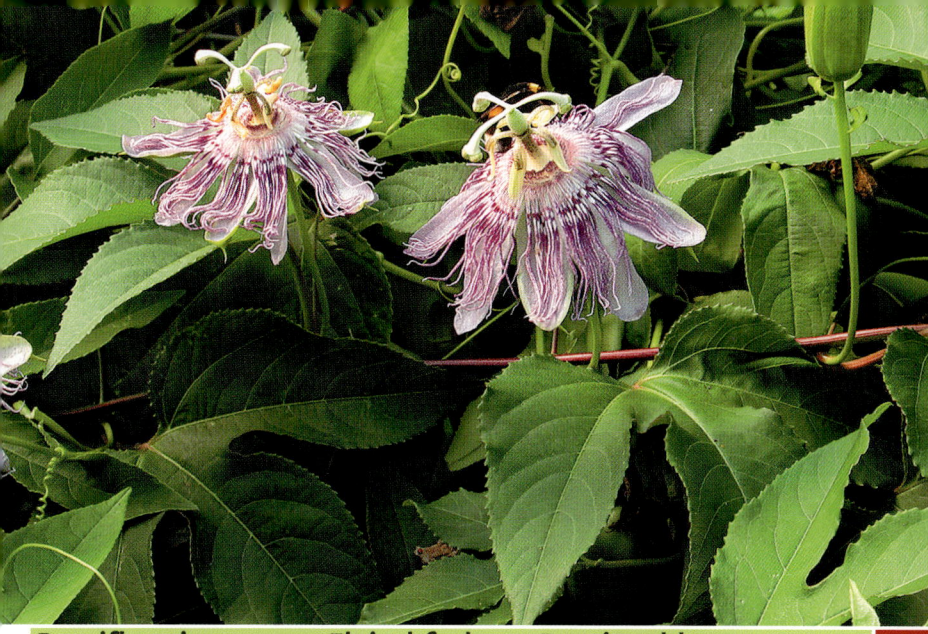

Passiflora incarnata, Fleischfarbene Passionsblume
Passiflora incarnata   *Passifloraceae*   Passionsblumengewächse

Botanischer Steckbrief
H bis 10 m | ausdauernd | Juni–September

Beschreibung Kletterpflanze mit lang gestielten, wechselständigen tief dreilappigen Blättern, Abschnitte breit lanzettlich, unterseits fein behaart. In den Blattachseln glatte Ranken, am Ende korkenzieherartig eingerollt. Blüten einzeln, 3–5 cm groß, weißliche Kronblätter mit zahlreichen, etwa gleich langen fädlichen, rosa bis purpurnen Nebenkronblättern. 5 auffällige große Staubblätter. Frucht essbar wie von 50–60 der über 400 Arten.

Vorkommen Trockene Böden, südöstliches N-Amerika.

Wirkstoffe Flavonoide, vor allem Glykosylflavone des Apigenins und Luteolins wie Schaftosid, Vicenin, Isoorientinglucosid und Isovitexinglucosid; Glykoproteine wie Prolin; in geringer Menge das cyanogene Glykosid Gynocardin, Zucker, ätherisches Öl in Spuren.

Grundlage der Arzneimittelherstellung
Die frischen oberirdischen Teile.

Homöopathische Bedeutung
Leitsymptome Ungeprüfte Arznei mit beruhigender und krampflösender Wirkung.

Anwendung Passiflora hat sich bei Schlaflosigkeit infolge von Sorgen, Überarbeitung oder nervöser Unruhe gut bewährt, auch bei Schlaflosigkeit von alten Menschen. Zur symptomatischen Behandlung von leichteren Schmerzen wurde es ebenfalls schon eingesetzt. Verwendet wird die Urtinktur.

Achtung Passiflora wird anders dosiert und eingenommen als die homöopathischen Arzneien. Zur Schlafförderung werden 20 bis 30 Tropfen eine Stunde vor dem Schlafengehen in etwas warmem Wasser eingenommen. Das kann bei Bedarf im Lauf der Nacht wiederholt werden.

Allgemeinbefinden

Kopfbereich

Brustbereich

Bauchraum

Unterleib

Bewegungsapparat

Haut, Haare Nägel

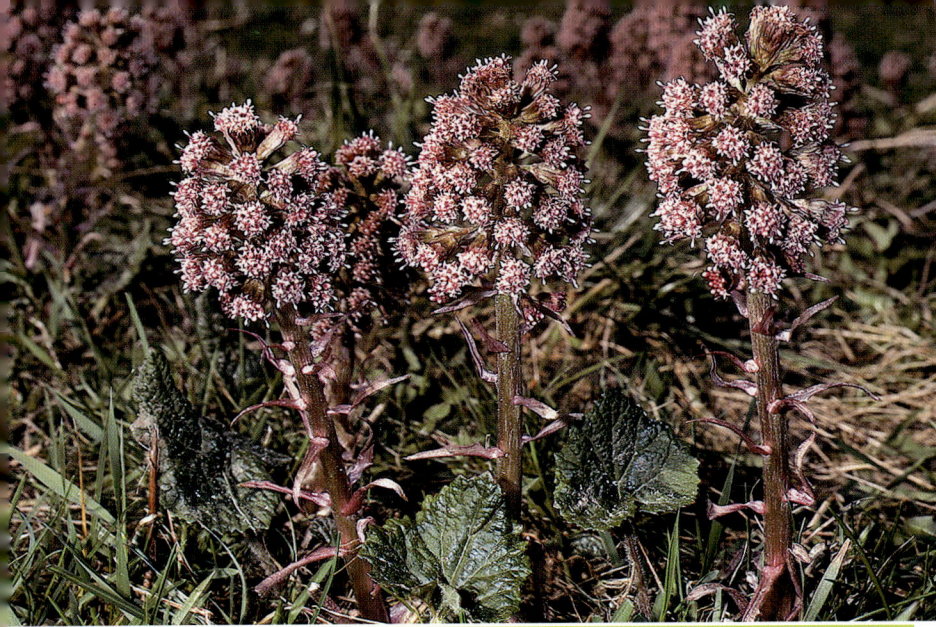

P

Petasites, Gewöhnliche Pestwurz *Petasites hybridus*

Asteraceae Korbblütler

Allgemein-befinden

Kopf-bereich

Brustbereich

Bauchraum

Unterleib

Bewegungs-apparat

Haut, Haare Nägel

Homöopathische Bedeutung

Leitsymptome Die homöopathisch kaum geprüfte Arznei wurde im Mittelalter in pflanzlicher Form vor allem wegen ihrer schweißtreibenden Wirkung gegen die Pest eingesetzt; homöopathisch wurde sie in Einzelfällen gegen Kopfschmerzen und Spasmen eingesetzt.

Anwendung Petasites wurde vereinzelt homöopathisch eingesetzt: gegen Stirn-kopfschmerzen, Reizung der Harnröhre, Entzündung von Hoden und/oder Prostata, Schmerzen in den Samensträngen. Außerdem hat Petasites krampflösende Wirkung und kam daher zum Einsatz bei krampf-artigem Husten, Koliken der Harnwege und Gallenblase und bei Krämpfen der Gebär-mutter.

Achtung Nicht geeignet zur Selbstmedika-tion.

Botanischer Steckbrief

H 0,2–1 m | Staude | April–Mai

Beschreibung Staude mit knollig verdick-tem Wurzelstock und rundlichen, unregel-mäßig gezähnten, unterseits schwach spinnwebigen Blättern, Stiel oben gefurcht. Grundblätter bis 90 cm im Durchmesser. Blütenstand dicht walzlich, bis 40 cm hoch, zur Fruchtzeit bis 1 m, Blüten alle röhren-förmig, purpurn, seltener weiß, in kleineren weiblichen und größeren männlichen Köpf-chen.

Vorkommen Bach- und Flussufer, nähr-stoffreiche, feuchte Stellen. Europa, W-Asien.

Wirkstoffe Sesquiterpenalkoholester wie Petasin, Isopetasin, Furanopetasin; toxische Pyrrolizidinalkaloide.

Grundlage der Arzneimittelherstellung
Die frischen oberirdischen Teile gegen Ende der Blütezeit.

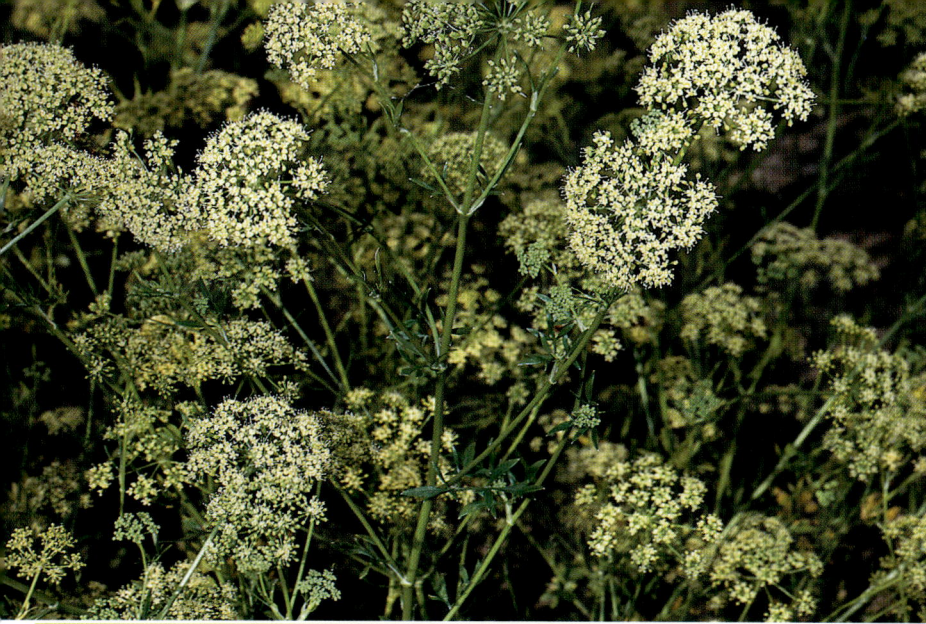

Petroselinum, Blatt-Petersilie
Petroselinum crispum **convar.** *crispum*   *Apiaceae*   Doldenblütler

Botanischer Steckbrief

H 0,3–1 m | zweijähriges Kraut | Juni–August
Beschreibung Pflanze mit charakteristischem Geruch und dünner (Blatt-Petersilie) oder fleischiger Wurzel (Wurzel-Petersilie). Blätter 2–3fach gefiedert mit dreieckigen Abschnitten oder weiter zerteilt und auch kraus. Blütendolden mit 6–8-blättrigem Hüllchen und gelblich grünen 5-zähligen Blüten. Früchte grünlich grau, nur 2 mm lang.
Vorkommen Heute weltweit kultiviert. Heimat wohl SW-Asien und östliches Mittelmeergebiet.
Wirkstoffe Besonders in den Früchten ätherisches Öl (2–6 %), je nach Sorte mit verschiedenen Anteilen an Phenylpropanen wie Apiol, Myristicin und Allyltetramethoxybenzol sowie Pinen, Phellandren; Flavonoide wie Apiin, Furanocumarine, fettes Öl mit Petrosilinsäure; in den Wurzeln auch Phthalide wie Ligustilid (Geruchsträger) und Polyine wie Falcarinol.
Grundlage der Arzneimittelherstellung
Die frische Pflanze mit Wurzel zu Beginn der Blüte.

Homöopathische Bedeutung

Leitsymptome Plötzlicher, unwiderstehlicher Harndrang, dem sofort nachgegeben werden muss.
Anwendung Diese Arznei wirkt besonders auf den Urogenitaltrakt. Im Vordergrund steht der plötzliche, unwiderstehliche Harndrang. Man muss sofort die Toilette aufsuchen, um Wasser zu lassen, sonst entstehen heftige Schmerzen. Der Harndrang ist mit Ziehen, Kribbeln, Jucken und Kitzeln entlang der ganzen Harnröhre verbunden; er wiederholt sich häufig. Im ersten Stadium der gutartigen Prostatahypertrophie kann Petroselinum eingesetzt werden, wenn die Symptome passen. Bei Frauen kann als Folge einer Blasen- oder Gebärmutteroperation eine ähnliche Symptomatik auftreten.
Achtung Bei Ausfluss aus der Harnröhre besteht Verdacht auf eine ansteckende Geschlechtskrankheit, was ärztlich abgeklärt werden muss. Auch Prostataerkrankungen müssen ärztlich abgeklärt werden.

Allgemeinbefinden

Kopfbereich

Brustbereich

Bauchraum

Unterleib

Bewegungsapparat

Haut, Haare
Nägel

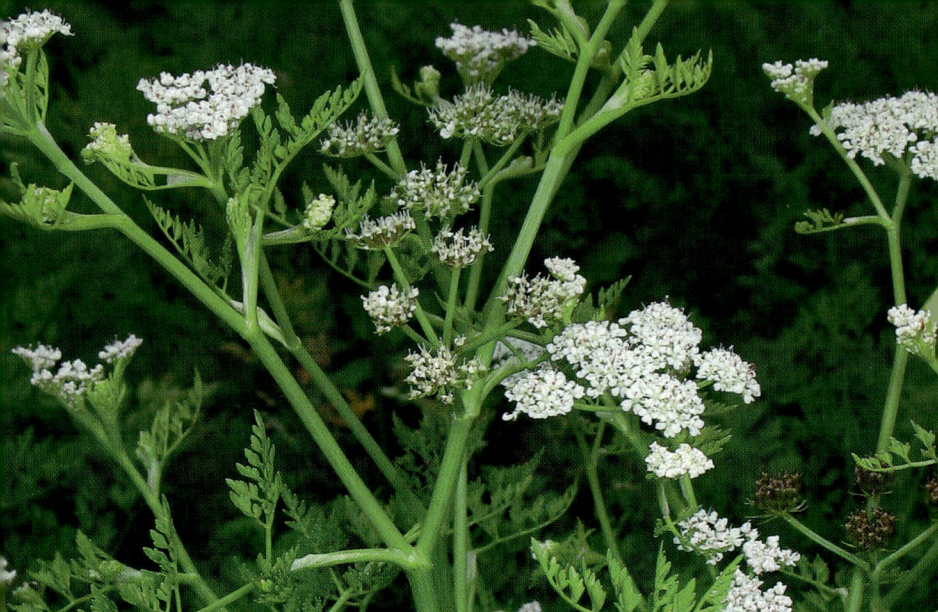

Phellandrium, Wasserfenchel *Oenanthe aquatica*

P

Apiaceae Doldenblütler

Allgemein-befinden

Kopf-bereich

Brustbereich

Bauchraum

Unterleib

Bewegungs-apparat

Haut, Haare Nägel

Homöopathische Bedeutung

Leitsymptome Phellandrium erzeugt Reizungen der Atemwege und wirkt auf Brustdrüsen und Nerven.

Anwendung Der Patient erwacht wegen eines seltsamen Geräuschs, als wenn man auf ein frei schwebendes und schwingendes Stück Blech schlagen würde. Dieses Geräusch empfindet er als Tönen im Gehirn. Ein weiteres seltsames Gefühl ist die Empfindung, als seien alle Blutgefäße im ganzen Körper in zitternder Bewegung. Bei der stillenden Mutter schmerzen die Brustwarzen jedes Mal, wenn sie das Kind anlegt. Andererseits schmerzt die Brust, wenn sie gerade nicht stillt, also zwischen den Mahlzeiten des Kindes. Außerdem können heftige Schmerzen durch die Brüste auftreten, von vorn nach hinten gerichtet. Die Beschwerden verschlimmern sich: durch kalte frische Luft, Anstrengung der Augen.

Achtung Bei Verdacht auf Brustentzündung (Mastitis) Arzt aufsuchen.

Botanischer Steckbrief

H 0,3–2 m | zweijähriges bis ausdauerndes Kraut | Juni–August

Beschreibung Kahle Sumpf- oder Wasserpflanze mit unten oft stark (bis 8 cm) verdicktem Stängel und Wurzelstock. Blätter 2–3fach gefiedert, Endabschnitte der Überwasserblätter eiförmig, Unterwasserblätter in fadenförmige Abschnitte zerteilt. Dolde ohne Hülle, aber mit zahlreichen Hüllchenblättern. Blüten 5-zählig, weiß, Früchte eiförmig-länglich, 4–5 mm. Teilfrüchte mit 3 breiten, gerundeten Rückenrippen und 2 flachen Randrippen.

Vorkommen Altwässer und Tümpel, fast ganz Europa, W-Asien.

Wirkstoffe Ätherisches Öl mit Phellandren als Hauptbestandteil, Myristicin, Androl mit charakteristischem Geruch; Polyine, über deren Giftigkeit noch wenig bekannt ist; Lignane.

Grundlage der Arzneimittelherstellung
Die reifen trockenen Früchte.

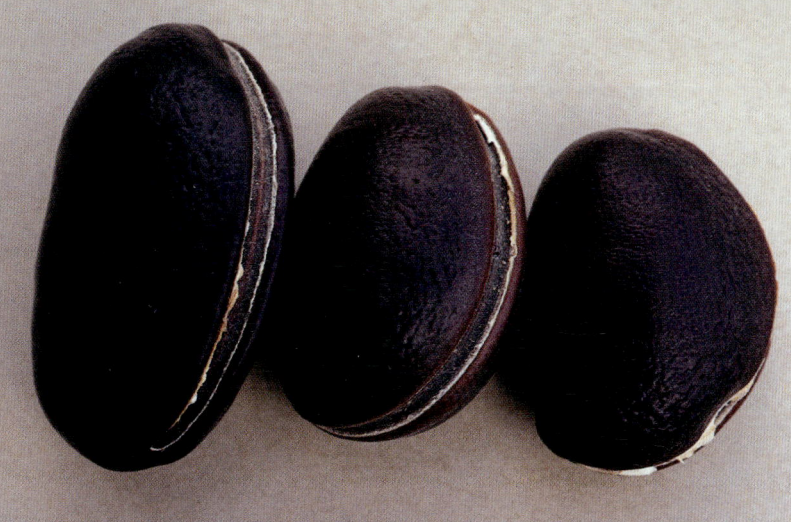

Physostigma, Kalabarbohne *Physostigma venenosum*
Fabaceae Schmetterlingsblütler

Botanischer Steckbrief

H bis 15(–20) m | Kletterpflanze | März–Mai | giftig

Beschreibung Verholzte, windende Kletterpflanze mit 3-teiligen, bis 15 cm langen Blättern, Blättchen eiförmig zugespitzt. Blüten rosarot, 2 cm groß, in hängenden, zusammengesetzten Trauben. Die bis 16 cm langen Hülsen mit 2–3 bohnenförmigen, dunkelbraunen, äußerst giftigen Samen, den Kalabarbohnen, die früher in Nigeria zur Vollstreckung von „Gottesurteilen" verwendet wurden.

Vorkommen Tropisches W-Afrika, eingebürgert in Indien und Brasilien.

Wirkstoffe Indolalkaloide mit dem Hauptalkaloid Physostigmin (Eserin).

Grundlage der Arzneimittelherstellung Die getrockneten Samen.

Homöopathische Bedeutung

Leitsymptome Auffälligstes Symptom ist eine Abneigung gegen kaltes Wasser, sowohl äußerlich (waschen, baden) als auch innerlich (trinken) angewandt.

Anwendung Der Patient befindet sich in einem Zustand der Schwäche; die Muskeln gehorchen dem Willen nicht mehr und/oder ziehen sich krampfhaft zusammen. Es besteht ein eigenartiges Gefühl des Schwebens. Weitere Symptome: schießende Schmerzen; fliegende Hitze (besonders in den Handflächen). Der Geist ist entweder ungewöhnlich aktiv (auch im Schlaf, mit dem anschließenden Gefühl, gar nicht geschlafen zu haben) oder wie gelähmt. Der Patient hat das Gefühl, ein Band um den Kopf herum zu haben oder eine eng anliegende Kappe zu tragen. Der Patient wird anfallsweise vom Schlaf nahezu überwältigt und verliert dabei fast das Bewusstsein. Verschlimmerung: durch kaltes Wasser, Anstrengung der Augen. Besserung: durch Bauchlage oder Tieflagerung des Kopfes.

Allgemeinbefinden

Kopfbereich

Brustbereich

Bauchraum

Unterleib

Bewegungsapparat

Haut, Haare Nägel

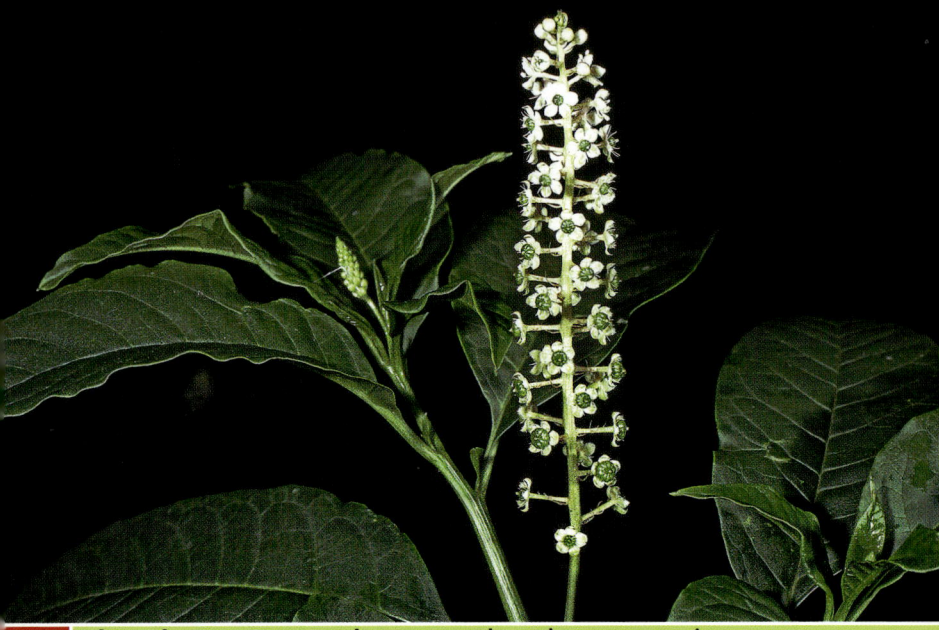

P

Phytolacca, Kermesbeere *Phytolacca americana*

Phytolaccaceae   Kermesbeerengewächse

Allgemein-befinden

Kopf-bereich

Brustbereich

Bauchraum

Unterleib

Bewegungs-apparat

Haut, Haare Nägel

Homöopathische Bedeutung

Leitsymptome Phytolacca wirkt besonders auf Drüsen (vor allem die weibliche Brust) und auf die Gewebe des inneren Halses und Rachens.

Anwendung Beim Aufstehen aus dem Bett fühlt sich die Patientin einer Ohnmacht nahe. Die typischen Schmerzen von Phytolacca sind wie wund und zerschlagen. Es kommt zur bläulich roten Verfärbung von Körperteilen wie z. B. Rachen oder Brust. Der Hals ist entzündet, dunkel gefärbt und sehr schmerzhaft beim Schlucken; evtl. strahlen die Halsschmerzen beim Schlucken bis in beide Ohren aus. Heiße Getränke können nicht geschluckt werden. Der Patient hat das Gefühl wie von einem Stöckchen oder einer heißen Kugel im Hals, schlimmer durch heiße Getränke. Wegen der Beschwerden im Hals und auch wegen schmerzhafter kleiner Geschwüre auf der Innenseite der Wangen kann es zur Nahrungsverweigerung kommen. Der Patient beißt die Zähne zusammen. Die Zunge ist an der Spitze feuerrot, und hinten an der Zungenwurzel schmerzt sie. Durch das Trinken von Limonade wird Durchfall ausgelöst. Die Brüste stillender Frauen sind geschwollen, schwer, hart und berührungsempfindlich; die Brustwarzen sind rissig. Schmerzen, die beim Stillen in der Brustwarze beginnen, können sich bis in den Rücken ausbreiten. In den Brüsten können harte Knoten zu tasten sein (evtl. auch alte Narben – Arzt aufsuchen!). Phytolacca reguliert sowohl Milchmangel als auch Milchstau und überreichliche Produktion von Muttermilch. Während der Menstruation werden vermehrt Tränen und Speichel produziert. Die Beschwerden verschlimmern sich: durch feuchtkaltes Wetter und Wetterwechsel, Bewegung, heiße Getränke, Aufrichten und Aufstehen, während der Menstruation. Besserung: durch Ruhe, trockenes Wetter, Bauchlage oder auch linke Seitenlage.

Achtung Bei Brustentzündung oder Knoten in der Brust Arzt aufsuchen!

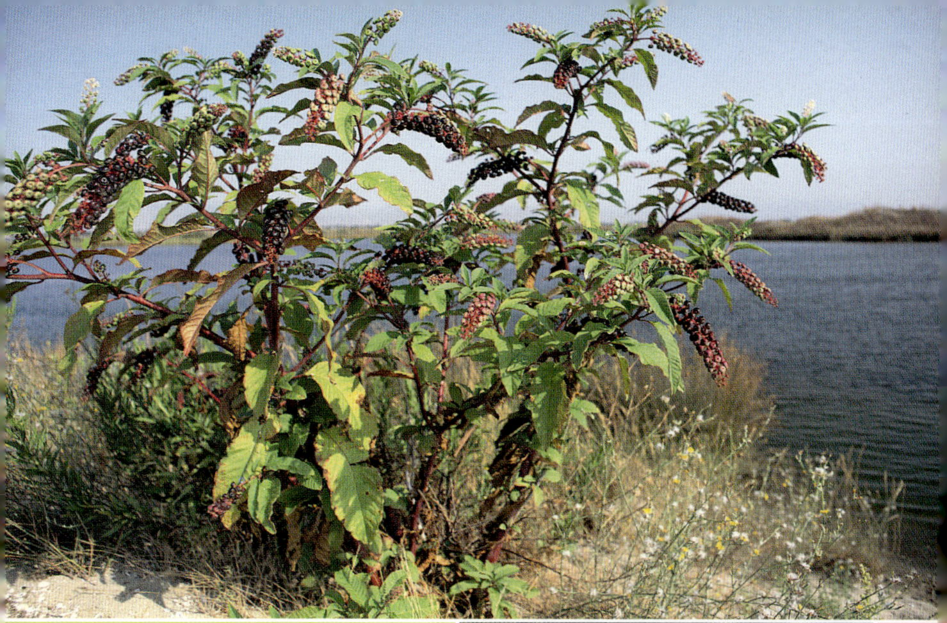

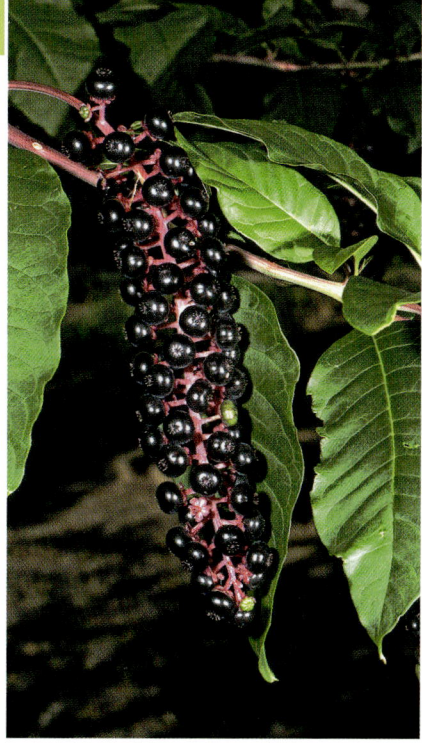

Botanischer Steckbrief

H 1–3 m | Staude | Juli–August | giftig

Beschreibung Am Grund verholzte Staude, Stängel kahl, häufig purpurn überlaufen, mit eiförmig-lanzettlichen, ganzrandigen Blättern. Blüten mit einfacher, anfangs weißer, 5-zähliger, 2–4 mm langer Hülle in 10–15 cm langen, zunächst aufrecht abstehenden, zur Fruchtzeit überhängenden Trauben. Früchte beerenartig, aus 10 verwachsenen Fruchtblättern, nur angedeutet gerippt, schwarzpurpurn, früher zum Färben von Wein verwendet.

Vorkommen Früher in Weinbaugebieten kultiviert, gelegentlich verwildert. Heimat N-Amerika.

Wirkstoffe Vor allem in Wurzeln und Samen Triterpensaponine (das Gemisch wird als Phytolaccatoxin bezeichnet), Lectine, Lignane; im Fruchtfleisch Betacyan-Farbstoffe wie Phytolaccanin.

Grundlage der Arzneimittelherstellung
Die frischen Wurzeln im Herbst.

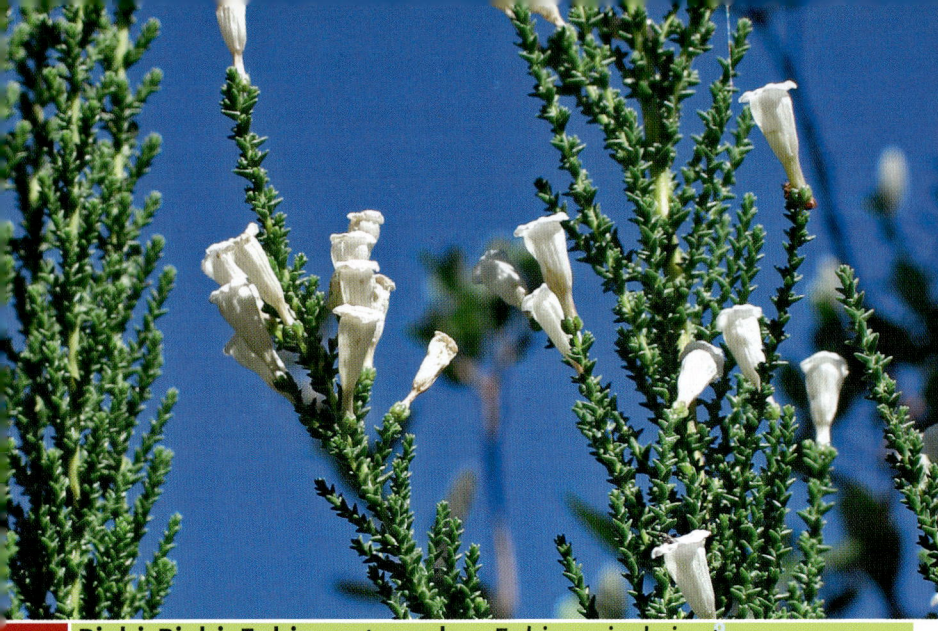

Pichi-Pichi, Fabianastrauch — *Fabiana imbricata*

Solanaceae   Nachtschattengewächse

Allgemein-befinden · Kopf-bereich · Brustbereich · Bauchraum · Unterleib · Bewegungs-apparat · Haut, Haare Nägel

Homöopathische Bedeutung

Leitsymptome Kleine, ungeprüfte Arznei, die nur sehr vereinzelt zum Einsatz kam.

Anwendung Pichi-Pichi wurde vereinzelt unter anderem eingesetzt bei entzündlichen Erkrankungen der Harnwege mit Schmerzen während und nach dem Wasserlassen, bei Harnsteinleiden, Gallenblasen- und Leberleiden.

Achtung Nicht geeignet zur Selbstmedikation.

Botanischer Steckbrief

H 2–3(–6) m | Strauch | Mai–Juli | giftig

Beschreibung Hoher, immergrüner Strauch, Zweige dicht bedeckt mit 2–3 mm langen, lanzettlichen, spiralig angeordneten Blättchen, insgesamt an Erica-Arten erinnernd. Blüten einzeln, zahlreich, aufrecht entlang der Zweigenden, Krone weiß, auch violett überlaufen, 1,5–2 cm lang, schmal trichterförmig, mit 5 kleinen, umgerollten Zipfeln. Frucht eine zweiklappige, eiförmige Kapsel.

Vorkommen Trockengebiete in einigen Ländern S-Amerikas, insbesondere Chile.

Wirkstoffe Ätherisches Öl unter anderem mit Fabianol, Alkaloide wie Fabianin, Scopoletin (Hydroxycumarin), aromatisches Harz.

Grundlage der Arzneimittelherstellung Getrocknete, gelegentlich Blüten tragende beblätterte Zweigspitzen.

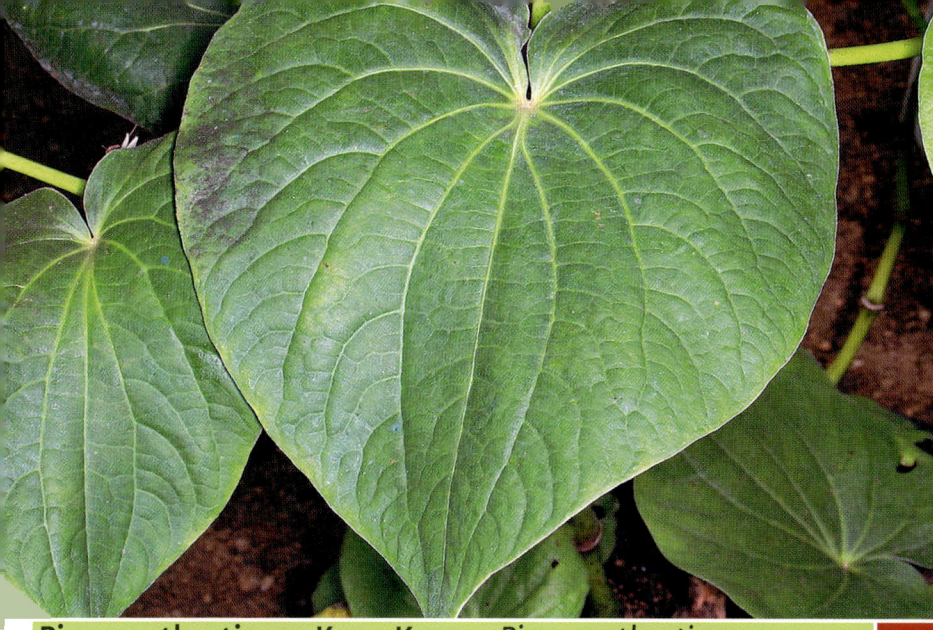

Piper methysticum, Kava-Kava   *Piper methysticum*

Piperaceae   Pfeffergewächse

Botanischer Steckbrief

H 1–4 m | Strauch

Zweihäusiger Strauch mit kräftigem Wurzelstock und 15–30 cm großen, breit herzförmigen Blättern. Ährenförmige, aufrechte Blütenstände mit unscheinbaren Blüten, es sind nur männliche Pflanzen bekannt.

Vorkommen Nur in Kultur, Herkunft wohl Neuguinea. Die Wildpflanze ist möglicherweise P. wichmannii.

Wirkstoffe Kavapyrone (Kavalactone) wie Kavain, Methysticin und deren Dihydroderivate, Yangonin; Flavonoide, darunter das Flavokain A, geringe Mengen ätherisches Öl.

Grundlage der Arzneimittelherstellung Frischer Wurzelstock.

Homöopathische Bedeutung

Leitsymptome Kava-Kava bewirkt angenehme Ruhe und Gleichgültigkeit, aber auch diverse psychische Beschwerden und Schmerzen.

Anwendung Der Kranke hat fantastische Ideen und ein Verlangen, herumzuhüpfen, obwohl er sich kaum noch auf den Beinen halten kann. Kopfschmerzen bessern sich vorübergehend, wenn der Kranke abgelenkt wird. Geistige Anstrengung tut jedoch nicht gut und der Kopf scheint vergrößert zu sein. Der Patient leidet unter Schmerzen an verschiedenen Stellen des Körpers. Der Gang ist unsicher, die Hände zittern. Es besteht großer Appetit mit Neigung zum hastigen Essen. Weitere Symptome sind: Brennen beim Wasserlassen, schießender Schmerz in Penis und rechtem Hoden. Die Haut schält sich in großen Schuppen ab, darunter können sich Lepraähnliche Geschwüre bilden. Zeitweilige Besserung aller Beschwerden durch Ablenkung.

Achtung Nicht geeignet zur Selbstmedikation.

Allgemeinbefinden

Kopfbereich

Brustbereich

Bauchraum

Unterleib

Bewegungsapparat

Haut, Haare Nägel

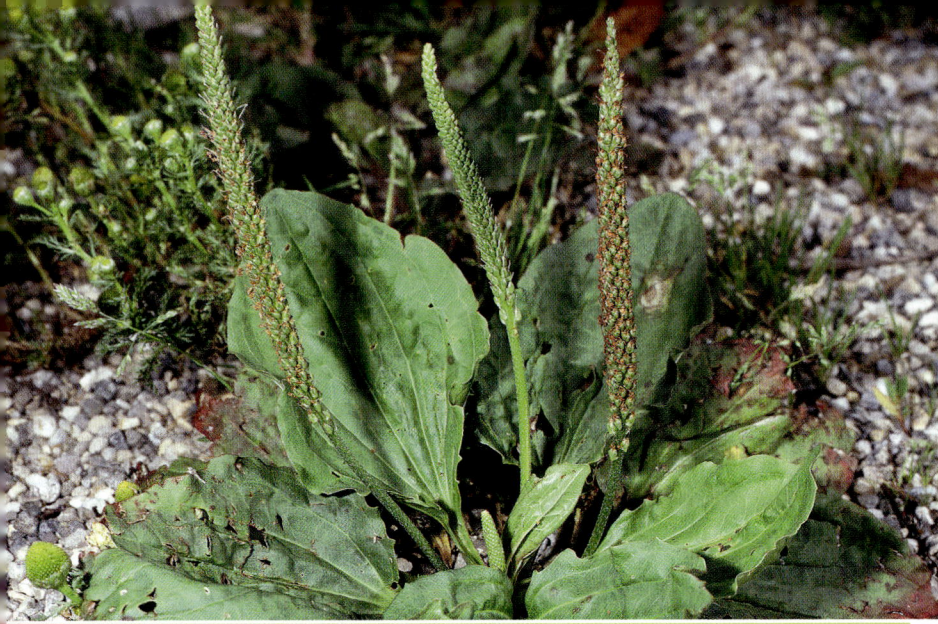

Plantago major, Großer Wegerich   *Plantago major*
Plantaginaceae   Wegerichgewächse

Allgemein-
befinden

Kopf-
bereich

Brustbereich

Bauchraum

Unterleib

Bewegungs-
apparat

Haut, Haare
Nägel

Homöopathische Bedeutung

Leitsymptome Die Arznei reizt die Nerven und führt zu vielfältigen neuralgischen Schmerzen.

Anwendung Neuralgische Schmerzen des Gesichts, der Ohren, der Zähne. Die Schmerzen sind heftig, scharf oder wie wund, zerschlagen. Sie können den Ort wechseln und z. B. zwischen Zähnen und Ohren hin und her pendeln. Plantago erzeugt Ekel vor Tabak, auch beim gewohnten Raucher. Kopfschmerzen und/oder Schmerzen in den Augen treten in Verbindung mit Zahnschmerzen auf, evtl. als Folge einer dortigen Eiterung. Auch Ohrenschmerzen sind mit Zahnschmerzen vergesellschaftet. Gesichtsschmerzen treten periodisch, also in regelmäßigen Zeitabständen auf. Alle Schmerzen, besonders jedoch die Zahnschmerzen, können von vermehrtem Speichelfluss begleitet sein. Nächtliches Bettnässen kann auftreten. Verschlimmerung: nachts, im warmen Zimmer. Besserung: durch Schlaf und Essen.

Botanischer Steckbrief

H 0,1–0,3 m | ausdauerndes Kraut | Juni bis Oktober

Beschreibung Blätter in grundständiger Rosette, deutlich gestielt, breit eiförmig, mit 5–9 parallelen Nerven. Blütenähre schmal, 2–10(–20) cm lang, ihr Stiel kaum länger als die Blätter. Krone unscheinbar, mit 4 gelblichen Zipfeln, Staubblätter zunächst blasslila, später gelbbraun.

Vorkommen Häufig in Trittrasen, auf Wegen, heute weltweit verschleppt.

Wirkstoffe Iridoidglykoside wie Aucubin und Catalpol in geringer Konzentration, Schleimpolysaccharide, zahlreiche Flavonoide, Plantamajosid (Kaffeesäureester), Chlorogensäure, Mineralstoffe.

Grundlage der Arzneimittelherstellung Frische oberirdische Teile.

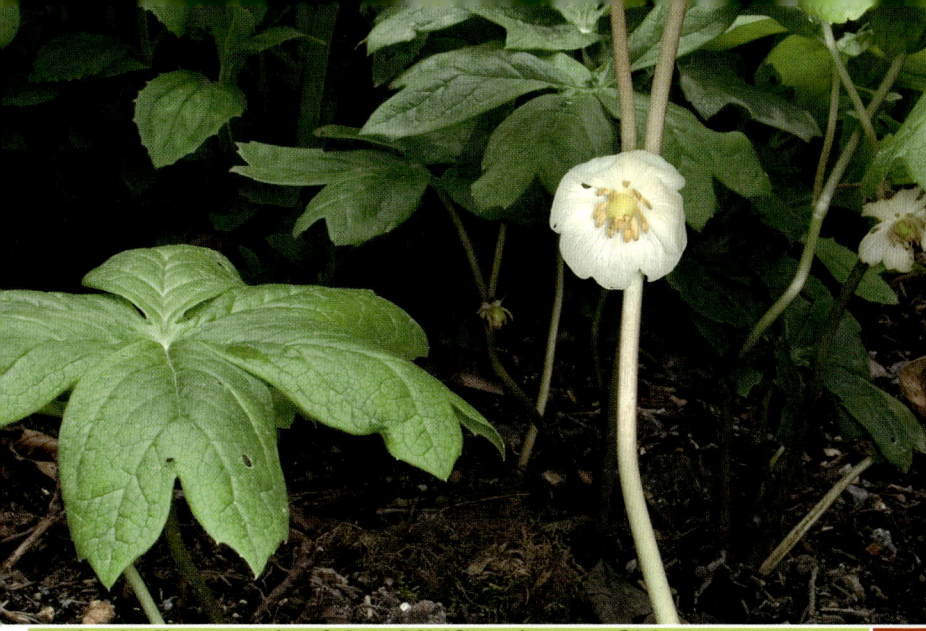

Podophyllum, Maiapfel, Schildförmiges Fußblatt
Podophyllum peltatum   *Berberidaceae*   Berberitzengewächse

Botanischer Steckbrief
H 0,2–0,6 m | Staude | Mai | giftig

Beschreibung Staude mit kriechendem Wurzelstock, aus dem jährlich ein Blatt oder ein Spross mit 2(–3) schildförmigen, 5–9-lappigen, ganzrandigen oder schwach gezähnten Blättern entspringt. Einzelne, 3–5,5 cm große Blüten mit 6 Kelch- und 6–9 weißen Kronblättern. Frucht: eine gelbe bis orangerote Beere.

Vorkommen Sommergrüne Wälder, feuchte Standorte im östlichen N-Amerika.

Wirkstoffe Lignane mit den Hauptkomponenten Podophyllotoxin und Peltatinen.

Grundlage der Arzneimittelherstellung Frische unterirdische Teile nach Reife der Früchte.

Homöopathische Bedeutung
Leitsymptome Die Arznei wirkt besonders auf den Dünndarm, den Mastdarm und die Leber.

Anwendung Der Patient leidet unter abwechselnden Zuständen: z. B. können sich Durchfall, Verstopfung und Kopfschmerzen gegenseitig abwechseln. Die Zunge ist breiig belegt, als wäre Senf darauf geschmiert. Es besteht Verlangen nach Saurem, das jedoch schlecht vertragen wird. Alle Baucheingeweide sind empfindlich und schmerzhaft. Durch Reiben der Lebergegend (rechter Oberbauch) bzw. des gesamten Bauches erfährt der Patient eine Besserung. Einem Gluckern in den Gedärmen folgen große Mengen faulig stinkender Durchfälle, die ohne Schmerzen in einem Schwall abgehen können. Verschlimmerung: am frühen Morgen, durch Essen, heißes Wetter, saures Obst. Besserung: durch Reiben oder Streicheln über die Lebergegend.

Achtung Bei stärkerem Durchfall und/oder Erbrechen Arzt aufsuchen.

Allgemeinbefinden

Kopfbereich

Brustbereich

Bauchraum

Unterleib

Bewegungsapparat

Haut, Haare Nägel

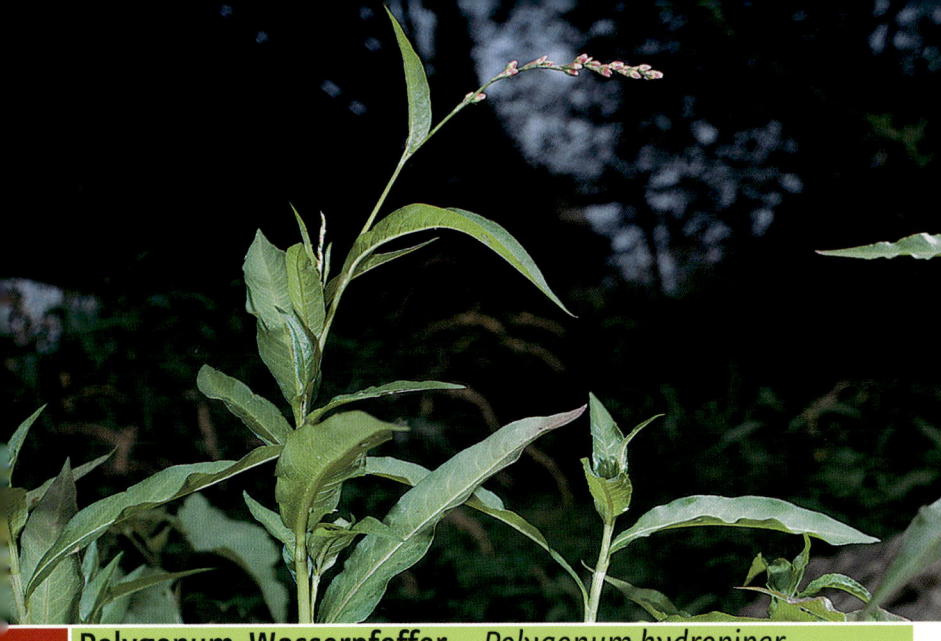

Polygonum, Wasserpfeffer *Polygonum hydropiper*
(Persicaria hydropiper) *Polygonaceae* Knöterichgewächse

Allgemein-befinden

Kopf-bereich

Brustbereich

Bauchraum

Unterleib

Bewegungs-apparat

Haut, Haare Nägel

Homöopathische Bedeutung

Leitsymptome Wirkt besonders stark auf die Organe des Urogenitaltrakts und erzeugt hier schneidende Schmerzen.

Anwendung Die schneidenden Schmerzen können entlang der Harnleiter oder der Eileiter oder entlang der Wirbelsäule verlaufen. Kältegefühle können mit Hitzegefühlen abwechseln (im selben oder auch in verschiedenen Körperteilen); oder auch gleichzeitig mit Hitze in einem entfernten Körperteil auftreten (z. B. Hitze im Magen, Kälte in der Brust, oder umgekehrt). Weitere Symptome: Jucken und Brennen am Gaumen, sodass man kratzen möchte. Nierenkolik, begleitet von schneidenden, mahlenden, kneifenden Bauchschmerzen. Gefühl, als wäre der ganze Darminhalt flüssig und in Aufruhr. Beim Wasserlassen pulsierender oder brennender Schmerz in der Prostata. Schießende Schmerzen in den Brüsten. Verschlimmerung der Beschwerden: durch feuchte Kälte oder durch Druck der Kleidung.

Botanischer Steckbrief

H 0,3–0,8 m | einjähriges Kraut | Juli bis September

Beschreibung Aufrechte bis aufsteigende Pflanze mit scharfem, pfefferartigem Geschmack. Blätter lanzettlich, Nebenblattscheiden kahl, mit wenigen Wimpern. Blüten in lockeren, oft überhängenden Scheinähren. Blütenhülle 3–5 mm lang, rosa oder grünlich weiß, gelb drüsig punktiert.

Vorkommen Feuchte Waldwege, Äcker, Grabenränder. Gemäßigtes Europa, Asien.

Wirkstoffe Gerbstoffe, Flavonoide, ätherisches Öl mit Scharfstoffen, die als Polygoidal (Tadeonal) und verwandte Sesquiterpene identifiziert wurden.

Grundlage der Arzneimittelherstellung Die frischen oberirdischen Teile.

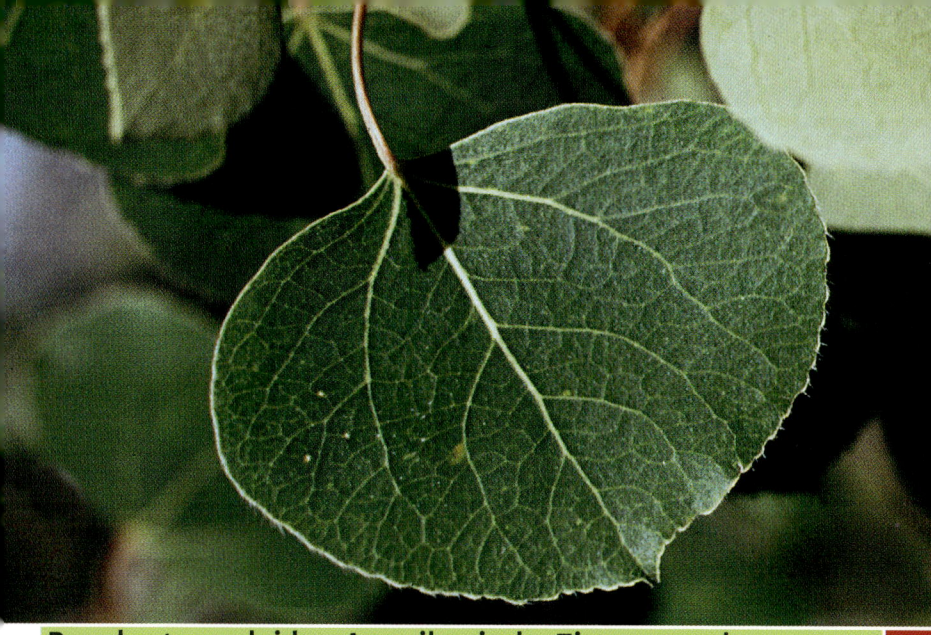

Populus tremuloides, Amerikanische Zitterpappel
Populus tremuloides   *Salicaceae*   Weidengewächse

Botanischer Steckbrief
H 5–15(–30) m | Baum | März–Juni

Beschreibung Zweihäusiger, sommergrüner Baum mit lang gestielten, rundlich-eiförmigen, kurz zugespitzten, am Grund abgerundeten, gleichmäßig fein gesägten, beim leisesten Lufthauch zitternden Blättern. Blattstiel unterhalb der Spreite seitlich zusammengedrückt. Hängende, 5–8 cm lange Blütenkätzchen mit zottigen Tragblättern. Knospen leicht klebrig.

Vorkommen Lichte Wälder, teilweise in Reinbeständen oder als Beimischung in anderen Laubwäldern. In N-Amerika weitverbreitet.

Wirkstoffe Salicylsäure liefernde Glykoside und Ester, vor allem Salicin, Salicortin und Tremulacin; Flavonoide.

Grundlage der Arzneimittelherstellung
Frische Rinde der jungen Zweige und frische Blätter im Gewichtsverhältnis 1:1.

Homöopathische Bedeutung
Leitsymptome Kaum geprüfte, kleine Arznei mit Wirkung auf die Harnwege.

Anwendung Die Arznei wurde bei Blasenentzündungen alter Patienten und bei Prostatahypertrophie eingesetzt, gehört hier aber nicht zu den häufig gebrauchten Arzneien. Verwendung auch bei Erkrankungen der Gebärmutter und der Scheide in Verbindung mit Blasenbeschwerden ist beschrieben. Aufgrund der insgesamt seltenen Verwendung eignet sich diese Arznei nicht zur Selbstmedikation.

Achtung Nicht geeignet zur Selbstmedikation.

Allgemeinbefinden

Kopfbereich

Brustbereich

Bauchraum

Unterleib

Bewegungsapparat

Haut, Haare Nägel

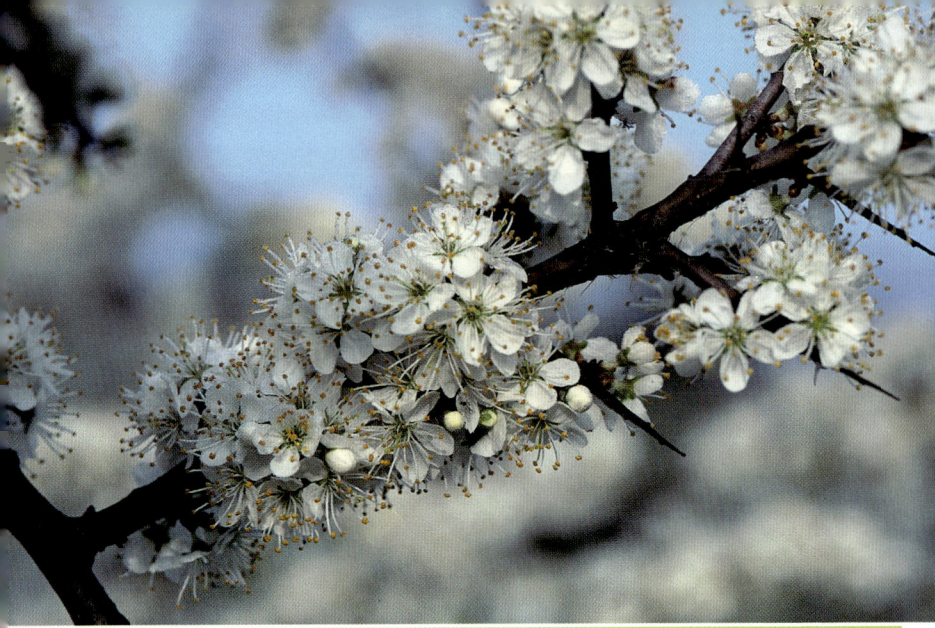

P

Prunus spinosa, Schlehdorn   *Prunus spinosa*
Rosaceae   Rosengewächse

Allgemein-befinden

Kopf-bereich

Brustbereich

Bauchraum

Unterleib

Bewegungs-apparat

Haut, Haare Nägel

Homöopathische Bedeutung

Leitsymptome Die Arznei wirkt besonders auf Harnwege, Atemwege und Augen.

Anwendung Patient hat Kopfschmerzen, die von der Stirn zum Hinterkopf schießen und sich anfühlen, als wenn ein Nagel nach außen drückt. Die Augen leiden unter einem berstenden, nach außen gerichteten Schmerz, der sich bessert, wenn Tränen kommen. Blähungen verursachen krampfartige Blasenschmerzen, die den Patienten zwingen, sich zusammenzukrümmen. Nach plötzlichem Harndrang beginnt der Harn zu fließen, allerdings nur bis zur Eichel. Dann scheint der Harn wieder zurückzufließen (!). Dieses ganze Geschehen ist von heftigen Krämpfen und Schmerzen in der Harnröhre begleitet. Die Schmerzen führen zur Kurzatmigkeit. Verschlimmerung: durch Berührung, Druck, Erschütterung. Besserung: durch Zusammenkrümmen.

Achtung Nicht geeignet zur Selbstmedikation.

Botanischer Steckbrief

H 1–4 m | Strauch | März–April

Beschreibung Sparriger Strauch mit schwärzlicher Rinde, Zweige in Dornen endend. Blüten einzeln auf kurzen kahlen Stielen, meist vor den verkehrt eiförmigen, fein gesägten, nur unterseits auf den Nerven etwas behaarten Blättern erscheinend. Blüten 5-zählig, Kronblätter weiß, 5–8 mm lang. Dunkelblaue, bereifte Früchte, 10–15 mm im Durchmesser.

Vorkommen Gebüsche, Waldränder. In Europa weit verbreitet, W-Asien, N-Afrika.

Wirkstoffe Blüten: Flavonoide, in Spuren Blausäureglykoside (wohl nur in den frischen Blüten). Früchte: Gerbstoffe, Farbstoffe, Fruchtsäuren, Zucker, Vitamin C, in den Samen Blausäureglykoside.

Grundlage der Arzneimittelherstellung
Frische Blüten vor dem Abfallen der Kronblätter.

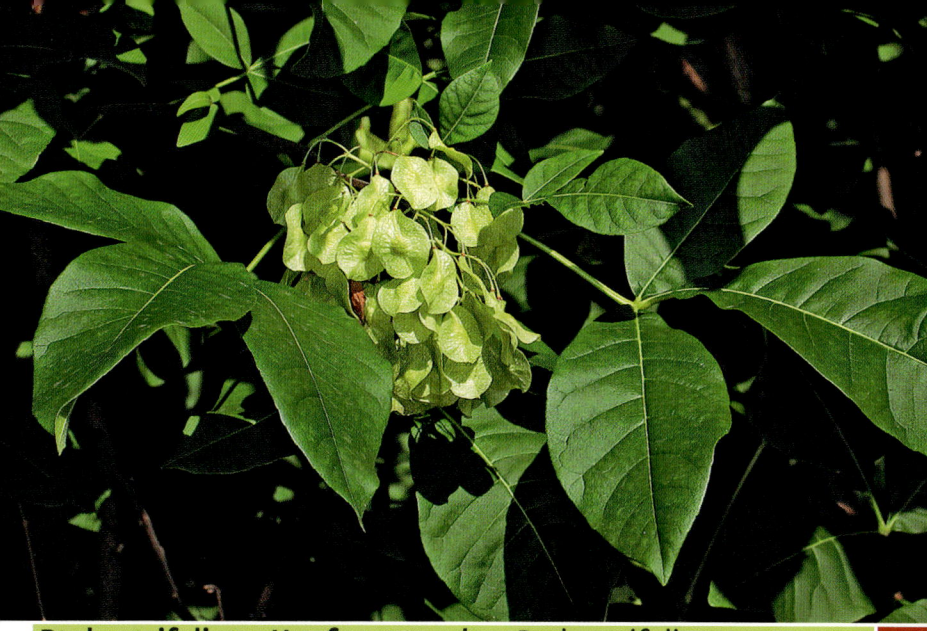

Ptelea trifoliata, Hopfenstrauch   *Ptelea trifoliata*
Rutaceae   Rautengewächse

P

Botanischer Steckbrief
H 2–6 m | Baum | Juni–Juli

Beschreibung Sommergrüner Strauch oder kleiner Baum mit wechselständigen, lang gestielten, 3-zähligen Blättern, Fiederblättchen elliptisch bis lanzettlich oder fast eiförmig, mit teils ungleichen Spreitenhälften. Weißliche, 4–5-zählige Blüten in doldenartigen Blütenständen. Frucht: eine abgeflachte, rundliche, breit geflügelte, 2-samige Nuss, 2–2,5 cm im Durchmesser.

Vorkommen Wälder im östlichen N-Amerika, in Mitteleuropa als Ziergehölz.

Wirkstoffe Furochinolinalkaloide wie Kokusaginin, Skimmianin und Ptelein, Furanocumarine wie Isopimpinellin, Flavonoide.

Grundlage der Arzneimittelherstellung Frische Blätter und frische Rinde junger Zweige zu etwa gleichen Teilen.

Homöopathische Bedeutung
Leitsymptome Im Vordergrund steht die Wirkung auf Leber und Magen.

Anwendung Patient erwacht morgens mit Kopfschmerzen, die sich durch ein kräftiges Frühstück bessern. Er hat Abneigung gegen Butter, fette Speisen, Fleisch, jedoch Verlangen nach sauren Speisen, die den Zustand auch bessern. Dagegen verschlimmert der Genuss von Käse seinen Zustand. Er leidet unter Übelkeit und Brechreiz; das Erbrechen führt nicht zur Erleichterung. Die Leber (rechter Oberbauch) ist geschwollen, empfindlich und schmerzt. Die Schmerzen in der Lebergegend bessern sich beim Liegen auf der rechten Seite und werden beim Liegen auf der linken Seite schlimmer. Der Patient erwacht wegen Magen- und Leberbeschwerden aus dem Schlaf. Auch die Milz (linker Oberbauch) kann geschwollen sein. Der Atem fühlt sich so heiß an, dass er in den Nasenlöchern brennt.

Achtung Nicht geeignet zur Selbstmedikation.

Allgemein-befinden

Kopf-bereich

Brustbereich

Bauchraum

Unterleib

Bewegungs-apparat

Haut, Haare Nägel

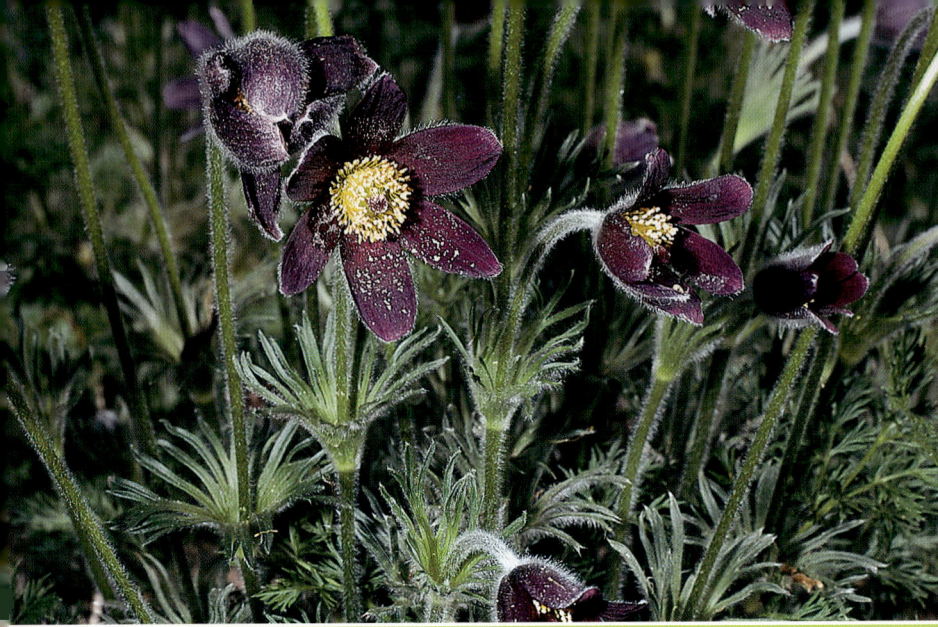

P

Pulsatilla, Wiesen-Küchenschelle *Pulsatilla pratensis*

Ranunculaceae Hahnenfußgewächse

Allgemein-befinden

Kopf-bereich

Brustbereich

Bauchraum

Unterleib

Bewegungs-apparat

Haut, Haare Nägel

Homöopathische Bedeutung

Leitsymptome Ein Mensch im Pulsatilla-Zustand ist ausgesprochen trost- und zuwendungsbedürftig; sanfter Gemütszustand; milde (d. h. nicht die Haut reizende) Absonderungen; vielfältige und wechselhafte körperliche Symptome.

Anwendung Die Stimmungslage ist weinerlich, wechselnd und veränderlich, extrem trostbedürftig. Die Umwelt dieses Kranken zerfließt „automatisch" vor Mitleid (ganz besonders, wenn der Patient ein Kind ist). Erwachsene wollen in den Arm, Kinder auf den Arm genommen und getröstet werden; durch Trost wird auch tatsächlich alles besser! Die Symptome können rasch wechseln. Ein Pulsatilla-Patient ist verfroren, mag aber dennoch kein warmes Zimmer bzw. kein warmes oder gar heißes Wetter. Die Durstlosigkeit dieses Zustands ist sprichwörtlich, man mag nicht trinken. Es kann so schlecht gehen, wie es will: Durch Bewegung an der frischen Luft erfährt er so gut wie immer eine Besserung! Daher

möchte der Pulsatilla-Patient instinktiv nach draußen, an die frische Luft, um sich dort zu bewegen. Pulsatilla ist ein wichtiges Mittel bei Gerstenkorn und Mittelohrentzündung. Weitere Symptome: Absonderungen (aus Auge, Nase, Ohr, Vagina) sind mild, dickflüssig, rahmig oder gelblich grün. Verdorbener Magen, mit Abneigung gegen Wasser, Fett, Schweinefleisch, Brot, Milch. Verlangen gerade nach den Dingen, die nicht vertragen werden. Durchfall mit wechselnden Stühlen. Ausbleiben der Regel durch Verkühlung (z. B. nasse Füße). Wehenschwäche. Kann nicht liegen, wenn der Kopf tief liegt. Die Beschwerden verschlimmern sich: durch Wärme (warme Luft, warmes Zimmer, warme Kleider, Bettwärme, heißes Wetter), Verkühlung, Nasswerden der Füße, während der Schwangerschaft, Herabhängenlassen von Gliedmaßen. Besserung: durch Kälte, kalte frische Luft, Bewegung, Trost, nach Weinen, kalte Speisen und Getränke, Entblößen, Aufdecken, Liegen mit hoch gelagertem Kopf.

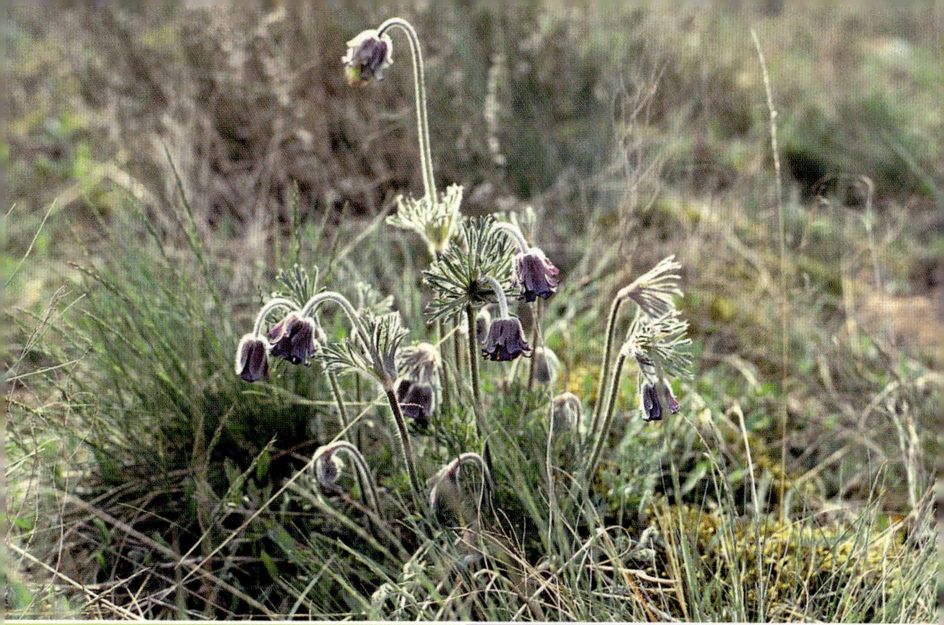

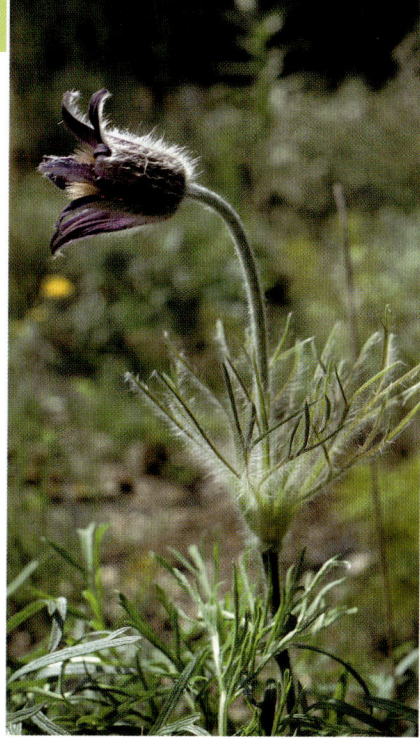

Botanischer Steckbrief

*H 0,1–0,5 m | Staude | April–Mai | giftig |
geschützt*

Beschreibung Grundständige Blätter erst
nach der Blüte erscheinend, 2–3fach
gefiedert mit schmal linealen Abschnitten.
Stängel mit 3, in lineale Zipfel zerteilten
Hochblättern. Blüte nickend, Hüllblätter
1,5–2,5 cm lang, stets ± zusammenneigend,
purpurn oder schwarzviolett.

Vorkommen Trockenrasen, lichte Kiefernwälder. Mittleres und östliches Europa.

Wirkstoffe In der frischen Pflanze das Glykosid Ranunculin. Beim Zerkleinern und
während des Trocknens der Pflanze wird es
enzymatisch in stechend riechendes, flüchti-
ges Protoanemonin umgewandelt, das dann
wiederum rasch in unbekanntem Umfang
über das dimere Anemonin in unwirksame
Anemoninsäure übergeht; Triterpensaponine, Gerbstoffe.

Grundlage der Arzneimittelherstellung
Die frische ganze Pflanze zur Blütezeit.

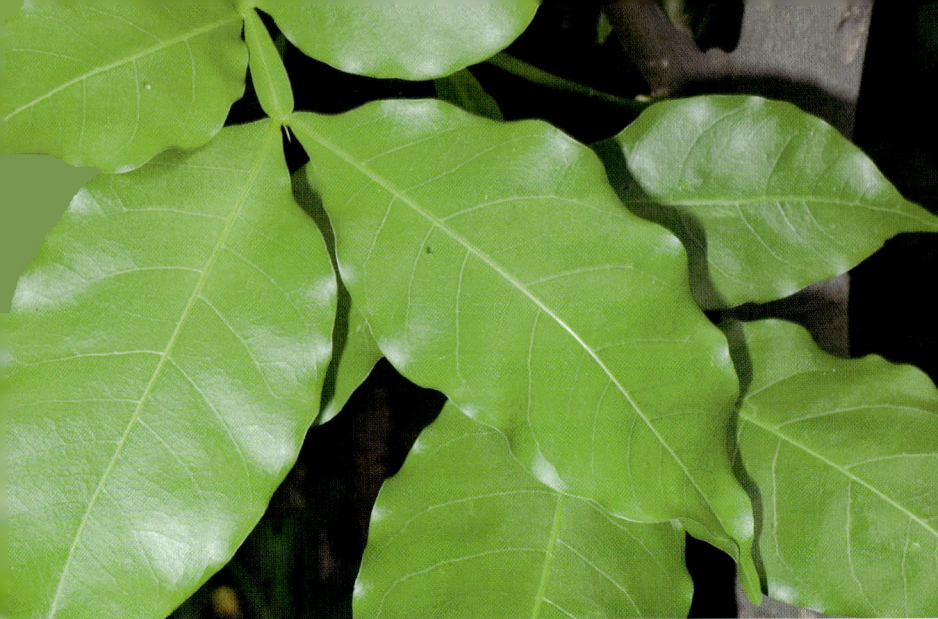

Quassia, Surinam-Bitterholzbaum   *Quassia amara*
Simaroubaceae   Bitterholzgewächse

Allgemein-
befinden

Kopf-
bereich

Brustbereich

Bauchraum

Unterleib

Bewegungs-
apparat

Haut, Haare
Nägel

Homöopathische Bedeutung
Leitsymptome Kleine, kaum geprüfte Arznei, die für gewisse Leberstörungen eingesetzt wurde.

Anwendung Der Patient hat das Gefühl, als sei der Magen mit heißem Wasser gefüllt. In der Lebergegend (rechter Oberbauch) sticht es heftig. Auch oberhalb des Nabels (zwischen Nabel und Magen) kann ein stechender Schmerz auftreten. Seltsames Klopfen im Bauch. Über den Rücken läuft ein Kältegefühl, in Verbindung mit dem Bedürfnis zu gähnen.

Achtung Nicht geeignet zur Selbstmedikation.

Botanischer Steckbrief
H 4–6 m | Strauch oder Baum

Beschreibung Kleiner Baum oder Strauch, die meist 5-zählig gefiederten Blätter mit auffällig geflügelter Mittelrippe, Fiedern am Grund verschmälert, am Ende zugespitzt. Blüten in bis 30 cm langen Trauben, mit rotem Kelch und 5 roten, etwa 3 cm langen Kronblättern, die von den 10 Staubblättern überragt werden.

Vorkommen S-Amerika, als Zierpflanze in entsprechenden Klimagebieten weltweit.

Wirkstoffe Stark bitter schmeckende Diterpenlactone, die Quassinoide (Simarouboli-de), darunter als Hauptkomponente Quassin; β-Carbolin-Alkaloide; Alkaloide vom Canthinon-Typ.

Grundlage der Arzneimittelherstellung Das getrocknete Holz der Stämme und Äste von *Quassia amara* und auch vom Jamaika-Bitterholzbaum *Picrasma excelsa*.

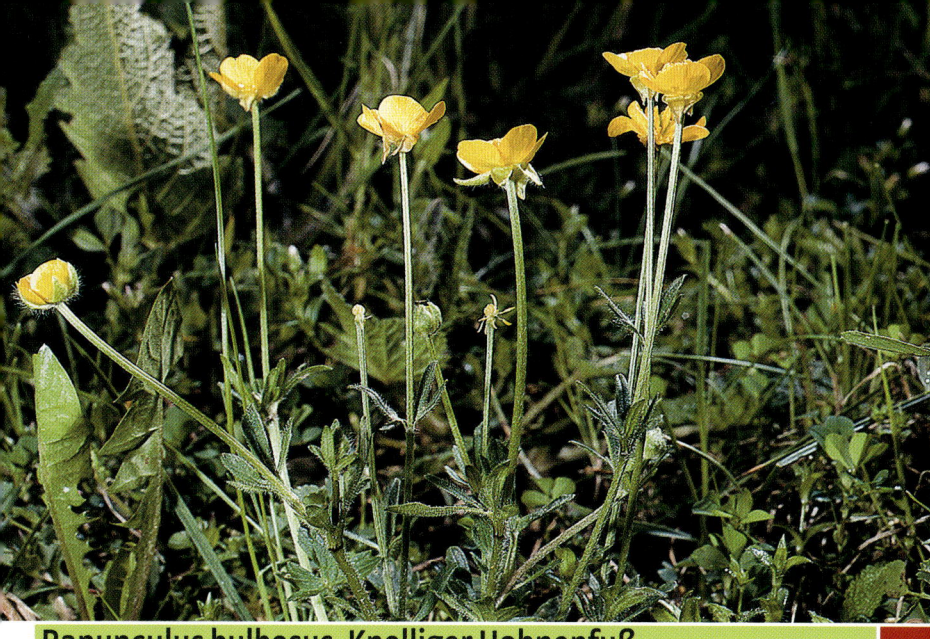

Ranunculus bulbosus, Knolliger Hahnenfuß
Ranunculus bulbosus   *Ranunculaceae*   Hahnenfußgewächse

Botanischer Steckbrief
H 0,1–05 m | ausdauerdes Kraut | Mai–Juli | giftig

Beschreibung Aufrecht verzweigte Pflanze, Stängel am Grund knollig verdickt. Grundblätter bis zur Mitte 3-teilig, stumpf gezähnt, behaart, Stängelblätter sitzend, mit schmaleren Abschnitten. Blüte auf gefurchtem Stiel, 5-zählig, gelb, 2–3 cm breit, Kelch zurückgeschlagen.

Vorkommen Trockenrasen und trockene Wiesen. Europa und W-Asien, weiter verschleppt.

Wirkstoffe In der frischen Pflanze entsteht bei Verletzung aus glykosidischen Vorstufen (Ranunculin) stark haut- und schleimhautreizendes Protoanemonin, das in das unwirksame dimere Anemonin übergeht.

Grundlage der Arzneimittelherstellung Frische ganze blühende Pflanze.

Homöopathische Bedeutung
Leitsymptome Das Mittel wirkt besonders auf Nerven, Haut und Atemwege.

Anwendung Die Schmerzen von Ranunculus sind von ihrem Charakter stechend und durchbohrend oder wund, wie zerschlagen. Der Kranke kann das Gefühl haben, als habe er kalte nasse Tücher auf der Brust liegen. In der Brust verspürt man heftige schneidende oder stechende Schmerzen (Arzt aufsuchen!). Im Bereich von Nacken und Schulterblättern ist die Muskulatur verhärtet; Schmerzen werden hier besonders durch Bildschirmarbeit (gebücktes Sitzen) oder Klavierspielen ausgelöst. Auffälliges Symptom auf der Haut: Hier können sich bläuliche Bläschen bilden (Arzt aufsuchen!). Die Haut brennt und juckt. Verschlimmerung: durch Luft und Kälte, Bewegung, Berührung. Besserung: durch Stehen.

Achtung Bei Schmerzen in der Brust und Verdacht auf Gürtelrose (z. B. blaue Bläschen) Arzt aufsuchen!

Allgemein-befinden

Kopf-bereich

Brustbereich

Bauchraum

Unterleib

Bewegungs-apparat

Haut, Haare Nägel

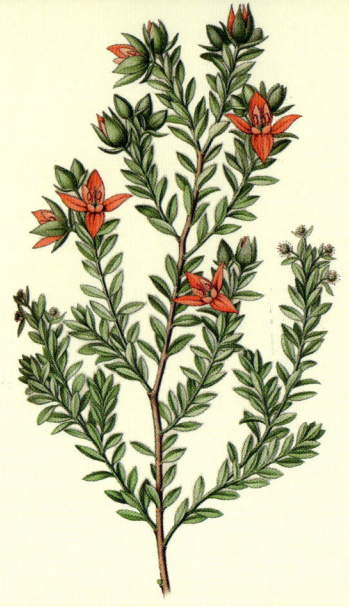

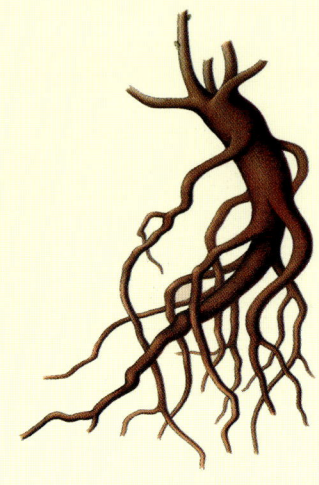

Ratanhia, Ratanhia   *Krameria lappacea (K. triandra)*
Krameriaceae   Kramergewächse

Allgemein-befinden

Kopf-bereich

Brustbereich

Bauchraum

Unterleib

Bewegungs-apparat

Haut, Haare Nägel

Homöopathische Bedeutung

Leitsymptome   Kleine Arznei mit ausgeprägter Wirkung auf Mastdarm und Brustwarzen.

Anwendung   Der Kranke hat Kopfschmerzen während (beim Pressen) oder nach dem Stuhlgang. Weitere Symptome: rasches Zucken der Augenlider. Starker, schmerzhafter Schluckauf. Zusammenschnürende Schmerzen im Enddarm oder Schmerzen wie durch Glassplitter. Nach dem Stuhlgang lang anhaltende Schmerzen im After, die sich durch ein Sitzbad mit heißem Wasser bessern. Analfissuren (Schleimhautrisse in der Gegend des Schließmuskels), die heftigst schmerzen und zur Verkrampfung des Schließmuskels führen. Rissige Brustwarzen bei stillenden Frauen. Verschlimmerung der Beschwerden: nachts, durch Angst, durch Berührung, durch Pressen beim Stuhlgang. Besserung: durch kühles oder heißes Bad, durch Sport.

Botanischer Steckbrief

H 0,3–1 m | Halbstrauch | September–November

Beschreibung   Halbstrauch mit kräftiger Hauptwurzel und meterlangen Nebenwurzeln. Zweige nieder liegend, ausgebreitet, Blätter dick, eiförmig-lanzettlich, zugespitzt, seidig behaart. Blüten 4-zählig, die größeren Kelchblätter außen grün, innen wie die kleineren Kronblätter rot, 3 Staubblätter. Als Halbschmarotzer schwer kultivierbar.

Vorkommen   Zentrale Anden, von Peru bis Bolivien.

Wirkstoffe   10–15 % Catechingerbstoffe (oligomere Proanthocyanidine), nach Lagerung durch Kondensation und Oxidation entstandene, unlösliche dunkelrot gefärbte Phlobaphene (Ratanhiarot), Neolignane und Norneolignane; Ratanhiaphenole (Benzofuranderivate), Methyltyrosin.

Grundlage der Arzneimittelherstellung
Die getrockneten, unterirdischen Teile.

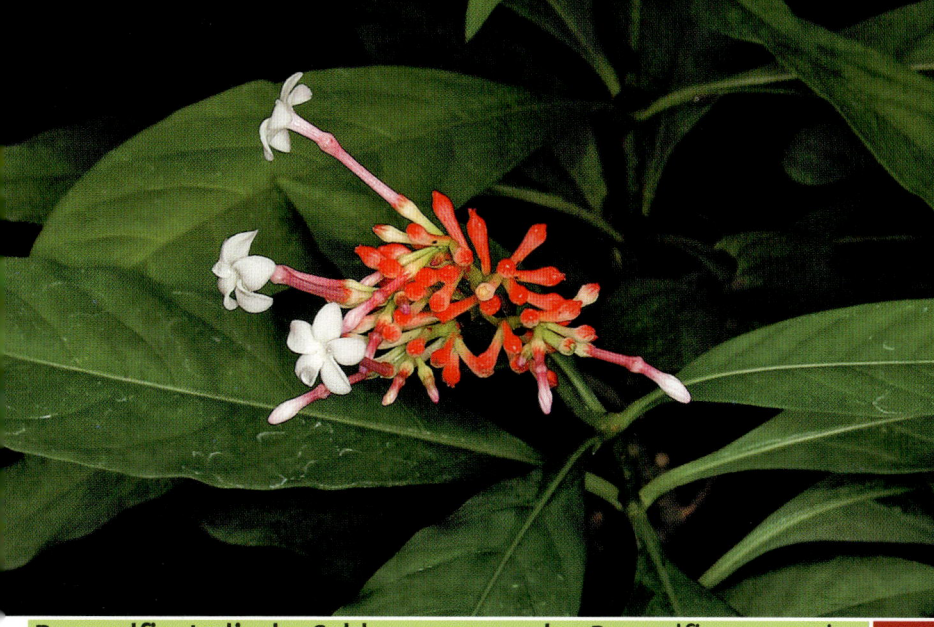

Rauwolfia, Indische Schlangenwurzel · *Rauvolfia serpentina*

Apocynaceae   Hundsgiftgewächse

Allgemein-befinden

Kopf-bereich

Brustbereich

Bauchraum

Unterleib

Bewegungs-apparat

Haut, Haare Nägel

Botanischer Steckbrief

H 0,5–1 m | Strauch | Februar–Oktober | giftig | geschützt

Beschreibung Kleiner, kahler Strauch, an den Enden der meist unverzweigten Triebe Blätter in Wirteln zu 3–5, länglich-eiförmig, zugespitzt, in den Blattstiel verschmälert. Blütenstände gestielt, weiße oder rötliche 5-zählige Blüten mit 1–1,8 cm langer Kronröhre.

Vorkommen Tropisches Asien, vor allem Indien und Thailand. Die Droge stammt in der Regel aus Kulturen.

Wirkstoffe Bis 2 % Indolalkaloide (über 60 sind bekannt), pharmazeutisch von Bedeutung sind vor allem Reserpin, Ajmalin und Ajmalicin (Raubasin).

Grundlage der Arzneimittelherstellung Die getrocknete Wurzel.

Homöopathische Bedeutung

Leitsymptome Ausgeprägte Wirkungen auf das vegetative Nervensystem (Vegetativum) und Herz-Kreislauf-System; homöopathische jedoch nicht umfassend geprüft.

Anwendung Der Kranke leidet unter gesteigerter seelischer Erregbarkeit mit Stimmungsschwankungen und innerer Unruhe. Charakteristisch sind Kopfschmerzen, dabei sind Kopf und Gesicht heiß und gerötet. Engegefühl und Schmerzen in der Herzgegend, dabei unregelmäßige Herzaktion und Herzklopfen möglich. Herzklopfen und Herzstolpern sind schlimmer im Liegen und besser im Stehen und Gehen. Die Atemwege sind trocken und kratzen und kitzeln, was Reizhusten verursacht. Es besteht eine Neigung zum Nasenbluten, zu krampfartigen Bauchschmerzen (morgens, mit wässrigen Durchfällen) sowie Schwitzen und Durst während der Durchfälle. Hitzegefühle am ganzen Körper sind möglich, mit oder ohne Schweißausbrüche.

Achtung Nicht geeignet zur Selbstmedikation.

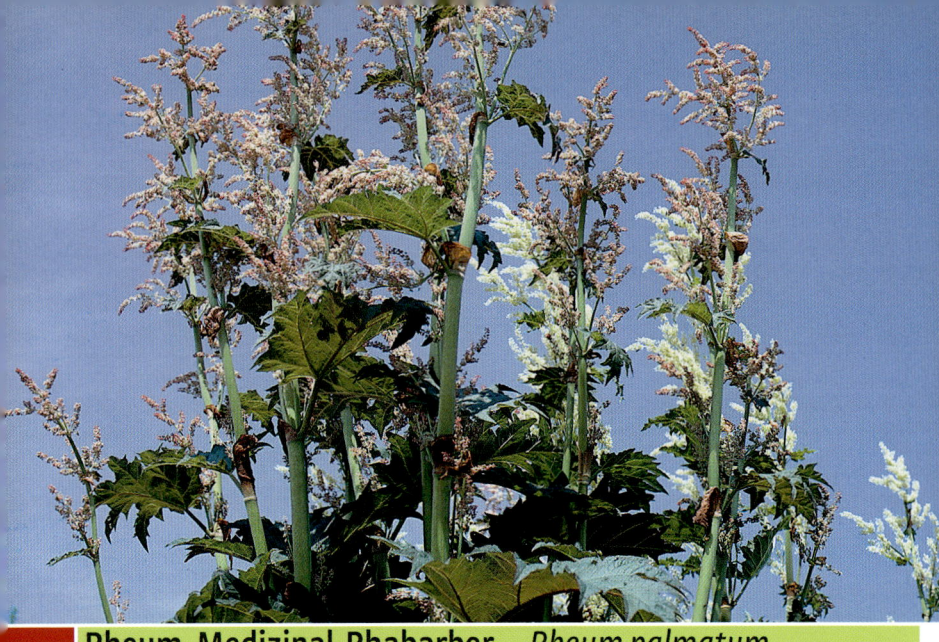

Rheum, Medizinal-Rhabarber   *Rheum palmatum*
Polygonaceae   Knöterichgewächse

Kopf-bereich

Brustbereich

Bauchraum

Unterleib

Bewegungs-apparat

Haut, Haare Nägel

Homöopathische Bedeutung

Leitsymptome Besonders auffällig sind saurer Geruch und saure Absonderungen.
Anwendung Rheum kommt vor allem bei Kindern sowie bei schwangeren und stillenden Frauen zum Einsatz. Kinder, die Rheum brauchen, riechen immer säuerlich, obwohl sie frisch gewaschen sind. Der Schweiß riecht sauer, die Stühle sind sauer, die Patienten haben einen sauren Geschmack und Geruch im Mund. Am Kopf schwitzt das Kind so sehr, dass die Haare triefend nass sind; auch im Gesicht steht der Schweiß. Pflaumen und Zwetschgen werden nicht vertragen. Typische Symptome: schmerzhafte Bauchkoliken, die sich durch Sitzen oder Liegen in krummer Position bessern, sauer riechende Durchfälle, z. B. nach Essen von unreifem Obst sowie Durchfall nach der Entbindung. Die Muttermilch kann gelb und bitter sein, so dass das Kind die Brust verweigert. Verschlimmerung: während der Zahnung. Besserung: durch „krumme Körperhaltung".

Botanischer Steckbrief

H 1–2,5 m | Staude | Mai–Juni
Beschreibung Kräftige hohe Pflanze mit rübenförmiger Wurzel und großen, handförmig gelappten Blättern, deren Abschnitte ungeteilt bis fiederspaltig. Blütenstand rispenförmig, beblättert, die 6 Blütenhüllblätter im Gegensatz zu Rumex-Arten zur Fruchtzeit alle gleich groß.
Vorkommen Als Arznei- und Zierpflanze auch in Mitteleuropa gelegentlich kultiviert. Heimat: China.
Wirkstoffe Anthrachinonglykoside mit den Aglykonen Rhein, Rheum-Emodin, Aloe-Emodin, Chrysophanol, Physcion u. a.; Dianthronglykoside wie die Sennoside, Gallotanningerbstoffe, Flavonoide, Phenylbutanone mit Lindleyin.
Grundlage der Arzneimittelherstellung Die unterirdischen, getrockneten und geschälten Organe, auch vom Südchinesischen Rhabarber *Rheum officinale.*

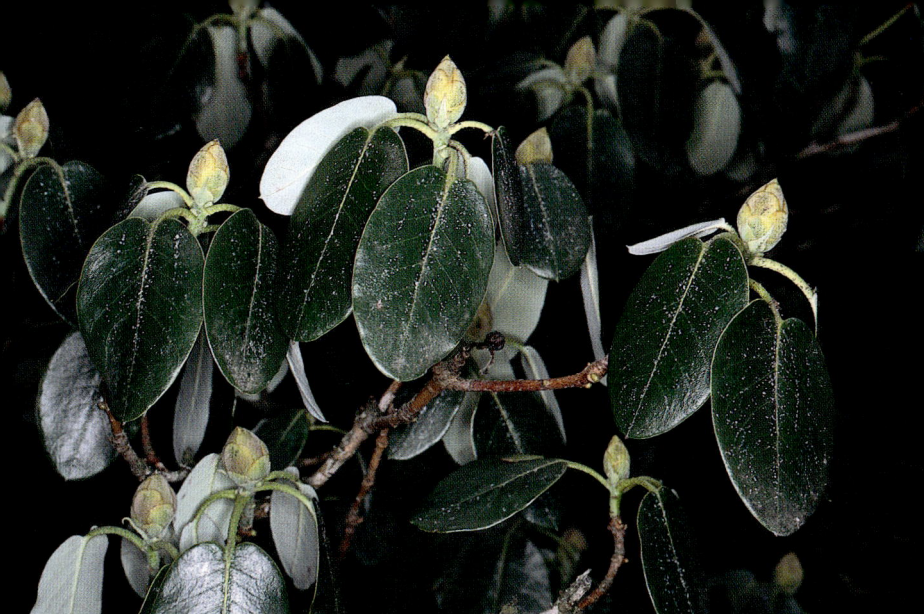

Rhododendron, Sibirische Schneerose *Rhododendron chrysanthum (Rh. aureum)* *Ericaceae* Heidekrautgewächse

Botanischer Steckbrief

H 0,1–1 m | Strauch | Mai–Juni

Beschreibung Immergrüner, fast kriechender Strauch mit aufsteigenden Ästen. Blätter ledrig, eilänglich, vorn abgerundet und bespitzt, am Grund keilförmig, deutlich netznervig, ausgewachsen beiderseits kahl und grün. Blüten zu 5–8 doldig an den Zweigenden, Krone 2–3 cm lang, weit trichterförmig, ungleich 5-teilig, goldgelb, der obere Lappen bisweilen rot gefleckt.

Vorkommen Grasland in 1000–2500 m Höhe. NO-Asien bis nach Japan.

Wirkstoffe Acetylandromedol und weitere giftige Diterpene unbekannter Menge, das bittere Phenolglykosid Rhododendrin, Flavonoide, Triterpene.

Grundlage der Arzneimittelherstellung Getrocknete, beblätterte Zweige. Zur Herstellung des Mittels dürfen auch *Rh. campylocarpum* oder die Hybriden beider Arten verwendet werden.

Homöopathische Bedeutung

Leitsymptome Reißende Schmerzen in allen Gliedern; große Empfindlichkeit gegen windiges, nasskaltes Wetter.

Anwendung Rhododendron greift besonders Bindegewebe, kleine Gelenke und Knochen an. Die Empfindlichkeit gegen windiges und nasskaltes Wetter besteht sogar, wenn man sich im Haus aufhält. Ziehender, reißender Schmerz unter der Kopfhaut; die Haare stehen wie elektrisiert zu Berge. Die Augen fühlen sich bei angestrengtem Sehen heiß an. Im Ohr hat der Patient ein Gefühl, als ob ein Wurm darin kriecht. Schmerzen im Hoden (ein- oder beidseitig), die in den Unterleib und/oder in den Oberschenkel ausstrahlen können. Verrenkungsschmerz im Handgelenk. Ziehender, reißender Schmerz in der Knochenhaut der langen Knochen. Der Urin kann grünliche Farbe haben. Verschlimmerung: vor Gewitter, bei windigem, nasskaltem Wetter, Wetterwechsel. Besserung: nach Ausbruch des Gewitters, im heißen Wetter, warmes Einhüllen des Kopfes.

Allgemeinbefinden

Kopfbereich

Brustbereich

Bauchraum

Unterleib

Bewegungsapparat

Haut, Haare Nägel

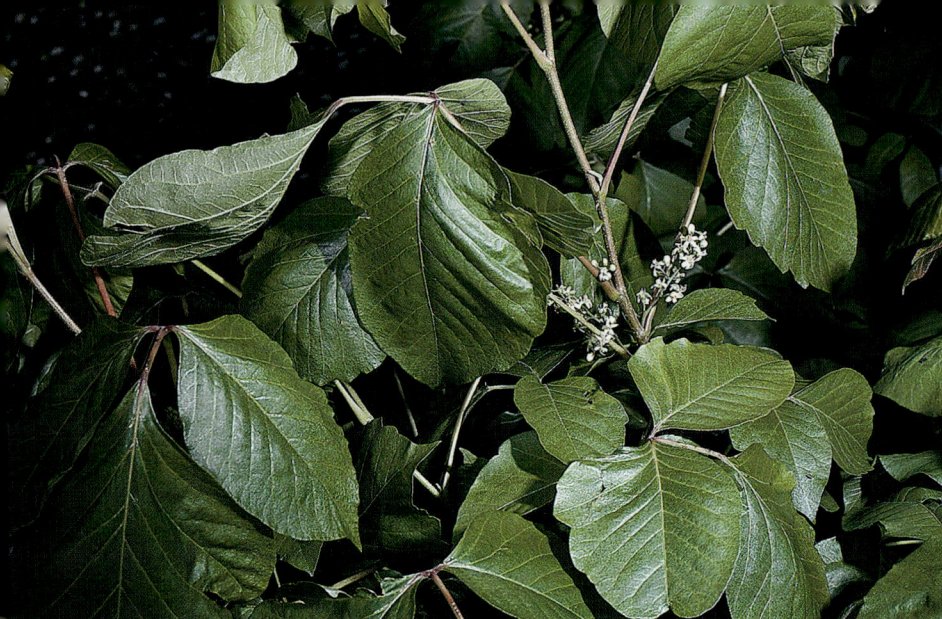

Allgemein-befinden

Kopf-bereich

Brustbereich

Bauchraum

Unterleib

Bewegungs-apparat

Haut, Haare Nägel

Homöopathische Bedeutung

Leitsymptome Besonders auffällig sind bei dieser Arznei die Ruhelosigkeit und die Besserung der Schmerzen durch fortgesetzte Bewegung.

Anwendung Rhus toxicodendron hat besonders engen Bezug zu Haut, Rücken, Schulter und Extremitäten. Schmerzen sind typischerweise heftig reißend, schießend, stechend und schlimmer in der Nacht. Sie lassen den Patienten nicht in einer Lage verweilen, sondern zwingen ihn zur ständigen Lageveränderung. So entsteht eine körperliche Ruhelosigkeit. Linderung bringt lediglich die fortgesetzte Bewegung. Das bedeutet: Nach einem Anfangsschmerz (z. B. beim Aufstehen) geht der Schmerz wieder zurück, wenn die Bewegung fortgesetzt wird (wie z. B. beim Wandern). Ein Patient mit Hexenschuss kann evtl. stundenlang gleichmäßig wandern. Setzt er sich zur Pause hin, wird er wieder von seinen Schmerzen heimgesucht. Verlangen nach kalter Milch oder auch nach anderen kalten Getränken. Verlangen nach Austern. Beschwerden im rechten Unterbauch; Durchfälle wie Fleischwasser aussehend. Rhus toxicodendron ist ein kälteempfindliches Mittel: Nasse Kälte löst Erkrankungen aus, man erkältet sich durch die geringste Entblößung. Weitere Symptome: Starkes Jucken der Geschlechtsteile. Schmerz zwischen den Schulterblättern, beim Schlucken von Speisen. Taubheit und Prickeln in den Gliedern. Wichtiges Mittel: bei akutem Hexenschuss, wenn der Patient ruhelos ist, bei Gürtelrose im frühen Stadium, wenn sich der juckende Bläschenausschlag gerade erst bildet, bei akuter schmerzhafter Schultersteife. Verschlimmerung: durch Nässe, Kälte, Zugluft, zu Beginn der Bewegung, Verheben, Verrenkung, Verstauchung, Überanstrengung. Besserung: durch fortgesetzte Bewegung, Wärme, Reiben.

Achtung Bei Verdacht auf Bandscheibenvorfall (Kontrollverlust von Blasen- oder Mastdarmschließmuskel) oder Gürtelrose Arzt aufsuchen!

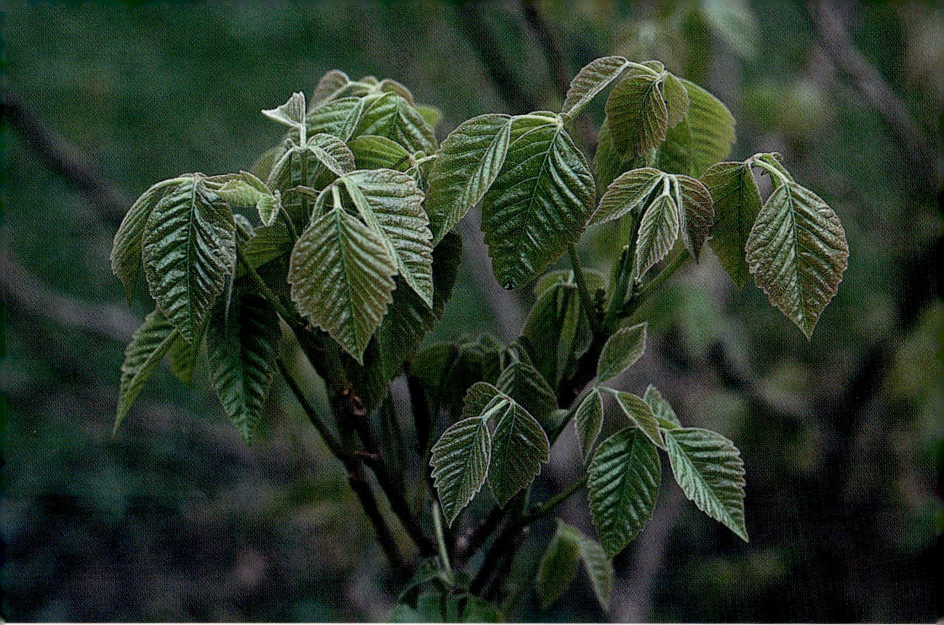

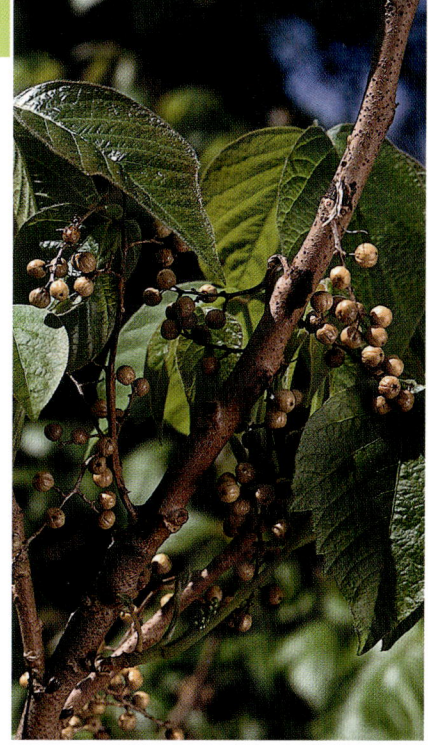

R

Botanischer Steckbrief

H bis 1 m | Strauch | Mai–Juni | giftig

Beschreibung Formenreich, heute in mehrere Arten unterteilt. Kriechender oder bis 30 m hoch kletternder Strauch mit flaumig bis zottig behaarten Zweigen und 3-zählig gefingerten, selten 5-zählig gefiederten Blättern, Fiedern breit rhombisch-eiförmig, zugespitzt, manchmal lappig gesägt, bis 10 cm lang. Blüten in achselständigen Rispen, klein, 5-zählig, Kronblätter weißlich. Kugelige, grünlich weiße, 5 mm große Früchte. Die Sprosse enthalten einen gelblich weißen, stark hautreizenden Milchsaft, Hautkontakte sollten vermieden werden.

Vorkommen In Wäldern Nordamerikas weitverbreitet.

Wirkstoffe Im Milchsaft der Pflanze Urushiole, ein Gemisch von Alkylbrenzcatechinen.

Grundlage der Arzneimittelherstellung Frische, junge, noch nicht verholzte Sprosse mit den Blättern.

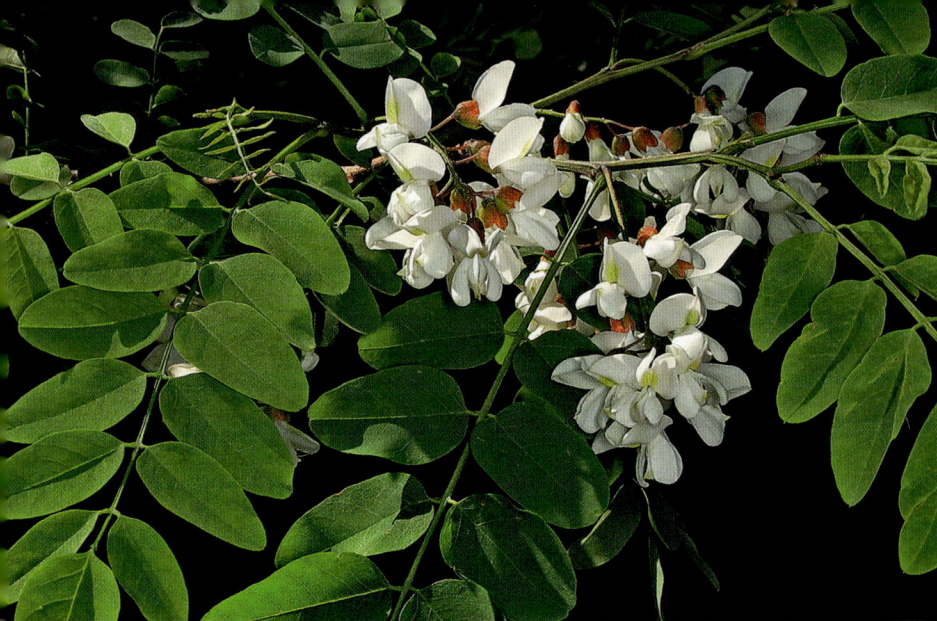

Robinia pseudacacia, Falsche Akazie   *Robinia pseudoacacia*
Fabaceae   Schmetterlingsblütler

Allgemein-befinden

Kopf-bereich

Brustbereich

Bauchraum

Unterleib

Bewegungs-apparat

Haut, Haare Nägel

Homöopathische Bedeutung

Leitsymptome Kleine, nur unvollkommen geprüfte Arznei mit Schwerpunkt auf den Verdauungsorganen.

Anwendung Schärfe und Säure sind wichtige Merkmale dieser Arznei. Daher sind die folgenden Symptome typisch: Aufstoßen und Geschmack im Mund sind sauer. Das Erbrochene ist so sauer, dass die Zähne davon stumpf oder rau werden. Der Körpergeruch ist sauer, die Stühle riechen sauer; es wird saure Milch erbrochen. Unverträglichkeit von Fett, Kohl, Rüben, rohem Obst, Speiseeis. Die Beschwerden verschlimmern sich: nach dem Essen, nachts.

Botanischer Steckbrief

H 15–25 m | Baum | Mai–Juni | giftig

Beschreibung Lichter Baum, Ausläufer bildend. Blätter mit 7–19 eiförmig-elliptischen Fiedern, 3–6 cm lang, jung unterseits behaart. Nebenblätter teilweise als Dornen ausgebildet. Weiße, wohlriechende, bis 2 cm lange Schmetterlingsblüten mit gelbem Fleck am Grund der Fahne in hängenden, bis 25 cm langen Trauben. Hülsen glatt und flach.

Vorkommen Weltweit kultiviert und eingebürgert. Heimat: N-Amerika.

Wirkstoffe Vor allem in der Rinde und den Samen verschiedene Lectine (früher als Robin benannt). Die Blüten enthalten ätherisches Öl.

Grundlage der Arzneimittelherstellung
Die frische Rinde der jungen Zweige.

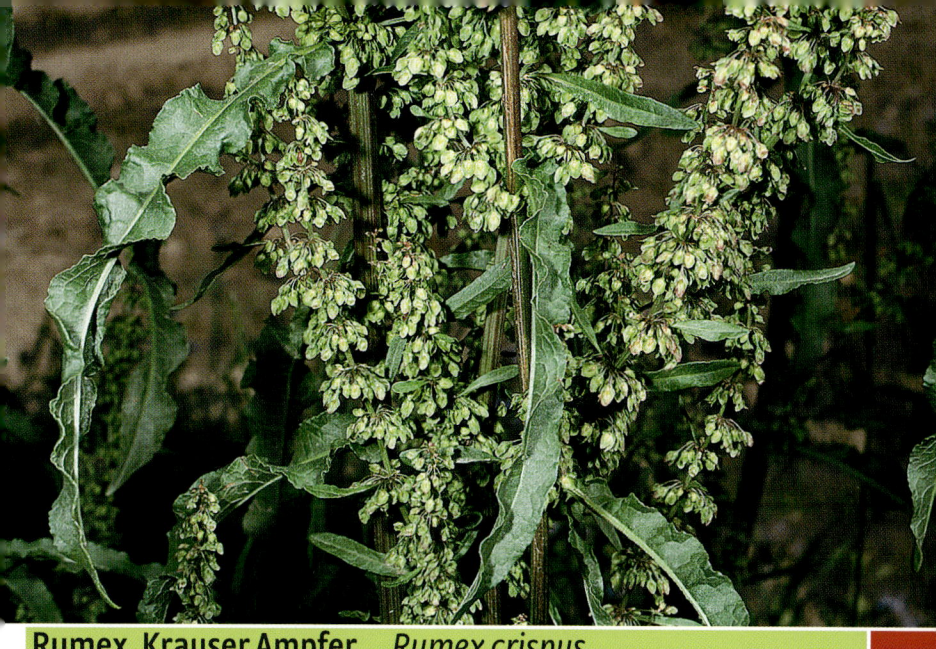

Rumex, Krauser Ampfer — *Rumex crispus*
Polygonaceae — Knöterichgewächse

Botanischer Steckbrief

H 0,3–1,2 m | Staude | Juni–August

Beschreibung Blattspreite länglich-lanzettlich, am Grund keilförmig oder gestutzt, derb, mit wellig-krausem Rand. Blütenrispe nur wenig verzweigt, von den 6 Hüllblättern die 3 inneren rundlich-herzförmig, zur Fruchtzeit vergrößert, ± ganzrandig, nur einzelne mit großer Schwiele.

Vorkommen Feuchte Unkrautgesellschaften, Äcker, Weiden, Bachufer. Fast weltweit verbreitet.

Wirkstoffe Nur in den unterirdischen Organen Anthranoide, Naphthalenderivate, Gerbstoffe. In den krautigen Teilen Oxalate und freie Oxalsäure in Konzentrationen, die von dem Gebrauch in Salaten abraten lassen.

Grundlage der Arzneimittelherstellung Die frischen unterirdischen Teile.

Homöopathische Bedeutung

Leitsymptome Husten, der durch Einatmen kleinster Mengen kalter Luft provoziert wird; Besserung durch Bedecken des Mundes oder wenn der Kopf unter die Bettdecke gesteckt wird.

Anwendung Rumex wirkt besonders auf die Schleimhäute der Atemwege, vor allem auf der Höhe des Halsgrübchens. Es ist eine wichtige Arznei für trockenen Kitzelhusten, wobei das Kitzeln sich vom Kehlkopf bis zur Brust erstrecken kann. Verstärkung des Hustenreizes durch Berühren des Halsgrübchens; die Atmung wird schlechter im Wind. Weitere Symptome: Schmerz hinter dem Schlüsselbein und/oder hinter dem Brustbein. Gefühl einer harten Substanz in der Magengrube. Verschlimmerung der Beschwerden: durch Einatmen kühler Luft, Temperaturwechsel der Atemluft, tiefes Atmen, Sprechen. Besserung: durch Wärme, Bedecken, z. B. Bedecken des Mundes, Einhüllen. Weitere Anwendungsgebiete sind plötzliche Durchfälle, die den Kranken morgens aus dem Bett treiben.

Allgemeinbefinden

Kopfbereich

Brustbereich

Bauchraum

Unterleib

Bewegungsapparat

Haut, Haare Nägel

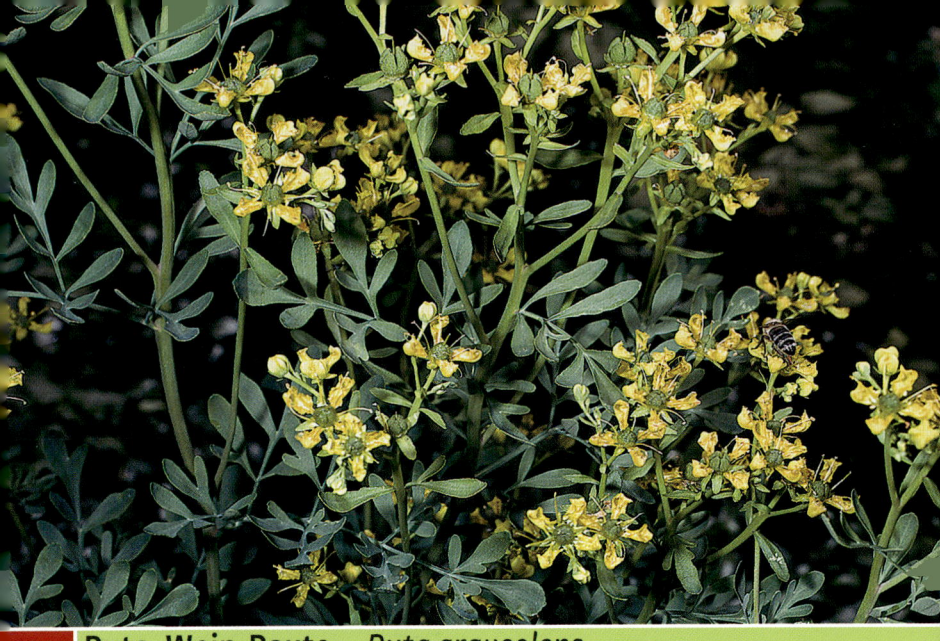

R

Ruta, Wein-Raute *Ruta graveolens*
Rutaceae Rautengewächse

Allgemein-
befinden

Kopf-
bereich

Brustbereich

Bauchraum

Unterleib

Bewegungs-
apparat

Haut, Haare
Nägel

Homöopathische Bedeutung

Leitsymptome Wichtiges Mittel für Überanstrengung der Augen und Schmerzen am Handgelenk (durch Überbein, Entzündung).

Anwendung Ruta hat einen engen Bezug zu den Bindegeweben: Gelenke (besonders Hand- und Fußgelenke), Beugesehnen, Knochenhaut. Es ist ein sehr wichtiges Mittel für Quetschungen, Prellungen und sonstige Verletzungen der Knochen. Schmerzen (wie zerschlagen, wund, nagend, brennend) gehen mit Ruhelosigkeit einher. Manche Patienten haben das seltsame Gefühl, als hätten sie einen stumpfen Pflock in einem Körperteil stecken, z. B. im Kopf, in der Nase oder im Ohr. Die Stimmungslage ist unzufrieden und weinerlich. Die Augen sind gerötet, tränen und schmerzen nach Überanstrengung (z. B. vom Lesen kleiner Schrift). Es kommt zum Krampf am unteren Augenlid; wenn der Krampf nachlässt, tränen die Augen. Es besteht starker Durst auf kaltes Wasser. Auftretende Spannungsgefühle im Magen können sich durch Trinken von Milch bessern. Übelkeit kann seltsamerweise im Enddarm empfunden werden. Dort kann es nach einer Entbindung zum Mastdarmvorfall kommen, ausgelöst durch Bücken. Wenn der Urin zurückgehalten wird, kann dies einen Harnverhalt auslösen.

Ruta ist ein wichtiges Mittel bei Überbein am Handgelenk, wenn dieses noch nicht zu lange besteht, auch bei Schleimbeutelentzündung. Wenn Bryonia bei der akuten Sehnenscheidenentzündung nicht hilft, so kann Ruta als nächstes Mittel gegeben werden. Ruta hilft auch bei knotigen Verhärtungen in den Handflächen, die sich nach der Arbeit mit einem harten Werkzeug gebildet haben. Die Beschwerden verschlimmern sich bzw. werden verursacht: durch Überanstrengung (der Augen, der Gelenke), Verstauchung, Kälte, nasskaltes Wetter, Druck gegen eine Kante (z. B. eines Werkzeuges). Besserung: durch Rückenlage, Wärme, Reiben.

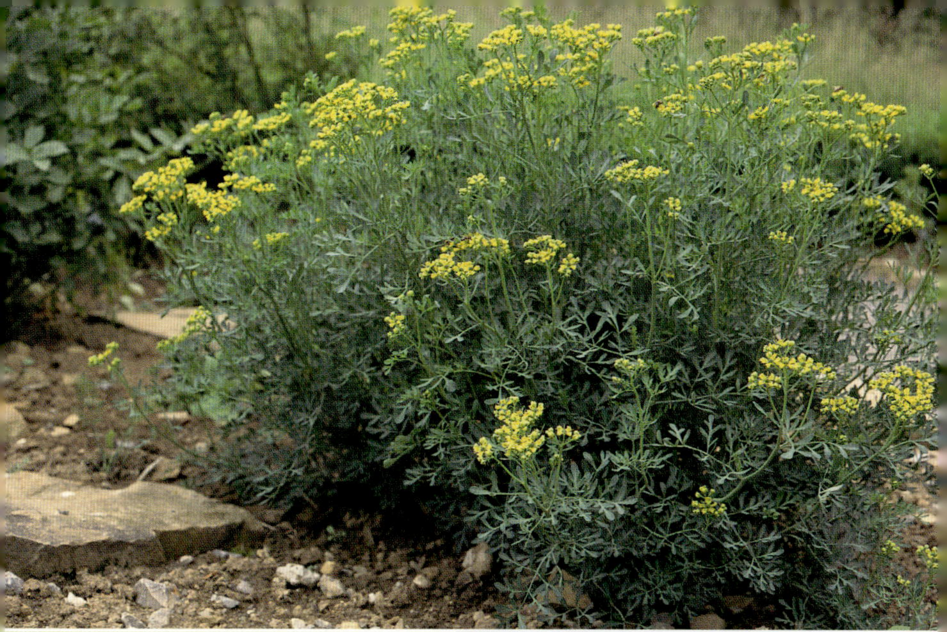

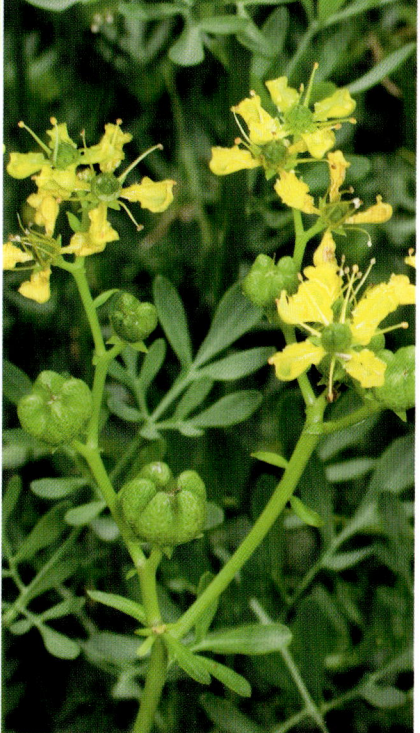

Botanischer Steckbrief

H 0,3–0,6 m | Halbstrauch | Juni–Juli | giftig

Beschreibung Am Grund verholzter, kahler, aromatischer Halbstrauch. Blätter blaugrün, doppelt gefiedert, mit ovalen, durch Öldrüsen durchscheinend punktierten Abschnitten. Blütenstand mit 4-zähligen gelben Seitenblüten und 5-zähliger Endblüte.

Vorkommen Heimat im östlichen Mittelmeergebiet, in warmen Gebieten als Heil- und Gewürzpflanze angebaut und verwildert.

Wirkstoffe Ätherisches Öl mit Methylnonylketon oder Methylheptylketon als Hauptkomponente; Flavonoide, vor allem Rutin (Rutosid), verschiedene Cumarine, darunter die Furanocumarine Bergapten und Psoralen sowie Pyranocumarine, etwa 40 Alkaloide, darunter Chinoline und Chinazoline.

Grundlage der Arzneimittelherstellung Die frischen oberirdischen Teile zu Beginn der Blütezeit.

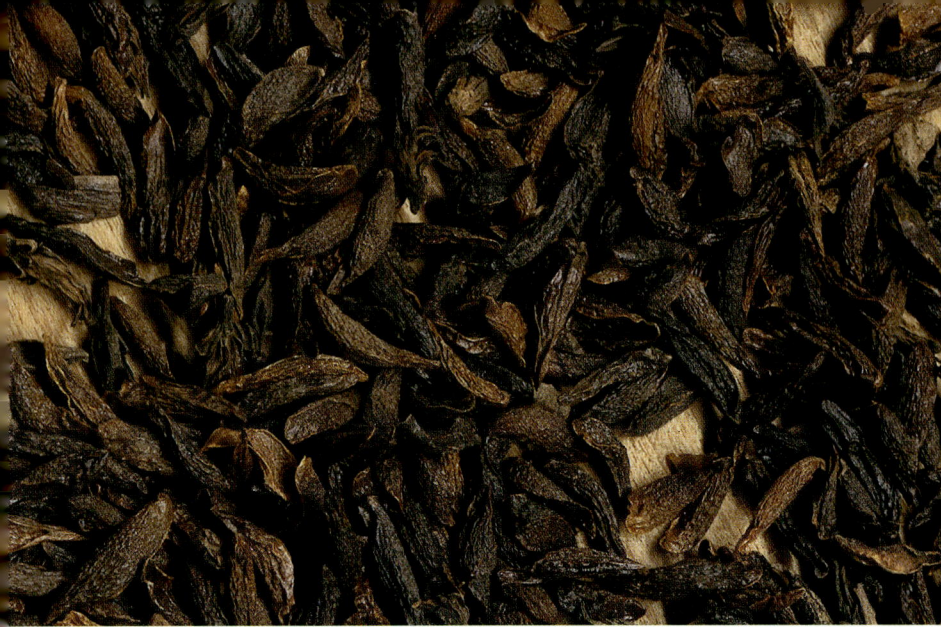

Sabadilla, Mexikanisches Läusekraut
Schoenocaulon officinale Liliaceae s. l. *(Melanthiaceae)*   Liliengewächse

Allgemein-befinden

Kopf-bereich

Brustbereich

Bauchraum

Unterleib

Bewegungs-apparat

Haut, Haare Nägel

Homöopathische Bedeutung

Leitsymptome Sabadilla wirkt besonders auf die Tränendrüsen, die Nasenschleimhaut und den Verdauungstrakt.

Anwendung Das Gemüt des Sabadilla-Patienten neigt zur Hypochondrie. Die Augen reagieren bei allen möglichen Beschwerden und Symptomen mit, indem sie bei Schmerzen, beim Niesen, beim Gähnen, beim Husten, bei Frieren oder Fieber tränen. Das Niesen kann sehr hartnäckig und stark sein, mit Jucken und Kribbeln in der Nase. Letzteres kann sich auf den ganzen Körper ausdehnen. Außerdem ist der Patient überempfindlich für Gerüche, ganz besonders Knoblauchgeruch erträgt er nicht. Es besteht Verlangen nach warmem Essen, Milch, Süßigkeiten, Mehlspeisen, aber Abneigung gegen Fleisch, Kaffee, Saures, Knoblauch. Die Beschwerden verschlimmern sich: durch Kälte, kalte Getränke, periodisch-regelmäßig. Besserung: im Freien, durch Hitze, durch Essen.

Botanischer Steckbrief

H 1–2 m | Zwiebelpflanze | giftig

Beschreibung Pflanze mit länglicher Zwiebel, aus der mehrere, bis 1 m lange, schmale Blätter sowie ein blattloser Blütenschaft mit sehr langer, reicher Traube hervorgehen. Blüten gelblich weiß und klein, 6-zählig, Samen bis 9 mm lang, an einem Ende zugespitzt, am anderen abgerundet, mit glänzend schwarzbrauner Samenschale in 3-fächrigen Kapseln.

Vorkommen Mittelamerika bis Venezuela, auch kultiviert.

Wirkstoffe Steroidalkaloide, vor allem Veratrin, ein Gemisch aus Cevadin und Veratridin, beides Ester des Veracevins.

Grundlage der Arzneimittelherstellung Die getrockneten reifen Samen.

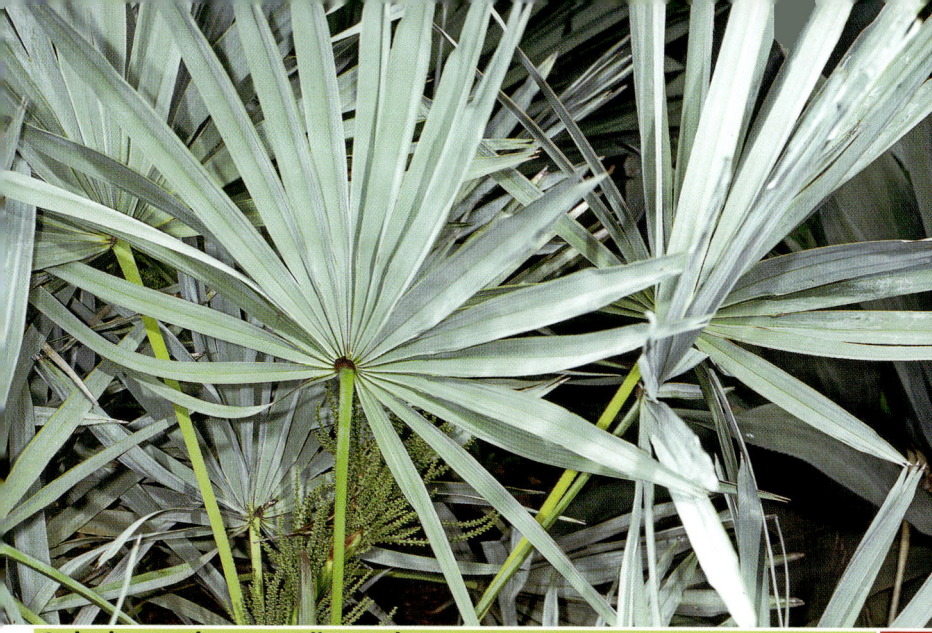

Sabal serrulatum, Sägepalme   *Serenoa repens*
Arecaceae   Palmen

Botanischer Steckbrief

H 1–3 m | Baum | März–Mai
Beschreibung Fächerpalme mit gewöhnlich kriechendem, auch aufsteigendem Stamm. Blätter grün oder blaugrün, Blattstiel gesägt. Blüten weißlich, 4–5 mm, Früchte einsamige Beeren, ellipsoid bis kugelig, reif orangefarben bis schwarz, 2–3 cm lang.
Vorkommen Oft bestandbildend in lichten Wäldern, Dünen im SO der USA.
Wirkstoffe Fettes Öl mit Triglyceriden und freien Fettsäuren sowie Sterole, deren Fettsäureester und Glykoside, wasserlösliche Polysaccharide (Galactoarabinane mit Uronsäureanteil), Flavonoide, Carotinoide.
Grundlage der Arzneimittelherstellung Die frischen reifen Früchte.

Homöopathische Bedeutung

Leitsymptome Die Arznei wirkt besonders auf die Organe des Urogenitalsystems.
Anwendung Die Stimmung ist gereizt und gedrückt, Mitleid macht den Patienten jedoch wütend. Bei beiden Geschlechtern kommt es zu Abnahme oder Verlust des sexuellen Verlangens. Kopfschmerz, der sich von der Nase nach oben hin ausbreitet und sich in der Stirn festsetzt, ist typisch. Arznei für gutartige Prostatavergrößerung im Stadium I auf (ohne Restharnbildung). Besonders nachts besteht häufiger Harndrang; der Harnstrahl ist schwach. Auffällig ist ein Kältegefühl in Blase, Penis und Hoden. Erektion und Samenerguss können schmerzhaft sein. Auch bei Frauen besteht Kälte der Geschlechtsteile. Eierstöcke und Brüste schmerzen; die Brüste können unterschiedlich groß sein. Verschlimmerung: durch nasskaltes Wetter, durch Mitleid, vor der Periode. Besserung: nach dem Schlafen.
Achtung Bei Verdacht auf gynäkologische oder Prostatabeschwerden Arzt aufsuchen.

Allgemeinbefinden

Kopfbereich

Brustbereich

Bauchraum

Unterleib

Bewegungsapparat

Haut, Haare Nägel

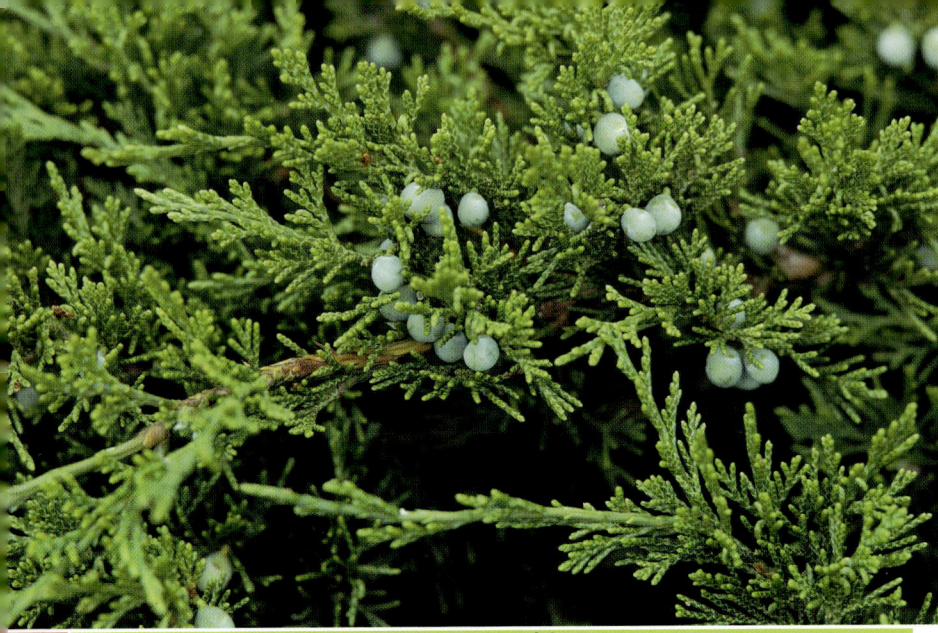

Sabina, Sadebaum *Juniperus sabina*
Cupressaceae Zypressengewächse

Allgemein-befinden

Kopf-bereich

Brustbereich

Bauchraum

Unterleib

Bewegungs-apparat

Haut, Haare Nägel

Homöopathische Bedeutung

Leitsymptome Sabina wirkt auf die Organe des weiblichen Beckens, insbesondere auf die Gebärmutter.

Anwendung Das Hören von Musik ist unerträglich, da die Nerven überreizt sind. Die Stimmung ist dabei traurig, melancholisch. Der Patient leidet unter nach außen pressenden Kopfschmerzen, die plötzlich kommen und allmählich wieder vergehen. Man hat Verlangen nach saurer Limonade. Im Unterleib kommt es zu zuckenden Bewegungen, ähnlich wie Kindsbewegungen. Der Geschlechtstrieb ist bei Männern und Frauen auffällig verstärkt. Bei Frauen kann Juckreiz im Schambereich bestehen (auch und insbesondere während der Schwangerschaft). Die Menstruation verläuft sehr heftig, mit sichtbar stoßweisem Abgang von Blut. Die Beschwerden verschlimmern sich: nachts, bei Wärme und Hitze, während der Schwangerschaft. Besserung durch Kälte.

Achtung Bei Beschwerden in der Schwangerschaft Arzt aufsuchen!

Botanischer Steckbrief

H 1–3(–12) m | Strauch | April–Mai | giftig | geschützt

Beschreibung Nieder liegender Strauch, Kulturformen auch aufrecht. Blätter schuppenartig, anliegend und herablaufend, beim Zerreiben unangenehm riechend, nur an jungen Trieben nadelförmig und abstehend. Beerenzapfen dunkelblau, weißlich bereift, etwa 5 mm groß.

Vorkommen Trockene Felsen. Gebirge Mittel- und S-Europas; N-Afrika, Asien. Ziergehölz.

Wirkstoffe Ätherisches Öl vor allem mit Sabinen, Sabinylacetat, Thujon, Myrcen und Terpinen-4-ol; Podophyllotoxine und weitere Lignane.

Grundlage der Arzneimittelherstellung
Frische, jüngste, noch unverholzte Zweigspitzen mit Blättern.

180

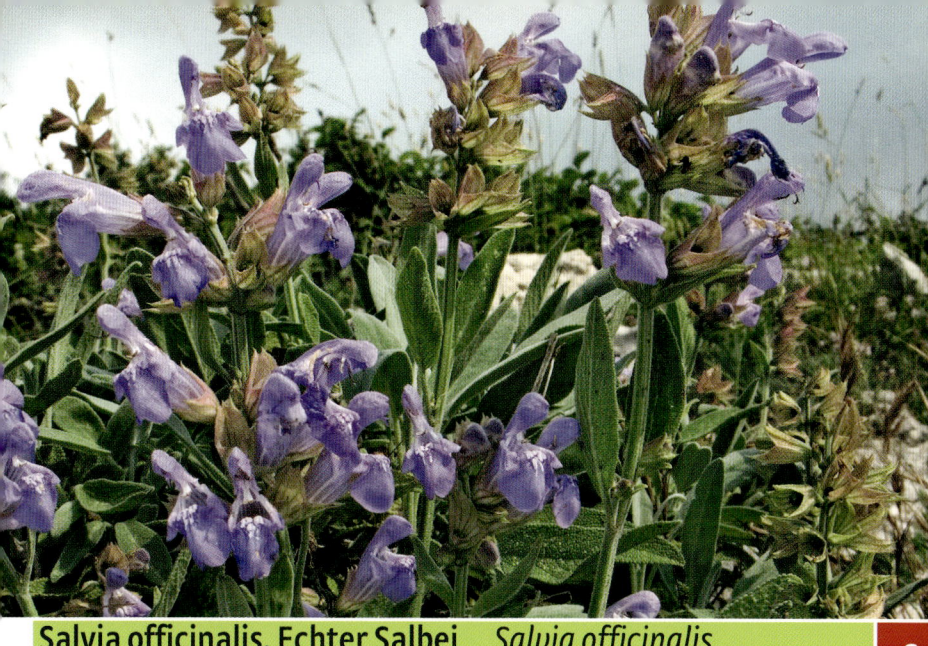

Salvia officinalis, Echter Salbei   *Salvia officinalis*
Lamiaceae   Lippenblütler

Botanischer Steckbrief

H 0,2–0,7 m | Halbstrauch | Mai–Juli

Beschreibung Aromatischer Halbstrauch mit abstehend graufilzig behaarten Zweigen. Die dicklichen, runzeligen Blätter länglich-eiförmig, am Rand fein gekerbt, oberseits verkahlend. Blüten quirlig in lockeren, ährenförmigen Blütenständen, Krone meist hellviolett, 20–35 mm lang, Kelch 10–14 mm, mit 5–8 mm langen Zähnen. Pflanzen aus Kulturen sind viel weniger behaart.

Vorkommen Verbreitet kultiviert, in warmen Gebieten verwildert. Heimat wohl Balkanhalbinsel.

Wirkstoffe Ätherisches Öl mit hohem Thujon-Gehalt (35–60 %) und geringerem Cineol-(Eucalyptol-) und Campheranteil, weitere Mono- und Sesquiterpene, Lamiaceen-Gerbstoffe wie Rosmarinsäure, Diterpen-Bitterstoffe wie Carnosol, das beim Trocknen aus Carnosolsäure entsteht, Triterpene wie Ursolsäure, Phenolglykoside, Flavonoide.

Grundlage der Arzneimittelherstellung Die frischen Blätter.

Homöopathische Bedeutung

Leitsymptome Kleine, ungeprüfte Arznei, die zur Hemmung von Muttermilch- und Schweißsekretion eingesetzt wurde.

Anwendung In der Vergangenheit wurde die schweißhemmende Wirkung des Salbeis bei Patienten mit Tuberkulose oder mit vegetativen Regulationsstörungen verordnet, zur Herabsetzung der Milchsekretion bzw. zur Erleichterung des Abstillens wurde Salbei auch eingesetzt. Heute spielt Salbei als homöopathische Arznei keine Rolle mehr.

Achtung Nicht in der Schwangerschaft anwenden! Salbei in unverdünnter Form ist für ungeborene Kinder und für Kleinkinder giftig.

Allgemein-befinden

Kopf-bereich

Brustbereich

Bauchraum

Unterleib

Bewegungs-apparat

Haut, Haare Nägel

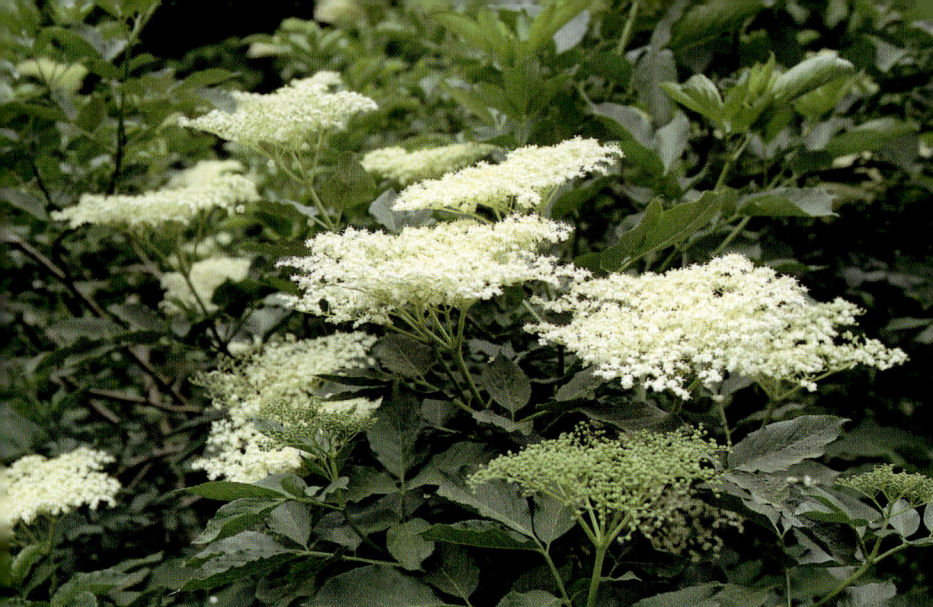

S

Sambucus nigra, Schwarzer Holunder *Sambucus nigra*
Caprifoliaceae Geißblattgewächse

Allgemein-befinden

Kopf-bereich

Brustbereich

Bauchraum

Unterleib

Bewegungs-apparat

Haut, Haare Nägel

Homöopathische Bedeutung

Leitsymptome Schleimhautschwellungen im Bereich der Atemwege.

Anwendung Viele Symptome können von Atemnot und/oder starkem Schweiß begleitet sein; häufig steht die Atemnot auch im Vordergrund der Symptomatik. Plötzliche Erstickungs-, Husten- oder Asthmaanfälle beim Einschlafen, beim Erwachen bzw. (um Mitternacht) aus dem Schlaf weckend. Dabei heftiges Schwitzen. Auch Pseudokrupp-Husten gehört zum Arzneimittelbild. Hustenanfälle, die einem Fieberanstieg vorausgehen. Brennende Hitze im Gesicht bei eiskalten Füßen. Trockene brennende Hitze im Schlaf, aber beim Erwachen findet der Patient sich schweißnass. Verschlimmerung der Beschwerden: durch trocken-kalte Luft; kaltes Trinken nach Erhitzung, Obstessen. Besserung: durch Bewegung, Einhüllen, Aufsetzen im Bett. Weiteres Anwendungsgebiet: Stockschnupfen der Säuglinge.

Achtung Bei Pseudokrupp, Asthma, Atemnot Arzt aufsuchen.

Botanischer Steckbrief

H 2–8 m | Strauch | Juni–August

Beschreibung Hoher Strauch, bisweilen baumartig, das Mark der Äste reinweiß. Blätter mit 5–7(–9) gesägten Fiedern. Blüten weiß, 5-zählig, in flachen Schirmrispen, Staubbeutel gelb. Schwarzviolette Steinfrüchte in überhängenden Fruchtständen.

Vorkommen Waldränder, Kahlschläge, Hecken. Europa, Kleinasien.

Wirkstoffe In den Blüten Flavonoide, vor allem Rutin und Isoquercitrin; ätherisches Öl, Chlorogensäure, Gerbstoffe, Schleimstoffe, das Blausäureglykosid Sambunigrin in Spuren. In den Früchten Flavonoide, Anthocyane wie Sambucin, ätherisches Öl, Vitamine, Fruchtsäuren, Zucker, in den Samen Blausäureglykoside wie Sambunigrin. Blätter und Rinde enthalten diese Glykoside in weit höherer Konzentration.

Grundlage der Arzneimittelherstellung Frische Blätter und Blütenstände zu gleichen Teilen.

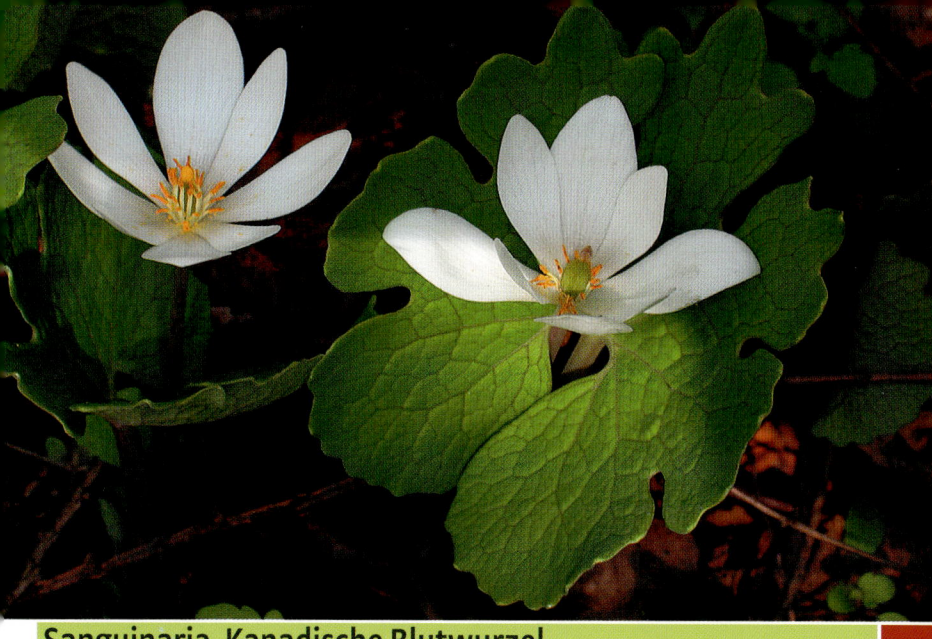

Sanguinaria, Kanadische Blutwurzel
Sanguinaria canadensis   Papaveraceae   Mohngewächse

Botanischer Steckbrief

H 0,15–0,4 m | Staude | März–Mai | giftig

Beschreibung Kleine Staude mit kriechendem Wurzelstock, der wie der Stängel orangeroten Milchsaft enthält. Jede Pflanze mit einem bis 15 cm lang gestielten, 5–7(–9)-teilig gelappten, blaugrünen Blatt. Blütenstiel ebenfalls bis 15 cm, die einzige Blüte bis 5 cm im Durchmesser, mit 8–12 weißen Kronblättern.

Vorkommen Artenreiche Wälder des atlantischen N-Amerika, südl. bis Florida.

Wirkstoffe Isochinolinalkaloide verschiedener Typen, insbesondere Sanguinarin und Chelerythrin, Berberin, Coptisin und Protopin.

Grundlage der Arzneimittelherstellung
Die getrockneten unterirdischen Teile im Herbst.

Homöopathische Bedeutung

Leitsymptome Blutwallungen zum Kopf, mit Kopfschmerzen; Brennen an verschiedensten Körperteilen; sehr häufig sind die Beschwerden auf der rechten Körperseite.

Anwendung Charakteristische Symptome sind Pulsieren, Brennen, Hitze; sie breiten sich durch den ganzen Körper aus, oft von unten nach oben verlaufend. Patient leidet unter Kopfschmerzen, die vom Hinterkopf her nach oben und vorn ziehen und sich über dem rechten Auge festsetzen. Sie steigen und fallen mit der Sonne. Das bedeutet: die Schmerzen setzen bei Sonnenaufgang oder danach ein, werden bis mittags schlimmer, also bis zum Höchststand der Sonne, gehen danach wieder zurück und sind abends bei Sonnenuntergang verschwunden. Man hat Verlangen nach stark gewürzten Speisen, aber Abneigung gegen Butter. Schmerz im rechten Deltamuskel (Schulter), schlimmer beim Armheben oder Umdrehen im Bett. Besserung aller Beschwerden durch Schlaf.

Allgemeinbefinden

Kopfbereich

Brustbereich

Bauchraum

Unterleib

Bewegungsapparat

Haut, Haare Nägel

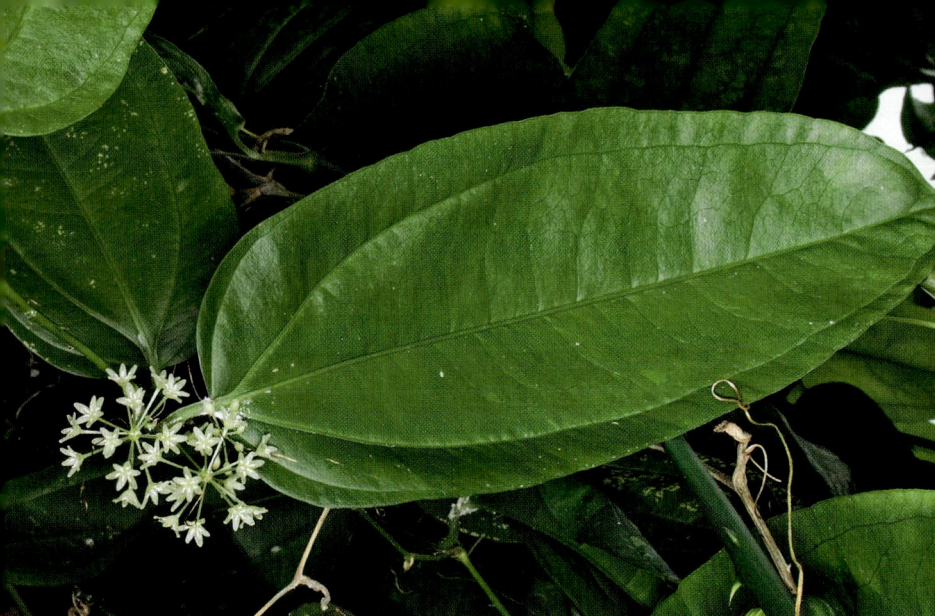

Sarsaparilla, Smilax, Honduras-Sarsaparille   *Smilax spec.*
Liliaceae s. l. *(Smilacaceae)*   Liliengewächse

Allgemein-befinden

Kopf-bereich

Brustbereich

Bauchraum

Unterleib

Bewegungs-apparat

Haut, Haare Nägel

Homöopathische Bedeutung

Leitsymptome Mittel mit ausgeprägter Wirkung auf Harn- und Geschlechtsorgane sowie auf die Haut.

Anwendung Früher wurde Sarsaparilla zur Nachbehandlung von Patienten eingesetzt, die wegen einer Syphilis über längere Zeit mit giftigem Quecksilber behandelt worden waren. Der Patient hat das Gefühl, als wäre sein Kopf wie durch ein straffes Band schmerzhaft eingeengt. Charakteristisch ist ein Harnwegsinfekt (bei Fieber Arzt aufsuchen!) mit heftigen Schmerzen beim Wasserlassen, besonders am Ende. Der Patient kann nur im Stehen urinieren, im Sitzen kommt der Urin nur tropfenweise. An Händen und Füßen treten tiefe Risse und Schrunden auf, die sehr schmerzhaft sind. Die Beschwerden verschlimmern sich: durch nasse Kälte, nachts, beim Treppenhinauf- und -abwärtsgehen. Besserung: im Stehen.

Achtung Bei Harnwegsinfekt mit Fieber Arzt aufsuchen!

Botanischer Steckbrief

H bis 15 m | verholzte Kletterpflanze | giftig

Beschreibung Immergrüne zweihäusige Kletterpflanze mit kriechendem Wurzelstock und oft meterlangen Wurzeln. Stängel scharf vierkantig mit wechselständigen, herz- bis eiförmig-länglichen, bogennervigen Blättern und Ranken in den Achseln. Weiße bis gelbliche Blüten in doldigen Blütenständen, Frucht: eine Beere.

Vorkommen Mittelamerika, von Mexiko bis Nicaragua.

Wirkstoffe Steroidsaponine mit der Hauptkomponente Sarsaparillosid und dem Spaltprodukt Parillin, als Aglyka unter anderem Sarsasapogenin, Smilagenin und Diosgenin; Phytosterole.

Grundlage der Arzneimittelherstellung
Die getrockneten unterirdischen Teile von *Smilax regelii* und *Smilax medica* oder anderen verwandten Arten.

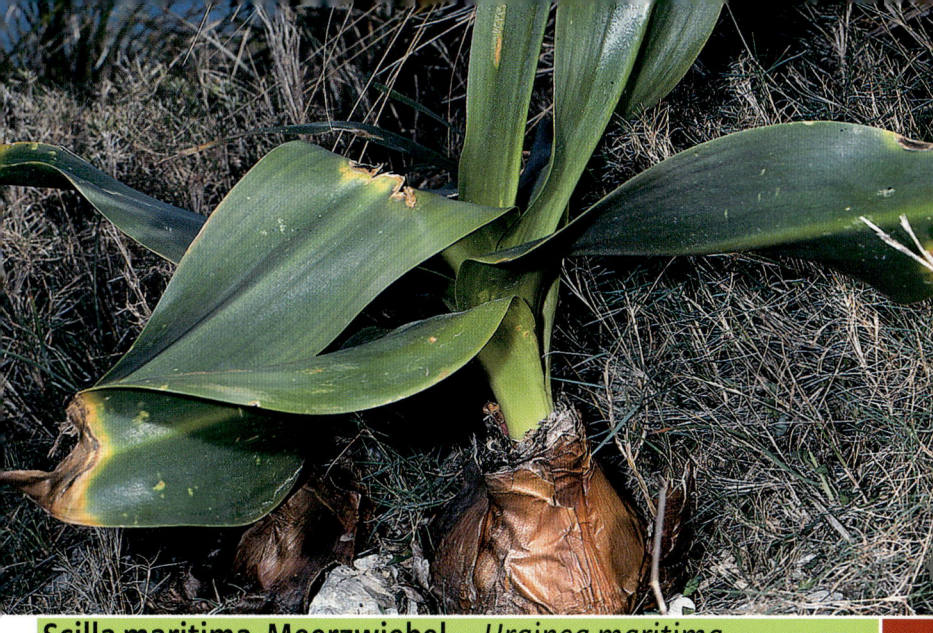

Scilla maritima, Meerzwiebel   *Urginea maritima*
Liliaceae s. l. *(Hyacinthaceae)*   Liliengewächse

S

Allgemein-befinden

Kopf-bereich

Brustbereich

Bauchraum

Unterleib

Bewegungs-apparat

Haut, Haare Nägel

Botanischer Steckbrief

H 0,5–1,5 m | Zwiebelgewächs | August bis Oktober | giftig

Beschreibung Zwiebel innen weiß oder rot, zum Teil aus dem Boden herausragend, bis 3 kg schwer. Die breit lanzettlichen Blätter zur Blütezeit bereits vertrocknet. Blüten in langer, dichter Traube, Hüllblätter 6–8 mm, weiß, mit grünem oder purpurnem Mittelnerv, sternförmig ausgebreitet. Formenreiche Art.

Vorkommen Weiden, Felsfluren, Garigues, Sandstrände. Mittelmeergebiet.

Wirkstoffe Herzwirksame Steroidglykoside (Bufadienolide), in der für Nagetiere besonders toxischen rotschaligen Sippe als Hauptkomponente Scillirosid und Scilliphäosid, Schleimstoffe (vor allem Glucogalactane), Flavonoide.

Grundlage der Arzneimittelherstellung Frische fleischige Zwiebelschuppen der rotschaligen Unterart von *Urginea maritima* s. l. (z. B. *Urginea numidica*) mit eindeutig nachweisbarem Scillirosid-Anteil.

Homöopathische Bedeutung

Leitsymptome Scilla hat unter anderem eine starke Wirkung auf die Schleimhäute der Atemwege.

Anwendung Die Arznei passt auf Erkrankungen, die langsam verlaufen, deren Beschwerden sich also erst im Verlauf von mehreren Tagen in voller Ausprägung zeigen. Der Patient reibt sich auffällig oft die Augen und das Gesicht, besonders beim Husten. Alle Speisen schmecken unangenehm süßlich. Es besteht Durst auf kalte Getränke, die jedoch Brechreiz und Würgen auslösen können. Der Husten wird begleitet von Niesen, Schnupfen, Tränen der Augen, Urinabgang. Er ist morgens schlimmer und quälender als abends. Die Beschwerden verschlimmern sich: am frühen Morgen, durch Bewegung, Entblößen, Husten, beim Einatmen. Besserung: durch Ruhe, Aufsetzen, Abhusten von Auswurf.

Achtung Bei Husten mit Fieber und bei länger dauerndem Husten (länger als 14 Tage) Arzt aufsuchen!

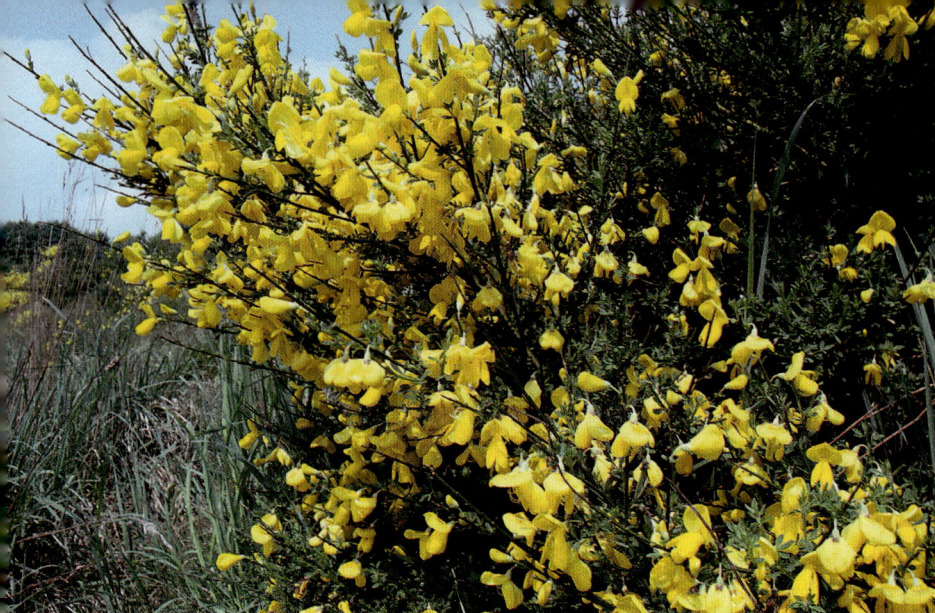

Scoparius, Besenginster *Cytisus scoparius*
(Sarothamnus scoparius) *Fabaceae* Schmetterlingsblütler

Allgemein-
befinden

Kopf-
bereich

Brustbereich

Bauchraum

Unterleib

Bewegungs-
apparat

Haut, Haare
Nägel

Homöopathische Bedeutung

Leitsymptome Kleine Arznei, die vor allem auf Herz und Nieren wirkt.

Anwendung Wurde eingesetzt bei unregel-mäßiger Herztätigkeit infolge von Grippe bzw. grippalem Infekt. Der Patient hat das Gefühl, als seien Magen und Därme mit Steinen gefüllt. Der Urin ist sehr reichlich, hell und schäumend. In der Herzgegend kommt es zur ängstlichen Beklemmung und zu Schmerzen, die zur linken Schulter und zum Hals ausstrahlen (Arzt aufsuchen!). Der rechte Arm und die Finger fühlen sich taub und abgestorben an. Die Beschwerden verschlimmern sich: durch Drehen auf die linke Seite. Besserung: durch kühle Luft und Blähungsabgang.

Achtung Bei Herzbeschwerden Notarzt rufen!

Botanischer Steckbrief

H 0,5–2 m | Strauch | Mai–Juni | giftig

Beschreibung Rutenstrauch mit grünen, fünfkantigen Zweigen. Blätter hinfällig, obe-re ungeteilt, untere mit 3 Blättchen. Schmet-terlingsblüten meist einzeln, scheinbar eine reichblütige, beblätterte Traube bildend, mit 20–25 mm langer, gelber Krone und spiralig eingerolltem Griffel. Hülsen zusammenge-drückt.

Vorkommen Gebüsche, lichte Wälder, häufig gepflanzt. S-, W- und Mitteleuropa, weiter verwildert und eingebürgert.

Wirkstoffe Chinolizidinalkaloide, vor allem Spartein und Lupanin; biogene Amine wie Dopamin; Flavonoide wie Scoparin und Ast-ragalin; in den Blüten geringe Mengen ätheri-sches Öl; in den Samen Lectine.

Grundlage der Arzneimittelherstellung Frische abgestreifte Blüten zusammen mit den bei der Ernte anfallenden Blättern und jungen Zweigspitzen.

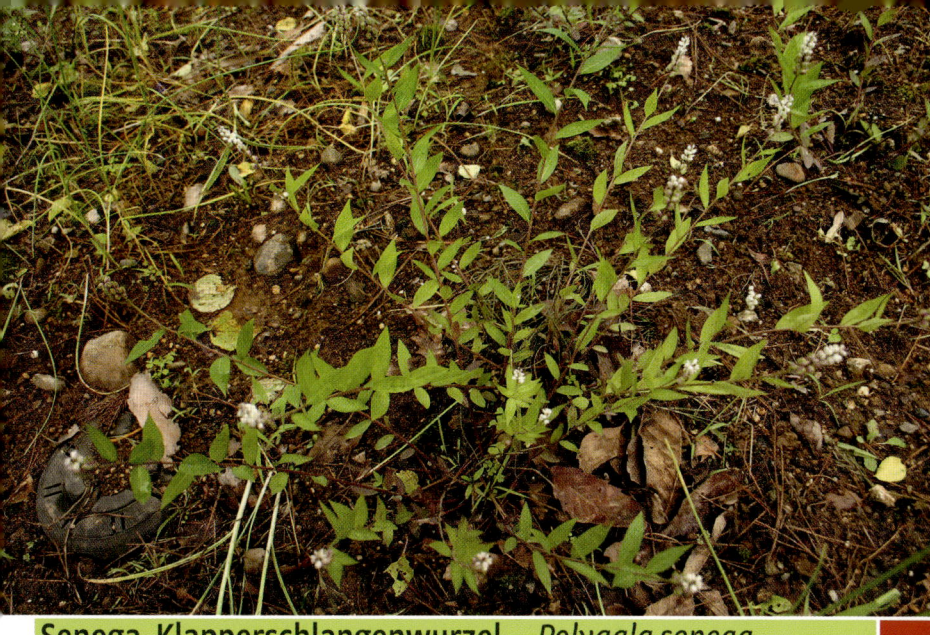

Senega, Klapperschlangenwurzel *Polygala senega*
Polygalaceae   Kreuzblumengewächse

S

Botanischer Steckbrief

H 0,2–0,3 m | Staude | Mai–Juni

Beschreibung Staude mit kurzem, kopfigem Rhizom. Zahlreiche, unverzweigte Triebe mit wechselständig sitzenden, lanzettlichen Blättern. Die endständigen Trauben aus weißlichen Blüten. 2 seitliche, kronblattartige Kelchblätter bilden die Flügel, von den 3 verwachsenen Kronblättern das untere mit gefranstem Anhängsel.

Vorkommen Offene Wälder, Prärien im östlichen N-Amerika.

Wirkstoffe Triterpensaponine wie die Senegine (in *P. tenuifolia* Onjisaponine) mit dem Aglykon Presenegin; Oligosaccharidester (Senegosen bzw. Tenuifolosen); geringe Mengen Methylsalicylat mit typischem Geruch, das beim Trocknen entsteht.

Grundlage der Arzneimittelherstellung Die getrockneten Wurzeln mit dem Wurzelkopf. Auch die Wurzeln bestimmter, eng verwandter Arten, z. B. von *P. tenuifolia* (Heimat Japan, Indien), sind zugelassen, soweit sie gleichwertige Inhaltsstoffe haben.

Homöopathische Bedeutung

Leitsymptome Senega hat eine starke Wirkung auf alle Schleimhäute, besonders die der Atemwege.

Anwendung Die Augäpfel fühlen sich an, als wären sie aus Eis und vergrößert. Beim angestrengten Schauen beginnt das betrachtete Objekt zu zittern, und die Augen tränen. Die Sehstörungen (auch Doppelbilder) bessern sich, wenn der Kopf nach hinten gebeugt wird. Kennzeichnend ist eine Bindehautentzündung mit hartem Schleim in den Wimpern. Durch ein Gefühl, als habe man Pfeffer in der Nase, wird nahezu unstillbares und heftigstes Niesen ausgelöst. Mund und Hals kratzen aus Trockenheit, das Sprechen ist erschwert. Die Stimme wird beim Vorlesen plötzlich heiser. In der Brust hört man ein lockeres Rasseln. Der Schleim ist so zäh, dass er nicht abgehustet werden kann und immer wieder nach unten zurückrutscht. Verschlimmerung: durch frische Luft, Berührung, Ruhe.

Achtung Bei Atembeschwerden Arzt aufsuchen!

Allgemeinbefinden | Kopfbereich | Brustbereich | Bauchraum | Unterleib | Bewegungsapparat | Haut, Haare Nägel

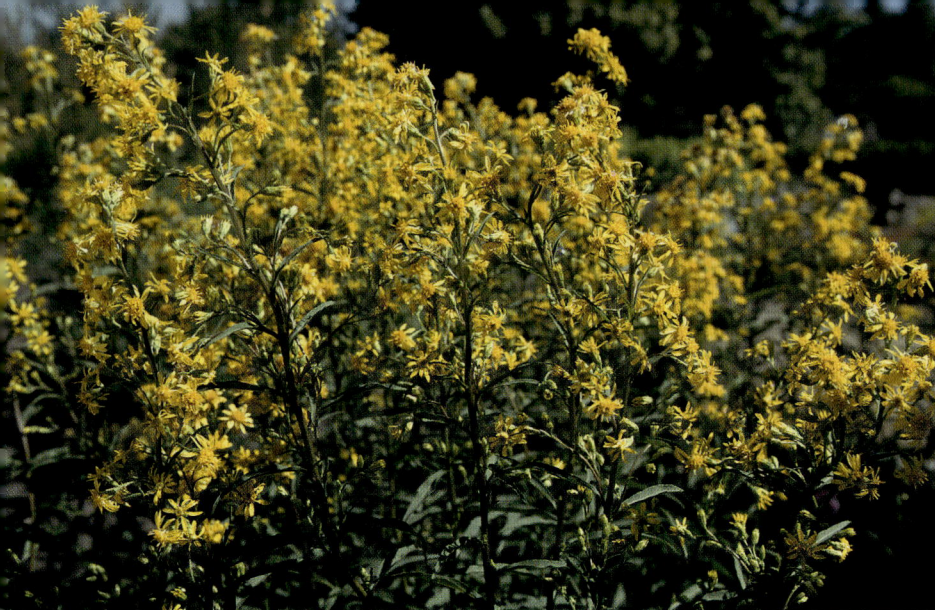

Solidago virgaurea, Echte Goldrute   *Solidago virgaurea*
Asteraceae   Korbblütler

Allgemein-
befinden

Kopf-
bereich

Brustbereich

Bauchraum

Unterleib

Bewegungs-
apparat

Haut, Haare
Nägel

Homöopathische Bedeutung
Leitsymptome Eher ein Phytotherapeuti-
kum; man sagt Solidago positive Wirkungen
bei Nierenerkrankungen nach.
Anwendung Umfassende homöopathische
Arzneimittelprüfungen liegen nicht vor.
Laut Erfahrungsberichten ist Solidago ein
Organspezifikum für die Niere und wurde
bei Nierenerkrankungen eingesetzt. Der
Patient leidet unter Nierenschmerzen; die
Nierengegend ist äußerlich druckempfind-
lich. Schmerzen beim Wasserlassen bzw.
erschwertes Wasserlassen. Der Urin kann
dunkel und spärlich sein oder hell und stin-
kend; er kann Eiweiß oder Schleim enthalten. Solidago wirkt auch auf Verdauungstrakt, untere Extremitäten und Blut, allerdings in wenig spezifizierter Art und Weise.
Achtung Bei Verdacht auf Nierenerkran-
kung Arzt aufsuchen.

Botanischer Steckbrief
H 0,1–1 m | Staude | Juli–Oktober
Beschreibung Aufrechte Staude, meist nur
im Blütenbereich verzweigt, Blätter gesägt,
die unteren länglich-elliptisch mit geflügeltem Stiel, die oberen schmaler, sitzend. Blütenköpfchen in schmaler, aufrechter Rispe,
6–10 mm lang, mit 6–12 gelben Zungenblüten, die deutlich länger sind als die Hülle,
sowie 10–30 Röhrenblüten.
Vorkommen Magerrasen, Staudenfluren,
lichte Wälder. Europa, N-Afrika, W-Asien.
Wirkstoffe Flavonoide (1,4 %), Triterpensaponine, zum Teil mit Polygalasäure als
Aglykon, Phenolglykoside wie Leiocarposid
und Virgaureosid, ätherisches Öl, Kaffeesäurederivate, Catechingerbstoffe.
Grundlage der Arzneimittelherstellung
Die frischen Blütenstände.

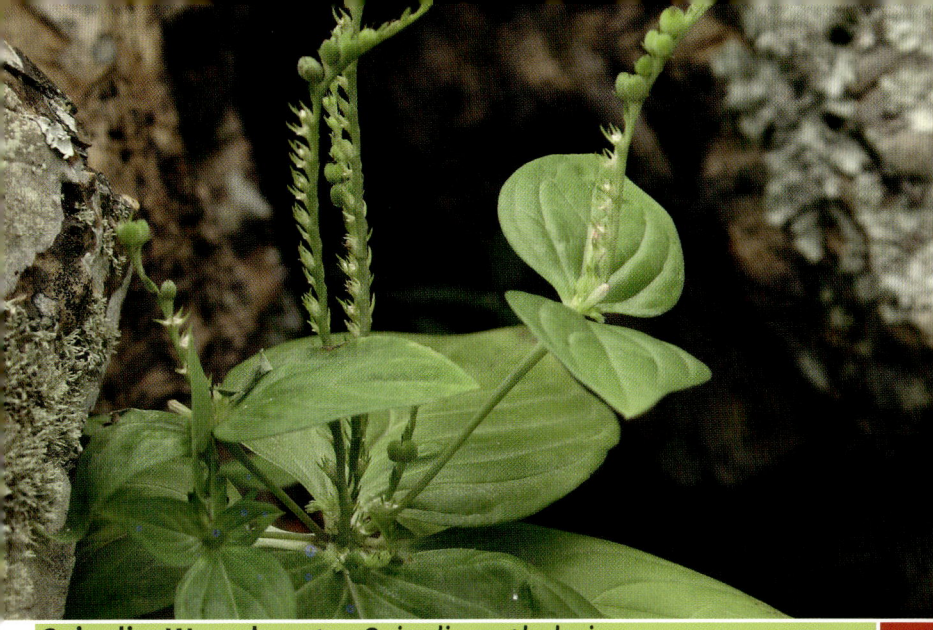

Spigelia, Wurmkraut   *Spigelia anthelmia*
Loganiaceae   Brechnussgewächse

Botanischer Steckbrief

H 0,2–0,5 m | einjähriges Kraut | giftig

Beschreibung Einjährige Pflanze mit spitz eilanzettlichen, gestielten bis fast sitzenden Blättern, an den Zweigenden scheinbar quirlständig zu viert (2 große Laubblätter und 2 kleinere Nebenblätter). Blüten mit weißer bis rötlicher, 5–10 mm langer, schlanker 5-zipfeliger, verwachsener Krone in langen, ährenförmigen, einseitswendigen Blütenständen. Frucht: eine 5 mm große, stachelig-warzige Kapsel.

Vorkommen Tropisches S-Amerika von Brasilien nördlich bis S-Florida.

Wirkstoffe Alkaloide wie Actinidin, Cholin und dessen Ester, Bitterstoff Secologanin, Flavonoide.

Grundlage der Arzneimittelherstellung Die getrockneten oberirdischen Teile.

Homöopathische Bedeutung

Leitsymptome Homöopathisches Wurmmittel, das unter anderem auf Augen, Nerven und Herz wirkt.

Anwendung Häufig verläuft die Erkrankung unter Beteiligung der Augen. Der Patient ist sehr berührungsempfindlich; Berührungen lösen ein Erschauern aus, das sich durch den ganzen Körper ausbreitet. Vom Gemüt her fällt eine Angst vor spitzen Gegenständen (z. B. Nadeln) auf. Die Augen sind rot und berührungsempfindlich. Sie schmerzen und fühlen sich an, als wären sie zu groß für ihre Höhlen. Hinzu kommen Augenschmerzen wie von Nadeln, die ins Auge gestoßen werden. Im After kann ein Gefühl von Jucken und Krabbeln auftreten, das einen realen Grund haben kann – nämlich den Befall durch Würmer. Verschlimmerung: durch Berührung oder Bewegung, bei Erschütterung, wenn an die Beschwerden gedacht wird. Besserung: durch Liegen auf der rechten Seite, mit hoch gelagertem Kopf.

Achtung Bei Wurmbefall Arzt aufsuchen.

Allgemein-befinden

Kopf-bereich

Brustbereich

Bauchraum

Unterleib

Bewegungs-apparat

Haut, Haare Nägel

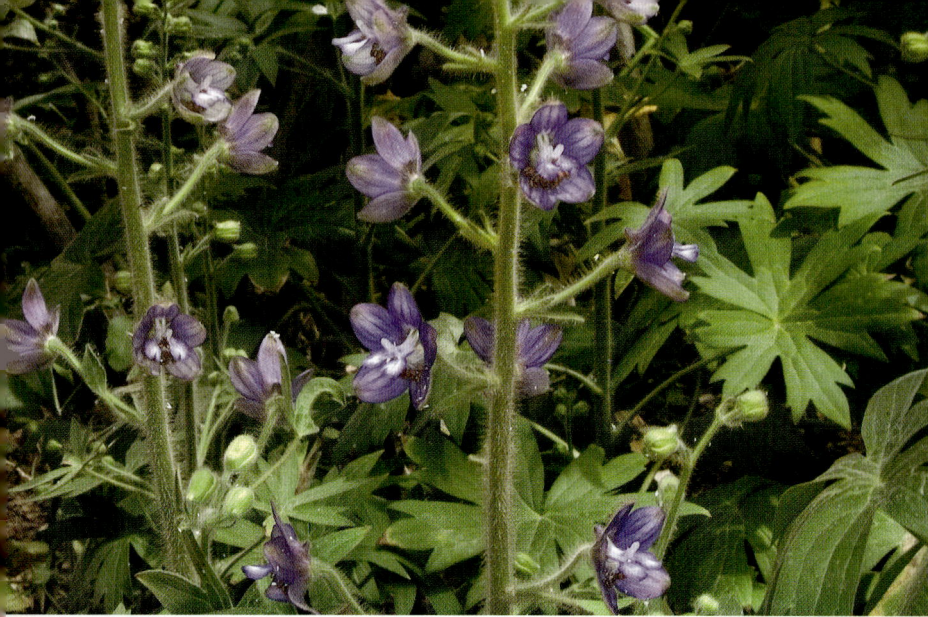

Staphisagria, Stephanskraut   *Delphinium staphisagria*
Ranunculaceae   Hahnenfußgewächse

Allgemein-
befinden

Kopf-
bereich

Brustbereich

Bauchraum

Unterleib

Bewegungs-
apparat

Haut, Haare
Nägel

Homöopathische Bedeutung

Leitsymptome Hochgradige seelische Empfindsamkeit und Verletzlichkeit, die sich oft durch körperliche Symptome ausdrückt.

Anwendung Ein Mittel für sexuelle Störungen, die sich psychisch, physisch und sozial auswirken können. Möglich ist ein erhöhtes Sexualverlangen bei beiden Geschlechtern. Der Mensch im Staphisagria-Zustand ist sehr überempfindlich, reizbar und kränkbar. Unterschiedlichste körperliche Symptome können als Folge von offenem oder unterdrücktem Zorn, Erregung, Kränkung, Kummer, Enttäuschung und Entrüstung auftreten. Staphisagria-Patienten schützen sich, „machen zu", verbarrikadieren sich, mauern sich ein (im übertragenen Sinne), gehen in Abwehrhaltung.

Es ist ein wichtiges Mittel für Gerstenkörner (im Gegensatz zu *Pulsatilla* fehlen hier deutliche Entzündungszeichen und Absonderung; Besserung durch Wärme). Und auch ein wichtiges Verletzungsmittel, besonders nach Schnittverletzungen, z. B.

nach Bauchoperation (hilft auch gegen die postoperative Darmträgheit), aber auch nach Gewebszerreißungen (wie z. B. Dammriss). Weitere Krankheitsbilder: „Honeymoon-Cystitis", eine Blasenentzündung bei jung verheirateten Frauen bzw. nach dem (ersten) Geschlechtsverkehr. Nach dem Wasserlassen Gefühl, als wäre die Blase noch nicht leer. Blasenbeschwerden nach Blasenspiegelung (Zystoskopie) oder nach Katheterisieren. Prostatavergrößerung mit Restharngefühl und mit dem Gefühl, als liefe noch ein Tropfen die Harnröhre entlang. Verschlimmerung der Beschwerden: durch Gemütsbewegungen wie Ärger, Kummer, Entrüstung, Streit, sexuelle Ausschweifungen, Berührung, kalte Getränke, Gewebszerreißungen, Dehnen und Strecken, nach Geschlechtsverkehr. Besserung: durch Wärme, Ruhe, nach Geschlechtsverkehr (beides möglich!).

Achtung Bei Harnwegsinfekt, Verletzung, Prostatabeschwerden Arzt aufsuchen.

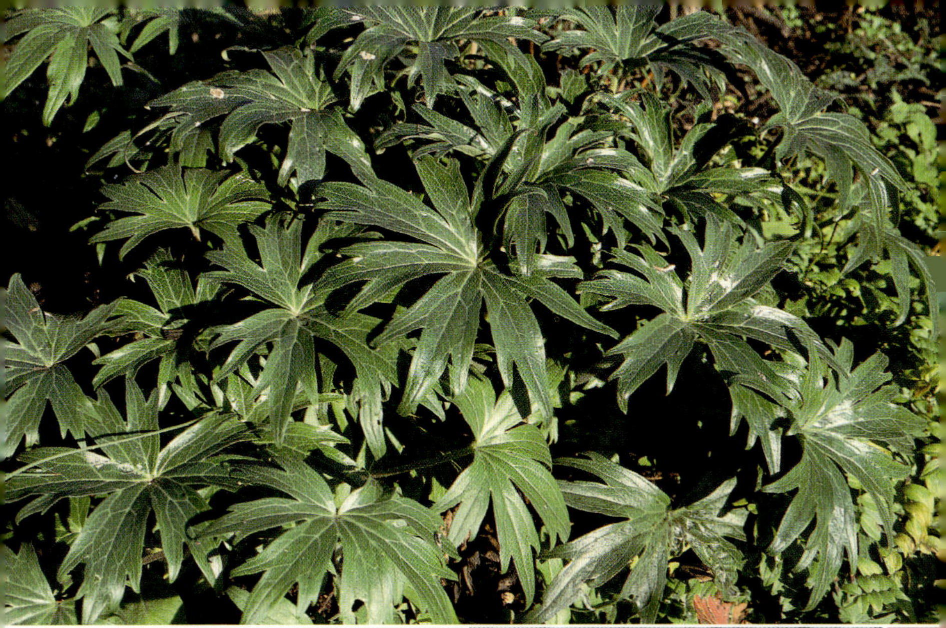

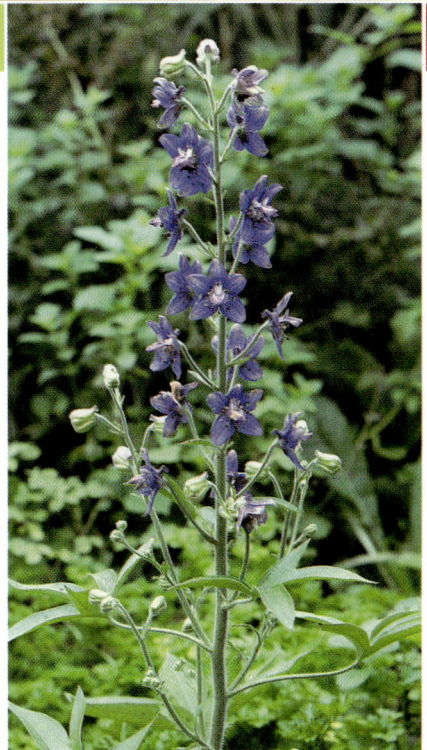

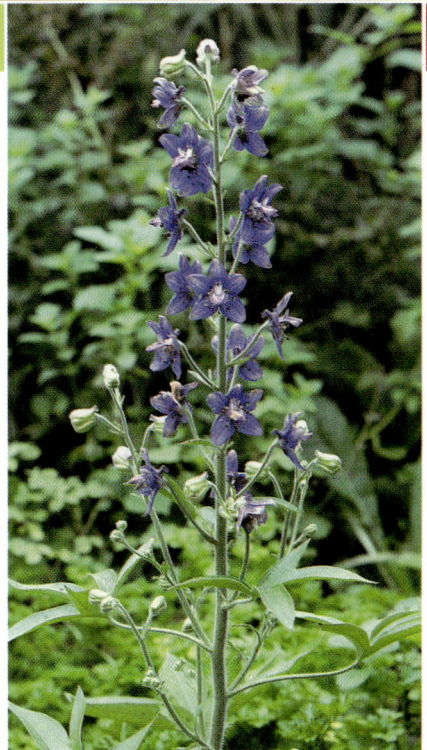

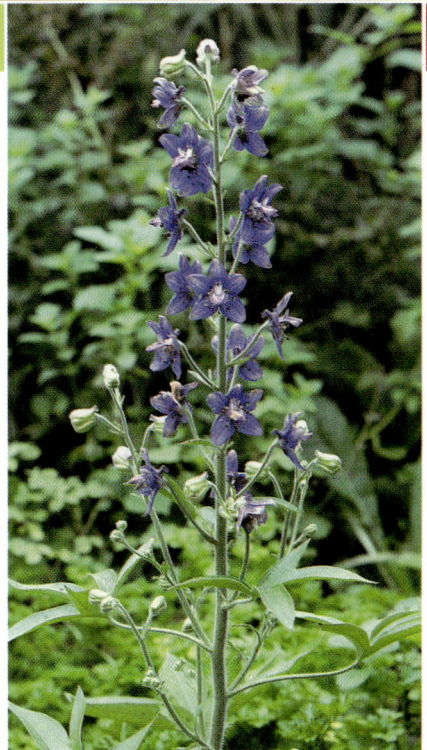

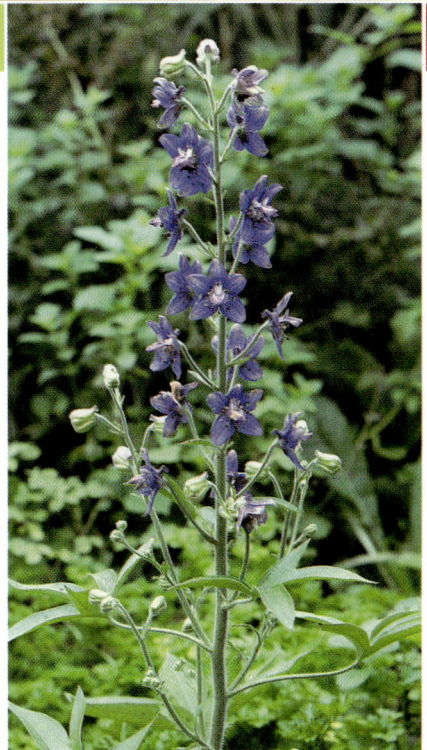

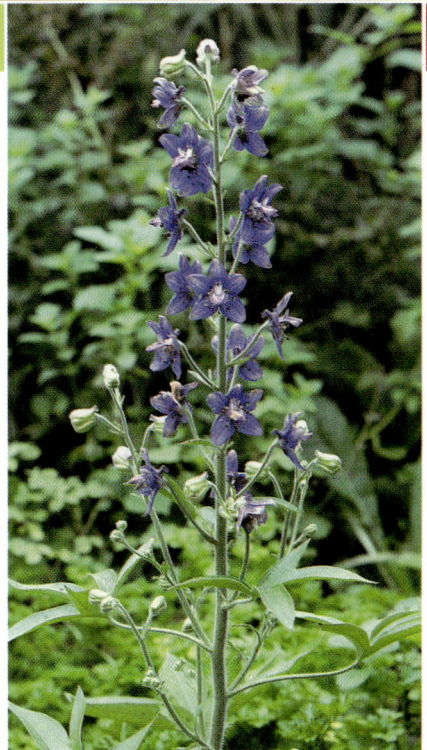

S

Botanischer Steckbrief

H 0,3–1 m | einjähriges Kraut | Mai–August | giftig

Beschreibung Kräftige einjährige, behaarte Pflanze. Blätter lang gestielt, handförmig in 5–9 Lappen zerteilt. Blüten in Trauben, Hüllblätter 13–20 mm lang, dunkelblau, das obere mit kurzem, sackartigem Sporn. Früchte aus 3 Bälgen mit wenigen, 5,5–7,5 mm großen Samen. Diese kantig, spitz-eiförmig, Samenschale dunkelgraubraun oder hellbraun, netzig-grubig.

Vorkommen Immergrüne Gebüsche, Unkrautfluren. Mittelmeergebiet.

Wirkstoffe Diterpenalkaloide mit dem Hauptalkaloid Delphinin, daneben Staphisagrin, Delphisin u. a.; ätherisches Öl.

Grundlage der Arzneimittelherstellung Die getrockneten reifen Samen.

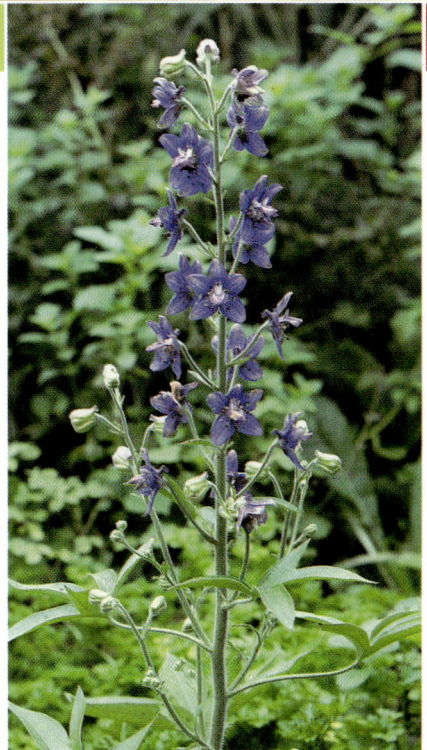

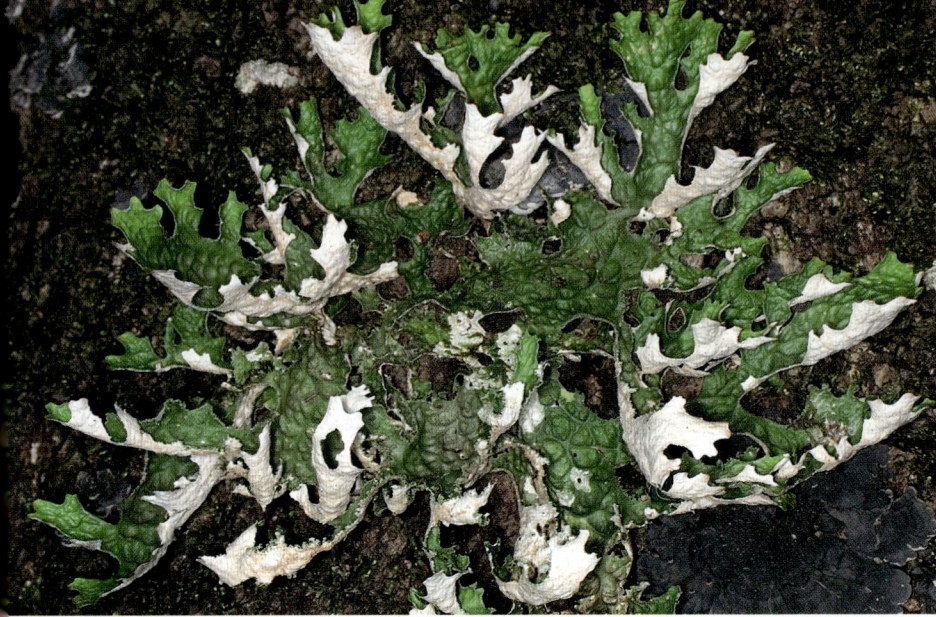

Sticta, Lungenflechte · *Lobaria pulmonaria*

S

Stictaceae Flechten

Homöopathische Bedeutung

Leitsymptome Das Mittel wirkt besonders auf Atemwege und Gelenke.

Anwendung Der Patient hat die seltsame Empfindung, als ob manche seiner Körperteile in der Luft schwebten, z. B. während des Einschlafens ein Bein. Während der Erkrankung hat der Patient einen ausgeprägten Rededrang, auch wenn er allein ist. Die Nase ist verstopft, Putzen ist erfolglos. Die Nasenschleimhäute sind trocken und schmerzen. Der Schlaf wird durch ein ständiges trockenes Hüsteln gestört. Je mehr der Kranke hustet, desto schlimmer wird der Hustenreiz. Die Atemwege fühlen sich taub und gefühllos an (Arzt aufsuchen!). Sticta ist ein Mittel für Mangel an Muttermilch nach der Entbindung. Die Beschwerden verschlimmern sich: nachts, im Liegen, durch plötzliche Temperaturveränderungen. Besserung: wenn der Schnupfen läuft, im Freien.

Achtung Siehe im Text oben!

Botanischer Steckbrief

H 0,1–0,4 m | ausdauernde Flechte | geschützt

Beschreibung Rindenbewohnende, großblättrige, tief lappig zerteilte Flechte mit grob netzförmig-grubiger, grünlich brauner bis graugrüner Oberseite und hell filziger Unterseite. Selten randständige, braune Apothecien.

Vorkommen Luftfeuchte Bergwälder der nördlichen Hemisphäre, Afrika. Gebietsweise starker Rückgang durch Luftverschmutzung.

Wirkstoffe Stictinsäure, Norstictinsäure, Gyrophorsäure und weitere Flechtensäuren; Schleimstoffe.

Grundlage der Arzneimittelherstellung
Der getrocknete Thallus.

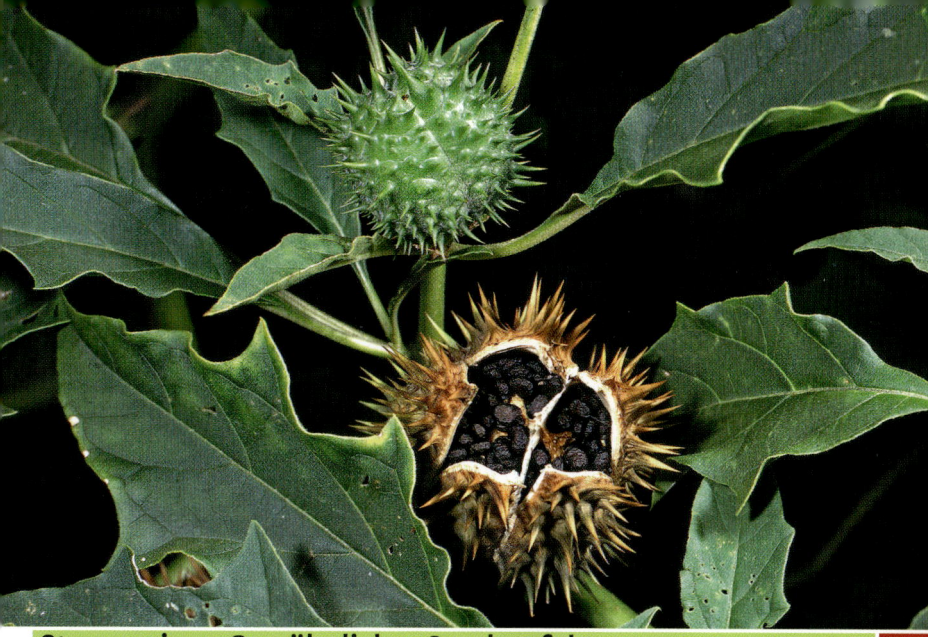

Stramonium, Gewöhnlicher Stechapfel
Datura stramonium   *Solanaceae*   Nachtschattengewächse

S

Botanischer Steckbrief

H 0,3–1,2 m | einjähriges Kraut | Juli–Oktober | giftig

Beschreibung Meist gabelig verzweigte, unangenehm riechende Pflanze mit gestielten, eiförmigen, buchtig gezähnten Blättern. Blüten 5-zählig, aufrecht, Kelch 5-kantig, Krone meist weiß, trichterförmig, mit weit ausgebreiteten, zugespitzten Zipfeln, 5–9 cm lang. Aufrechte, eiförmige, stachelige Kapseln, die regelmäßig 4-klappig aufspringen, Samen nierenförmig, braunschwarz.

Vorkommen Stickstoffreiche Unkrautfluren, in wärmeren Gegenden heute weltweit verschleppt. Heimat Mittelamerika.

Wirkstoffe Tropanalkaloide, hauptsächlich Hyoscyamin, das beim Trocknen teilweise in Atropin übergeht sowie Scopolamin, etwa im Verhältnis 4:1; Withanolide, Hydroxycumarine, Flavonoide.

Grundlage der Arzneimittelherstellung Die frischen oberirdischen Teile zur Blütezeit.

Homöopathische Bedeutung

Leitsymptome Arznei mit heftigen deliranten Zuständen und Ängsten, insbesondere Angst vor dem Alleinsein.

Anwendung Stramonium-Zustände können unter anderem als Folge psychischer Traumatisierung auftreten. Kinder erwachen aus dem Schlaf voller Schreck, erkennen die Personen in ihrer Umgebung nicht, klammern sich aber in Panik an die nächst stehende Person. Der Patient hat extreme Angst vor der Dunkelheit, bis zur Panik. Eigenartig ist auch die Angst, die von glänzenden Gegenständen ausgelöst wird. Auch das Geräusch fließenden Wassers erzeugt Panik; es besteht Abscheu gegen alles Flüssige. Bei trockenem Hals besteht heftiger Durst; aber der Kranke kann nicht trinken: Er hat so heftigen Ekel vor Wasser, dass er würgen muss. Verschlimmerung: durch Dunkelheit, glänzende Gegenstände, nach Schlaf. Zur Besserung kommt es durch Gesellschaft von Menschen und Wärme.

Achtung Nicht geeignet zur Selbstmedikation.

Allgemeinbefinden

Kopfbereich

Brustbereich

Bauchraum

Unterleib

Bewegungsapparat

Haut, Haare Nägel

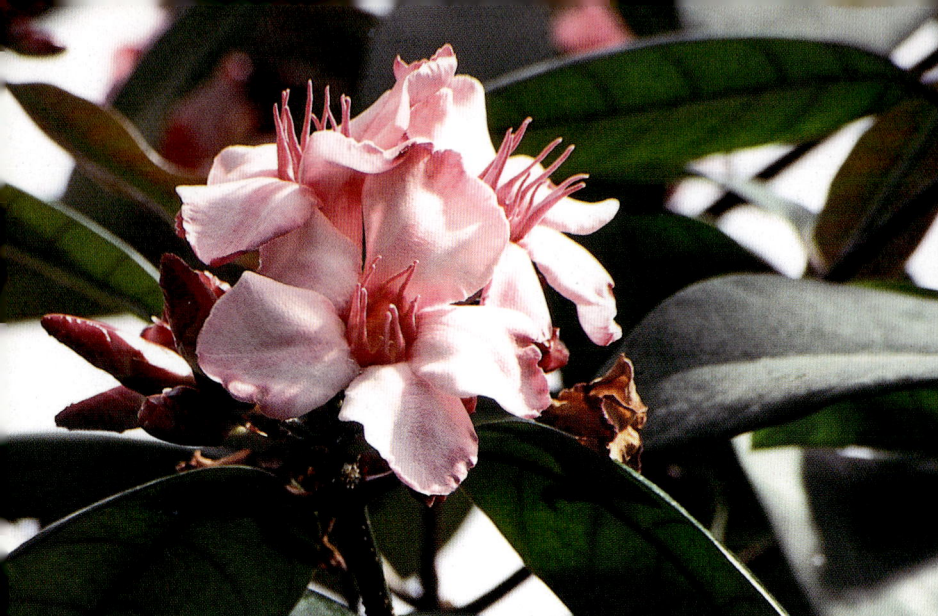

Strophanthus, Angenehmer Strophanthus
Strophanthus gratus *Apocynaceae* Hundsgiftgewächse

S

Allgemeinbefinden

Kopfbereich

Brustbereich

Bauchraum

Unterleib

Bewegungsapparat

Haut, Haare Nägel

Homöopathische Bedeutung

Leitsymptome Die Hauptwirkung von Strophanthus richtet sich auf das Herz (zur Selbstmedikation nicht geeignet).

Anwendung Eine Arznei für Lampenfieber, Examens- oder Prüfungsangst, wenn sich dieses Problem vor allem am Herzen auswirkt mit heftigem Herzklopfen und beschleunigtem oder verlangsamtem Puls und wenn die Prüfungsangst in der Herzgegend empfunden wird. Ohnmachten sind auch möglich (Arzt aufsuchen!). Der Hals ist wie zugeschnürt. Es besteht Verlangen nach Kaffee und Ekel vor Alkohol. Beengtes Gefühl am Herzen; das Herz schlägt bis in den Hals hinauf. Das Herzklopfen kann so stark sein, dass man die Erschütterung der Herzschläge durch die Kleidung hindurch sehen kann. Die Beschwerden verschlimmern sich: durch körperliche Anstrengung, durch Rauchen, Tee, Alkohol.

Achtung Jegliche Arten von Herzbeschwerden müssen ärztlich abgeklärt werden.

Botanischer Steckbrief

H bis 10(−25) m | verholzte Liane | Februar | giftig

Beschreibung Verholzte Liane, Blätter gegenständig, eiförmig bis elliptisch, kurz zugespitzt und kahl. Blüten zu mehreren achselständig, duftend, weißlich, rötlich überlaufen, mit glockig erweiterter Kronröhre, 10-teiliger Nebenkrone und 5 fast rundlichen Lappen (nicht geschwänzt wie bei vielen Strychnos-Arten). Samen in langen Balgfrüchten, nur bei dieser Art kahl, leuchtend gelb bis gelbbraun, sehr schmal, etwa 2 cm lang, der Schnabel bis 6 cm, mit 5 cm langem Haarschopf.

Vorkommen Tropisches W-Afrika, in SO-Asien angebaut.

Wirkstoffe 4−5 % herzwirksame Glykoside (Cardenolidglykoside), darunter 90−95 % g-Strophanthin (Ouabain) mit dem Aglykon Strophanthidin.

Grundlage der Arzneimittelherstellung Die vom grannenartigen Fortsatz befreiten, reifen, getrockneten Samen.

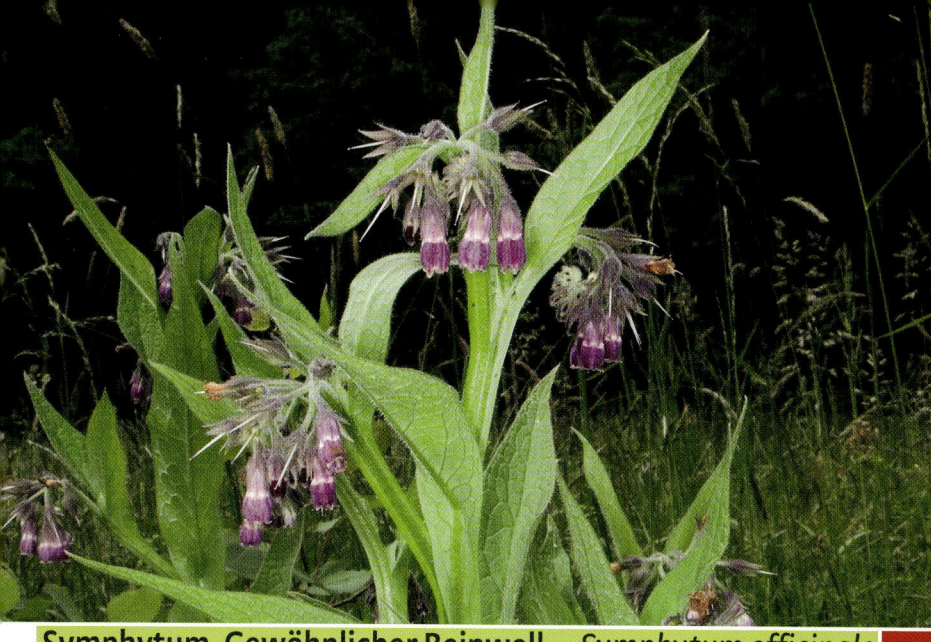

Symphytum, Gewöhnlicher Beinwell *Symphytum officinale*
Boraginaceae   Raublattgewächse

S

Botanischer Steckbrief
H 0,5–1,5 m | Staude | Mai–August
Beschreibung Borstig behaarte Staude mit langen, eilanzettlichen, an den Enden verschmälerten Blättern. Blattstiel geflügelt und am Stängel jeweils bis zum nächsten Blatt herablaufend. Blütenkrone zylindrisch, kurz 5-zipfelig, 1–2 cm lang, meist rotviolett, aber auch gelblich weiß, Kelchzähne lang zugespitzt. Teilfrüchte glatt und glänzend.
Vorkommen Feuchte Wiesen, Bachufer, Wegränder. Gemäßigtes Europa, Asien.
Wirkstoffe Allantoin, Schleimstoffe, Gerbstoffe, Triterpensaponine, Phenolcarbonsäuren wie Rosmarinsäure, giftige Pyrrolizidinalkaloide, ein Glykopeptid, Sterole.
Grundlage der Arzneimittelherstellung
Frische, vor Beginn der Blüte gesammelte unterirdische Teile.

Homöopathische Bedeutung
Leitsymptome Der Name „Beinwell" weist auf das wichtigste Einsatzgebiet hin: Verletzungen von Knochen oder Knochenhaut. Er fördert die Bildung von Callus (Ersatzknochen nach Knochenbrüchen).
Anwendung Symphytum hilft bei der Knochenheilung: bei Verletzungen der Knochenhaut, nach Knochenbrüchen, bei Trümmerfrakturen, bei Schmerzen nach alten Verletzungen, Verletzungen von Knorpelgewebe, gereiztem Stumpf nach einer Amputation. Auch bei generell verlangsamtem Knochenheilung und bei Mangel an sogenanntem Knochencallus (Ersatzknochen) kann Symphytum eingesetzt werden. Die Beschwerden verschlimmern sich bzw. sind Folge: von Verletzung, Schlag mit stumpfem Gegenstand. Weiteres, spezielles Anwendungsgebiet: Verletzungen des Auges und/oder des Gesichts durch einen stumpfen Gegenstand, wie z. B. einen Schneeball.
Achtung Bei allen genannten Verletzungen Arzt aufsuchen.

Allgemeinbefinden

Kopfbereich

Brustbereich

Bauchraum

Unterleib

Bewegungsapparat

Haut, Haare Nägel

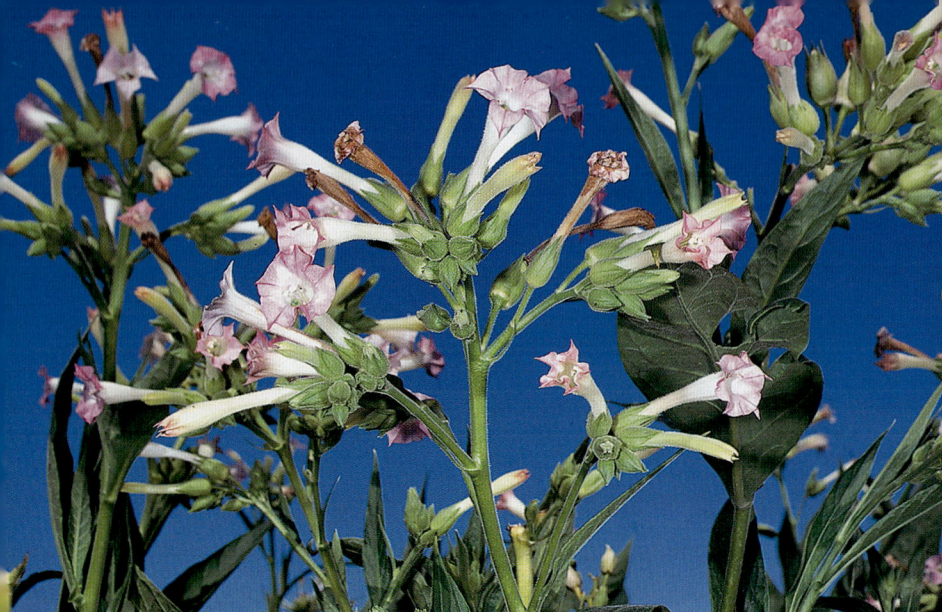

T

Tabacum, Virginischer Tabak — *Nicotiana tabacum*

Solanaceae   Nachtschattengewächse

Allgemein-befinden

Kopf-bereich

Brustbereich

Bauchraum

Unterleib

Bewegungs-apparat

Haut, Haare Nägel

Homöopathische Bedeutung

Leitsymptome Der Tabak wirkt vor allem auf Nervensystem und Herz; neben *Cocculus* wichtigste Arznei für Reise- und Seekrankheit.

Anwendung Die Muskeln der Hohlorgane ziehen sich zusammen; dementsprechend kommt es zu Gefühlen von Zusammenschnürung in Hals, Brust, Blase und Mastdarm. Tabak erzeugt beim ersten Genuss ein Elendsgefühl, daher kann er gegen Reise- und Seekrankheit eingesetzt werden. Starker Schwindel mit kaltem Schweiß (schlimmer durch Öffnen der Augen). Das Gesicht ist leichenblass, manchmal auch bläulich, außerdem eingefallen und kaltschweißig. Vermehrter Speichelfluss. Die Übelkeit („zum Sterben elend") führt zu heftigem Erbrechen. Wird auch angewendet bei morgendlicher Übelkeit und Juckreiz in der Schwangerschaft. Verschlimmerung: durch Bewegung, auch passive, wie auf Reisen. Besserung: durch Kälte und frische Luft.

Botanischer Steckbrief

H 0,8–2 m | einjähriges Kraut | Juni–September | giftig

Beschreibung Aufrechte, unverzweigte, drüsig behaarte Pflanze mit großen, eilanzettlichen, sitzenden Blättern, die unteren am Stängel herablaufend. Blüten rispig an den Zweigenden, Krone etwa 4 cm lang, weit aus dem Kelch herausragend, eng trichterförmig, mit 5 zugespitzten, abstehenden Zipfeln, rosa, gegen den Grund gelbgrün. Kelchzähne ungleich, länger als breit.

Vorkommen In vielen Sorten weltweit kultiviert und gelegentlich verwildert. In Europa im 16. Jahrhundert zunächst als Zierpflanze eingeführt. Heimat tropisches Amerika, heute nur noch in Kultur bekannt.

Wirkstoffe Nicotin und weitere Pyridinalkaloide.

Grundlage der Arzneimittelherstellung Getrocknete, unfermentierte Blätter.

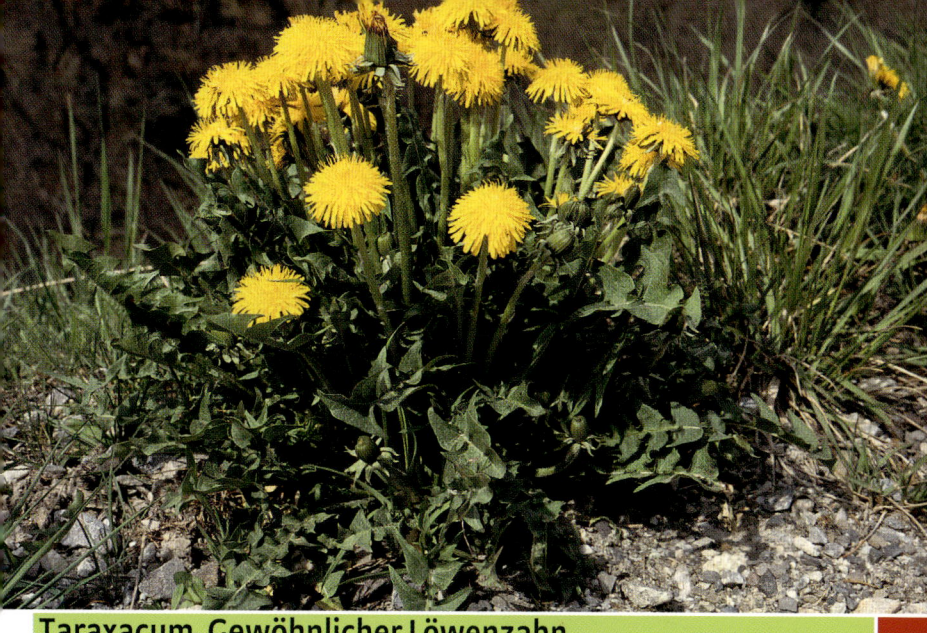

Taraxacum, Gewöhnlicher Löwenzahn
Taraxacum officinale   *Asteraceae*   Korbblütler

Botanischer Steckbrief

H 0,05–0,4 m | Staude | April–Juli

Beschreibung Milchsaft führende Pflanzen einer formenreichen Artengruppe mit pfahlwurzelartigen Rüben. Grundständige Rosetten aus meist tief eingeschnittenen, schrotsägeförmigen Blättern. Blütenköpfe 3,5 bis 5,5 cm breit, endständig, auf blatt- und schuppenlosem Schaft, nur aus gelben Zungenblüten bestehend.

Vorkommen Fettwiesen, Weiden, Unkrautfluren. Heute weltweit verbreitet und gebietsweise als Salatpflanze angebaut.

Wirkstoffe Als Sesquiterpenlacton-Bitterstoffe Germacranolide und Eudesmanolide, Triterpene wie Taraxasterol, Flavonoide, Phenolcarbonsäuren, Cumarine, Phytosterole, Mineralstoffe mit hohem Anteil an Kaliumsalzen, im Herbst bis zu 40 % Inulin in der Wurzel.

Grundlage der Arzneimittelherstellung
Die frische ganze Pflanze zur Blütezeit.

Homöopathische Bedeutung

Leitsymptome Mittel mit organotroper Beziehung zu Leber und Gallenwegen.

Anwendung Der Patient leidet unter Kopfschmerzen in Verbindung mit Störungen der Verdauungstätigkeit. Am Scheitel besteht ein starkes Hitzegefühl. Die Zunge ist von einem weißen Belag überzogen, der sich stückweise ablöst, darunter erscheinen empfindliche, dunkelrote Stellen. Der Stuhlgang kann weiß gefärbt sein; der Patient kann an einer Gelbsucht leiden (Arzt aufsuchen!). Arme und Beine sind zappelig und unruhig, die Fingerspitzen kalt. Nach dem Essen, noch mehr aber nach dem Trinken, friert man. Die Beschwerden verschlimmern sich: bei Ruhe, im Sitzen, Stehen oder Liegen. Besserung: im Gehen.

Achtung Bei Gelbsucht und weiß gefärbtem Stuhlgang Arzt aufsuchen.

Allgemeinbefinden

Kopfbereich

Brustbereich

Bauchraum

Unterleib

Bewegungsapparat

Haut, Haare Nägel

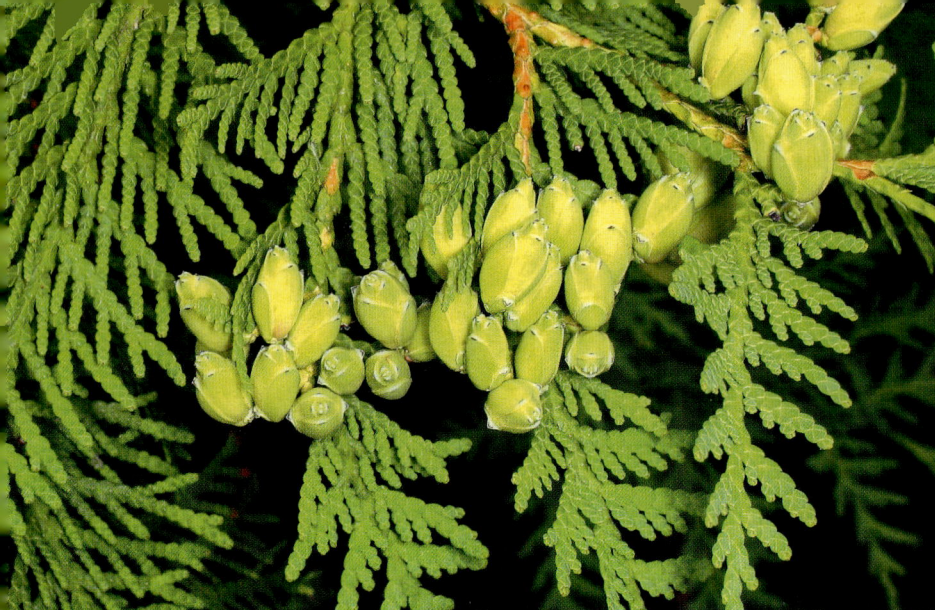

Thuja, Abendländischer Lebensbaum   *Thuja occidentalis*
Cupressaceae   Zypressengewächse

T

Allgemein-befinden

Kopf-bereich

Brustbereich

Bauchraum

Unterleib

Bewegungs-apparat

Haut, Haare Nägel

Homöopathische Bedeutung

Leitsymptome Ausgeprägte Wirkung auf die Schleimhäute des Urogenitaltrakts und des Darmtrakts sowie auf die Haut.

Anwendung Thuja ist eine wichtige Arznei bei weichen, fleischigen, schwammigen Gewebsneubildungen wie Warzen, Polypen, Kondylomen (Feigwarzen). Thuja ist eine wichtige Arznei zur Heilung von negativen Impffolgen und Impfschäden. Die Patienten sind eher verfroren, mit kalten Händen und Füßen, fühlen sich aber trotzdem bei Bewegung an der frischen Luft wohler. Sie leiden unter Kopfschmerzen („als würde ein Nagel eingeschlagen"), die sich durch sexuelle Ausschweifungen verschlimmern. Das Gesicht erscheint erdig, fettig, ölig. Die Nase gibt dicke grüne, schleimige, eitrige Absonderungen ab. Im Bauch haben manche Patienten das Gefühl, als bewege sich etwas Lebendiges darin. Typisch ist eine Abneigung gegen Kartoffeln und frisches Fleisch; Zwiebeln werden nicht vertragen. Außerdem: Verlangen nach kalten Getränken und

nach Salz. Durchfall, besonders nach dem Frühstück, z. T. plötzlich herausplatzend wie ein Korken. After nässend, rissig, mit Warzen bedeckt. Feigwarzen, z. B. in der Anal- und Genitalregion. Schneidender, quetschender Schmerz in Blase und Harnröhre. Plötzlicher Harndrang, auch als Begleitsymptom von Schmerzen in anderen Körperregionen. Nach dem Wasserlassen bleibt das Gefühl, als liefen immer noch Tropfen die Harnröhre nach vorn. Übel riechender Schweiß, besonders an den Füßen und im Genitalbereich. Schmerzhaft empfindliche Fußsohlen. Verschlimmerung: durch Feuchtigkeit und Kälte, Wärme und Bettwärme, periodisch, um 3 Uhr und um 15 Uhr, bei zunehmendem Mond und bei Mondlicht; nach Wasserlassen. Besserung: durch Wärme, ergiebige Absonderungen, Niesen, Übereinanderschlagen der Beine.

Achtung Bei Verdacht auf Harnwegsinfekt, Feigwarzen, Polypen, Impfschaden unbedingt den Arzt aufsuchen.

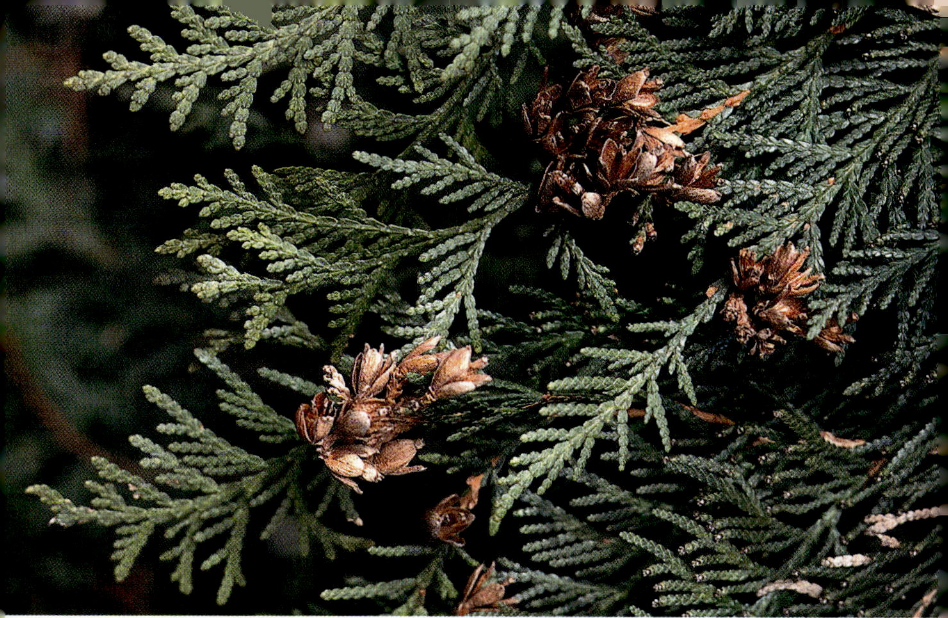

Botanischer Steckbrief

H bis 20 m | Baum | April–Mai | giftig

Beschreibung Strauch oder Baum mit aufrechten oder aufsteigenden Ästen, Blätter schuppenförmig, an Haupttrieben 4–7 mm lang, an Seitenzweigen kürzer, angedrückt, oberseits dunkelgrün, unterseits blasser, aber ohne weißliche Zeichnung, beim Zerreiben stark aromatisch. Zapfen 7–10 mm lang, eiförmig, ihre hellbraunen, ledrigen Schuppen überlappen sich, stehen zur Reifezeit ab.

Vorkommen In Europa als Ziergehölz häufig gepflanzt. Heimat atlantisches N-Amerika.

Wirkstoffe Ätherisches Öl mit dem Monoterpen Thujon als Hauptkomponente, Sesquiterpenen wie Occidentalol, Tropolone wie Thujaplicin, Podophyllotoxine, Flavonoide, wasserlösliche Polysaccharide und Glykoproteine.

Grundlage der Arzneimittelherstellung Frische, beblätterte, einjährige Zweige.

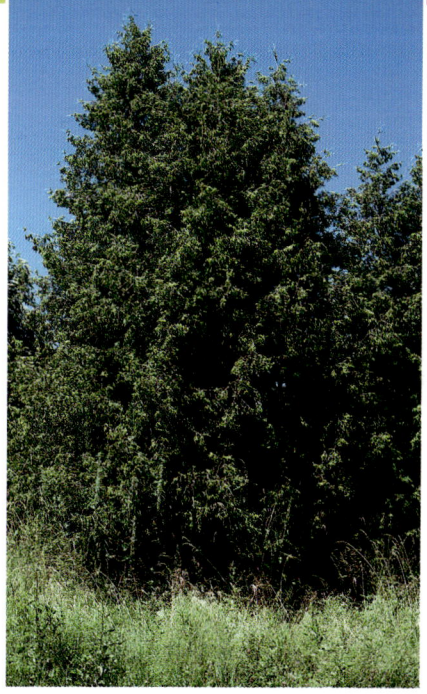

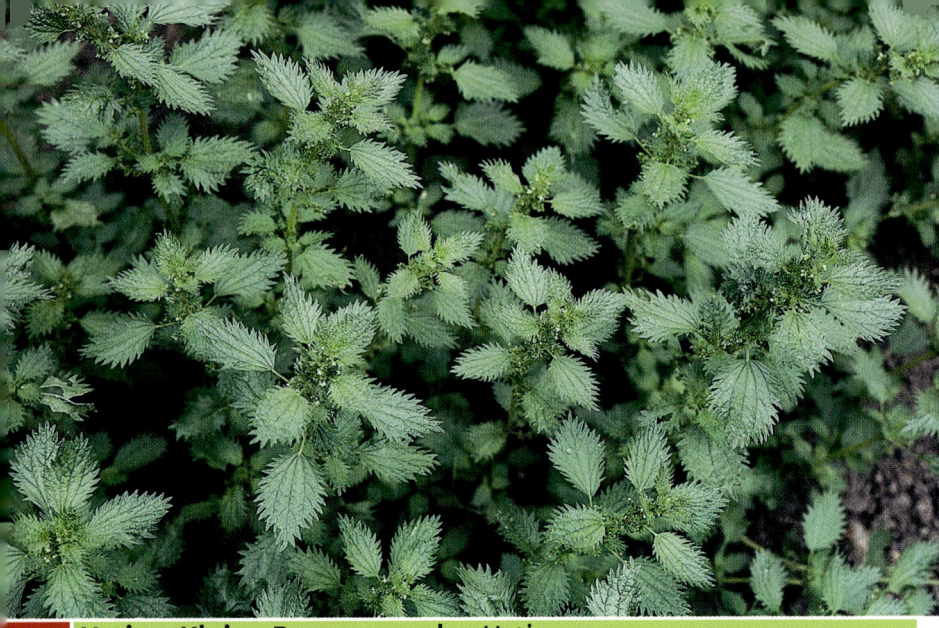

Urtica, Kleine Brennnessel *Urtica urens*

Urticaceae Brennnesselgewächse

Allgemein-
befinden

Kopf-
bereich

Brustbereich

Bauchraum

Unterleib

Bewegungs-
apparat

Haut, Haare
Nägel

Homöopathische Bedeutung

Leitsymptome Die Brennnessel wirkt besonders auf Haut, Brustdrüsen und Urogenitaltrakt. Bewährte Arznei bei akuter Nesselsucht (Urticaria) sowie bei Nierenkoliken, wenn diese durch kleine Steine oder Grieß bedingt sind.

Anwendung Urtica urens erzeugt stechend-brennende oder stechende Schmerzen. Da die Brennnessel beim gesunden Menschen eine akute Nesselsucht auslöst (mit roten, erhabenen Flecken = Quaddeln), kann sie bei akuter Nesselsucht (z. B. nach Verzehr von Schalen- und Krustentieren) eingesetzt werden. Eine weitere bewährte Indikation ist die Nierenkolik, sofern sie von einem kleinen Nierenstein oder von Nierengrieß ausgelöst wird. Auch wirkt Urtica regulierend auf den Muttermilchfluss. Die Beschwerden verschlimmern sich: in Schneeluft bzw. in feuchtkalter Luft, durch kühles Baden, durch Berührung.

Achtung Bei Verdacht auf Nierenkolik und bei Urticaria (Nesselsucht) Arzt aufsuchen!

Botanischer Steckbrief

H 0,1–0,5 m | einjähriges Kraut | Mai–Oktober

Beschreibung Einhäusige Pflanze mit Brennhaaren. Blätter gegenständig, eiförmig, eingeschnitten gesägt, am Grund keilförmig. Männliche und weibliche Blütenstände gemeinsam, meist kürzer als die benachbarten Blattstiele.

Vorkommen Stickstoffreiche Böden im Siedlungsbereich, heute fast weltweit verbreitet.

Wirkstoffe In den oberirdischen Teilen: Flavonoide, Phenolcarbonsäuren, darunter Caffeoyläpfelsäure, Scopoletin, β-Sitosterol, reichlich Mineralstoffe (Kieselsäure, zum Teil wasserlöslich, Kaliumsalze), in den Brennhaaren Amine wie Acetylcholin, Histamin, Serotonin sowie Ameisensäure. In den Wurzeln: Lignane, Ceramide, β-Sitosterol und Sitosterolglucoside, Scopoletin, Polysaccharide. In den Früchten bis zu 30 % fettes Öl mit hohem Gehalt an Linolsäure, Vitamin E, Schleimstoffe.

Grundlage der Arzneimittelherstellung Frische ganze Pflanze zur Blütezeit.

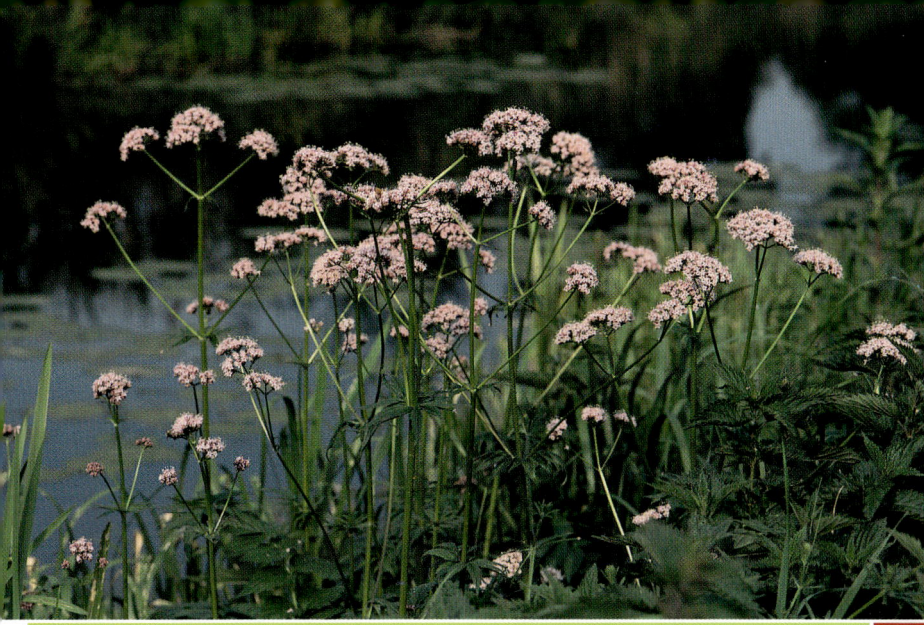

Valeriana, Arznei-Baldrian   *Valeriana officinalis*
Valerianaceae   Baldriangewächse

Botanischer Steckbrief

H 0,3–1,5 m | Staude | Mai–August

Beschreibung Formenreiche Art mit unpaarig gefiederten bis fiederschnittigen Blättern. Blütenstand schirmförmig, Krone 3–8 mm lang, weiß bis rosa, trichterförmig, am Grund einseitig ausgesackt, mit 5 etwas unregelmäßigen, stumpfen Zipfeln.

Vorkommen Feuchte Wiesen, Gräben, Wälder. Europa, Asien, im Süden selten.

Wirkstoffe Ätherisches Öl (je nach Herkunft unterschiedlich zusammengesetzt) mit Bornylacetat und Bornylisovalerianat als Hauptkomponenten, auch verantwortlich für den typischen Baldriangeruch, der beim Trocknen der Droge auftritt; Sesquiterpensäuren wie die Valerensäure; Valepotriate (Iridoide) mit Valtrat und Isovaltrat (wegen der Instabilität dieser Verbindungen sind in Extrakten und Tinkturen nur deren Abbauprodukte, Baldrinale, enthalten); in geringer Menge Lignane und Pyridinalkaloide.

Grundlage der Arzneimittelherstellung Getrocknete unterirdische Teile.

Homöopathische Bedeutung

Leitsymptome Baldrian bewirkt eine Überempfindlichkeit der Nerven.

Anwendung Die Stimmungslage kann innerhalb kurzer Zeit extrem schwanken, z. B.: von höchster Freude zum tiefsten Schmerz, von Gutmütigkeit zur Halsstarrigkeit und Zanksucht. Charakteristisch sind plötzlich auftretende Kopf- und Gesichtsschmerzen, die sich in der Sonne verschlimmern und durch Gehen bessern. Folgende Symptome gehören auch zum Krankheitsbild: Aufstoßen schmeckt nach faulen Eiern. Kinder erbrechen nach dem Stillen die Muttermilch in großen Klumpen. Die Fersen schmerzen andauernd oder nur im Sitzen. Der Kranke beginnt am Hinterkopf und Nacken zu frieren; von dort wandert das Frösteln abwärts. Schweißausbrüche, besonders im Bereich der Stirn. Die Beschwerden verschlimmern sich: bei Ruhe, im Stehen, durch Aufregung, bei leerem Magen. Besserung: durch Lagewechsel, Umhergehen.

Allgemein-
befinden

Kopf-
bereich

Brustbereich

Bauchraum

Unterleib

Bewegungs-
apparat

Haut, Haare
Nägel

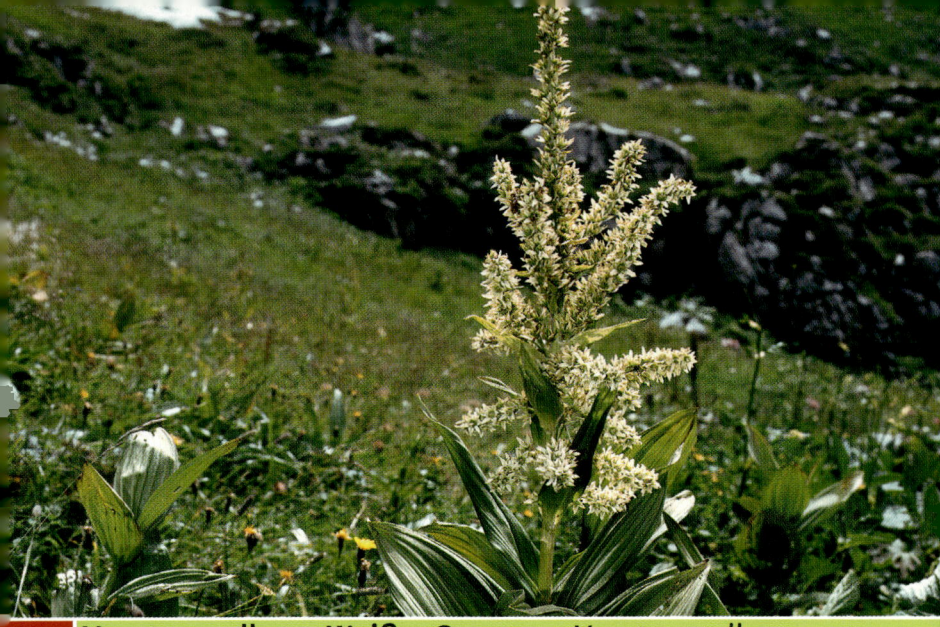

Veratrum album, Weißer Germer   *Veratrum album*

Liliaceae s. l. *(Melanthiaceae)*   Liliengewächse

Allgemein-
befinden

Kopf-
bereich

Brustbereich

Bauchraum

Unterleib

Bewegungs-
apparat

Haut, Haare
Nägel

Homöopathische Bedeutung

Leitsymptome Schwächezustand mit kaltem Schweiß im Gesicht und am Körper, mit heftigem Erbrechen und Durchfall.

Anwendung Veratrum hat eine tief greifende Wirkung auf die Kreislauforgane und auf den Magen-Darm-Trakt. Reichliche Ausscheidungen wie Erbrechen, Durchfall, Speichelfluss, Schweiß und Urin führen zu enormer Schwäche, Kälte, Blaufärbung und Ohnmacht bzw. Kollaps. Die Beschwerden sind heftig und können plötzlich auftreten. Ohnmachten können durch emotionale Bewegung, leichte Anstrengung, nach leichter Verletzung oder durch Erbrechen ausgelöst werden. In der Regel sind alle Beschwerden von kaltem Schweiß auf der Stirn begleitet. Der Körper ist eiskalt (ebenso die Nasenspitze, der Atem und die Zunge), dennoch besteht heftiger Durst auf kalte Getränke. Das Gesicht ist totenblass oder bläulich, dabei eingefallen, die Augen von dunklen Ringen umgeben. Der Kranke verlangt aufgrund seines brennenden Durstes nach Eiswasser, welches jedoch gleich wieder erbrochen wird. Außerdem: Nagender Hunger, trotz Übelkeit und Erbrechen. Verlangen nach Kaltem, Saurem, Salzigem und nach saftigem Obst. Heftiges schwallartiges Erbrechen, begleitet von heftigen wässrigen Durchfällen. Schneidende Bauchschmerzen, mit Muskelkrämpfen in den Gliedmaßen und großer Schwäche. Früher wurde Veratrum vielfach erfolgreich gegen Cholera eingesetzt. Weitere Symptome: Husten beim Betreten eines warmen Zimmers, nachdem man von draußen aus der kalten Luft kommt. Die Fingernägel sind blau und kalt. Wadenkrämpfe; Empfindung wie elektrische Schläge in den Beinen. Die Beschwerden verschlimmern sich: durch Anstrengung, Trinken, besonders von kalten Getränken, nasskaltes Wetter; vor, bei und nach dem Stuhlgang. Besserung: durch Wärme, Umhergehen, heiße Getränke, z. B. Milch.

Achtung Bei Ohnmacht und heftigem Brechdurchfall Arzt aufsuchen.

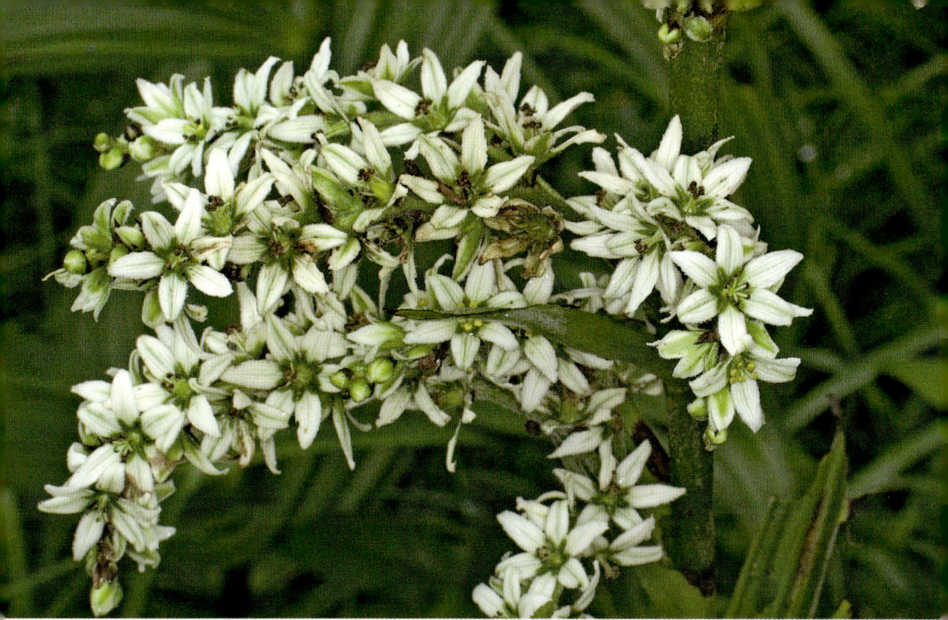

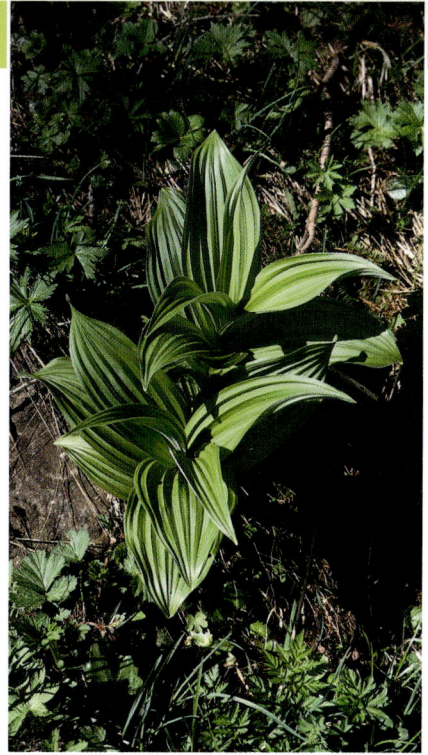

Botanischer Steckbrief

H 0,5–1,5 m | Staude | Juni–August | giftig

Beschreibung Kräftige Pflanze mit kurzem walzlichem, abgebissen aussehendem Wurzelstock und aufrechtem, am Grund verdicktem Stängel. Blätter spiralig angeordnet, unterseits flaumig behaart, elliptisch bis lanzettlich, die untersten bis 35 cm lang. Blüten in dichter, 30–60 cm langer Rispe, mit 6 am Grund kurz verbundenen, weißen bis gelblich grünen, weit abstehenden Hüllblättern, ihre Tragblätter länger als der Blütenstiel.

Vorkommen Alpine Weiderasen und Staudenfluren, Flachmoore. Mittel- und südeuropäische Gebirge, Asien bis Alaska.

Wirkstoffe Steroidalkaloide wie Protoveratrin A und B, Germerin, Jervin, Veratridin. Kein Veratrin.

Grundlage der Arzneimittelherstellung Getrockneter Wurzelstock mit daranhängenden Wurzeln.

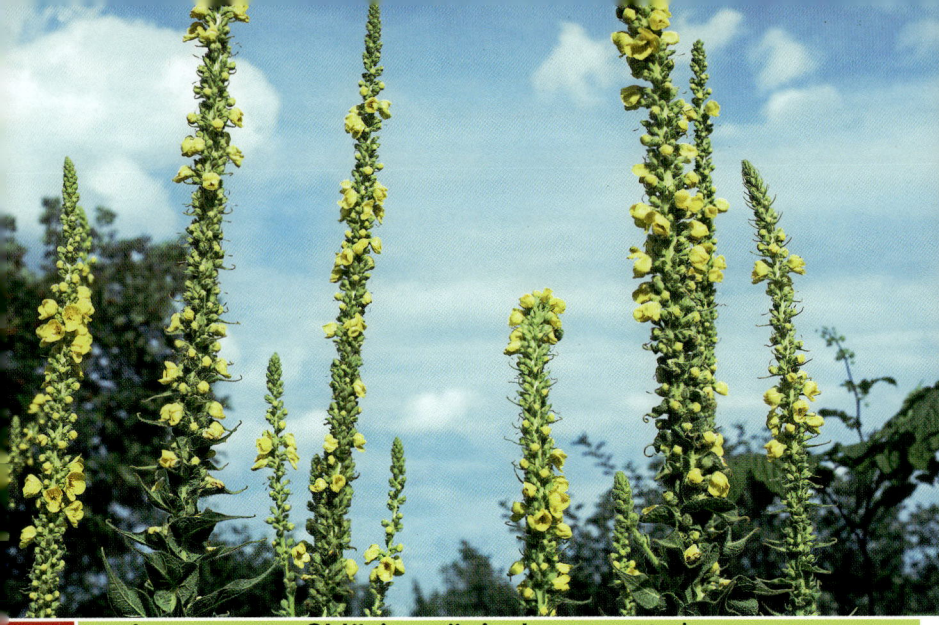

Verbascum, Großblütige Königskerze *Verbascum densiflorum (V. thapsiforme)* Scrophulariaceae Rachenblütler

Allgemein-befinden

Kopf-bereich

Brustbereich

Bauchraum

Unterleib

Bewegungs-apparat

Haut, Haare Nägel

Homöopathische Bedeutung

Leitsymptome Arznei bei Reizungen von Nerven, Bronchien und Harnwegen.
Anwendung Verbascum verursacht Schmerzen mit krampfartigem oder reißend-stechendem Charakter. Der Kranke fühlt sich, als werde er mit Gewalt gepackt und von einer Beißzange gekniffen. Er leidet unter Schnupfen, der von heißen, brennenden Tränen begleitet wird. Im Mund läuft dem Patienten Wasser zusammen, das salzig schmeckt. Hinzu tritt Gesichtsschmerz, der sich durch Zusammenbeißen der Zähne verschlimmert. Außerdem leidet der Patient unter Heiserkeit mit tiefem, hohl klingendem Husten und unter nervösem Husten im Schlaf, ohne dass er davon erwacht. Verschlimmerung: durch Zugluft, Temperaturwechsel, jeden Tag zur selben Zeit. Besserung: durch tiefes Atmen.

Botanischer Steckbrief

H 0,5–2 m | zweijähriges Kraut | Juli–August
Beschreibung Filzig behaarte Pflanze mit grundständiger Rosette aus sehr kurz gestielten, elliptischen Blättern. Stängelblätter bis zum nächsten unteren Blatt herablaufend. Der dichte, ährenartige Blütenstand mit kurz gestielten Blüten zu 2–5, Krone gelb, 3,5–5 cm im Durchmesser, nicht streng radiär, mit 3 kürzeren weißwolligen Staubblättern und 2 kahlen längeren.
Vorkommen Unbeständig an Wegrändern, Bahndämmen, in Kiesgruben, Schlagfluren. Europa, Asien, N-Afrika, weiter verschleppt.
Wirkstoffe Etwa 3 % Schleimstoffe, Tripensaponine wie Verbascosaponin, Iridoidglykoside (Aucubin, Catalpol u. a.), Flavonoide, Phenylpropanoxidglykoside (Verbascosid); Phenolcarbonsäuren, Sterole.
Grundlage der Arzneimittelherstellung Frische oberirdische Teile ohne verholzte Stängel zur Blütezeit.

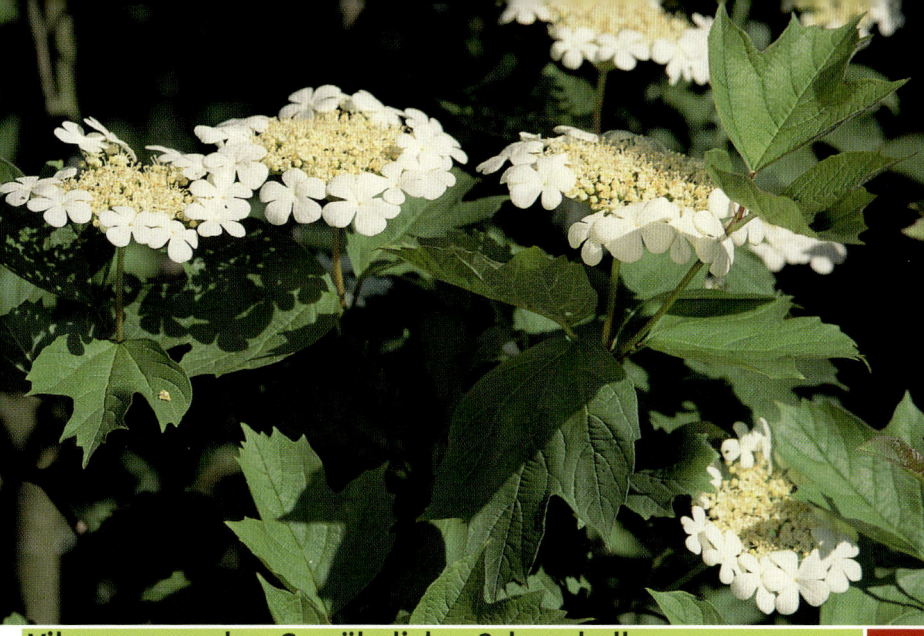

Viburnum opulus, Gewöhnlicher Schneeball
Viburnum opulus   Caprifoliaceae   Geißblattgewächse

V

Allgemein-befinden
Kopf-bereich
Brustbereich
Bauchraum
Unterleib
Bewegungs-apparat
Haut, Haare Nägel

Botanischer Steckbrief

H 1,5–4 m | Strauch | Mai–Juli | giftig

Beschreibung Sommergrüner Strauch mit gegenständigen, gestielten, unregelmäßig gezähnten, meist dreilappigen, unterseits flaumig behaarten Blättern. Blüten weiß, in flachen Trugdolden, die inneren fruchtbar, aufrecht glockig, die randständigen unfruchtbar, vergrößert, mit 5 ausgebreiteten Kronlappen, 1,5–2,5 cm breit. Scharlachrote Steinfrüchte mit rosafarbenem Steinkern. Sie gelten seit alters als giftig, entsprechende Inhaltsstoffe konnten aber bisher nicht bestätigt werden. Von dem Verzehr wird trotzdem abgeraten.

Vorkommen Auwälder, Gebüsche, Waldränder. Gemäßigtes Europa, Asien.

Wirkstoffe Viburnin (Glykosid der Baldriansäure), Amyrin, Gerbstoffe. Noch wenig untersucht.

Grundlage der Arzneimittelherstellung Frische, im Herbst gesammelte Rinde der Zweige und jungen Stämme.

Homöopathische Bedeutung

Leitsymptome Die Arznei hilft bei schmerzhaften Muskelkrämpfen im ganzen Körper.

Anwendung Der typische Viburnum-Patient leidet unter Kopfschmerz im Scheitelbereich, mit der Empfindung, als würde sich der Schädel öffnen und schließen. Hinzu kommen anhaltende Übelkeit, die sich durch Essen bessert, und quälender, krampfartiger, kolikartiger Schmerz im Unterbauch und/oder im Becken, der sich bessert, wenn die Periodenblutung beginnt. Möglich sind auch nächtliche Erstickungsanfälle (Arzt rufen! Schlimmer bei nasskaltem Wetter) und Wadenkrämpfe, die vor der Menstruation auftreten. Die Beschwerden verschlimmern sich: vor der Menstruation, durch kalte Luft und Schneeluft, im geschlossenen Raum. Besserung: durch Ruhe, durch Druck, im Freien.

Achtung Bei Erstickungsanfall Notarzt rufen. Nicht geeignet zur Selbstmedikation.

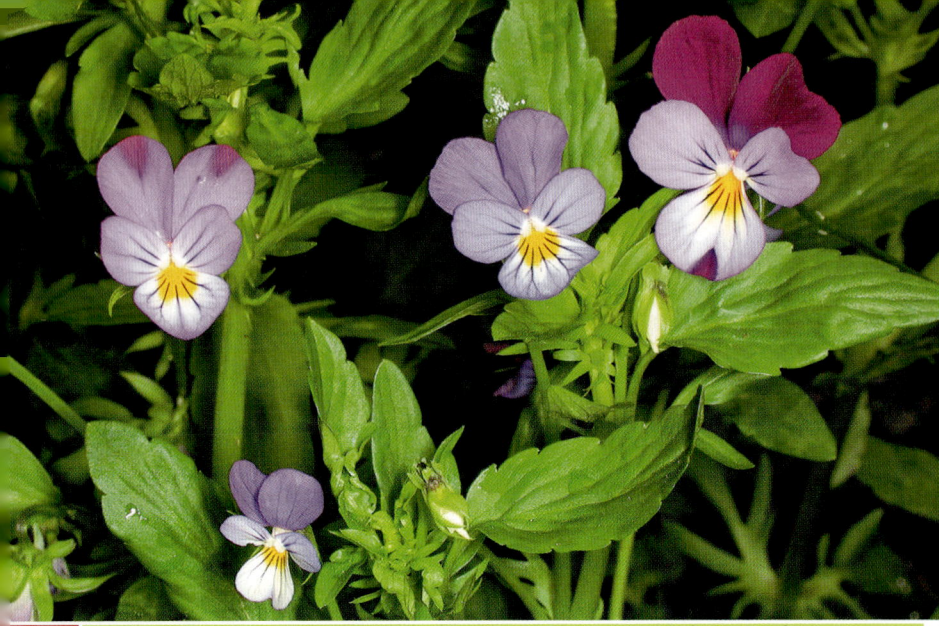

Viola tricolor, Wildes Stiefmütterchen *Viola tricolor*
Violaceae Veilchengewächse

Allgemein-
befinden

Kopf-
bereich

Brustbereich

Bauchraum

Unterleib

Bewegungs-
apparat

Haut, Haare
Nägel

Homöopathische Bedeutung

Leitsymptome Das Stiefmütterchen wirkt besonders auf die Haut, vor allem die Kopfhaut, und die Harnwege.

Anwendung Anwendung findet Viola bei Hautausschlägen am Kopf und im Gesicht (juckend, dick verkrustet, mit eitriger Absonderung, die das Haar verklebt). Der Urin der Patienten riecht wie Katzenurin. Typisch sind Gelenkschmerzen mit krätzeartigen Ausschlägen an den Gelenken. Die Beschwerden verschlimmern sich im Winter bzw. durch kalte Luft.

Achtung Nicht geeignet zur Selbstmedikation.

Botanischer Steckbrief

H 0,1–0,4 m | ein- bis zweijähriges Kraut | Mai–August

Beschreibung Pflanze meist unten verzweigt, mit gestielten, eiförmig-lanzettlichen, gekerbt-gezähnten Blättern und großen, fiederspaltigen Nebenblättern. Zygomorphe Blüten, obere Kronblätter meist blauviolett, das untere mit Sporn 1,2–2,5 cm lang, bis 2-mal so lang wie die Kelchblätter.

Vorkommen Bergwiesen, Brachäcker, Wegränder. In fast ganz Europa.

Wirkstoffe Salicylsäure und ihre Derivate Salicylsäuremethylester und Violutosid, Schleimstoffe (Polysaccharide), Flavonoide wie Rutin, Scoparin, Vicenin-2, Violanthin und Vitexin, Hydroxycumarine, Phenolcarbonsäuren (Kaffeesäure und Cumarsäure), Gerbstoffe, keine Saponine, aber hämolytisch wirksame Peptide.

Grundlage der Arzneimittelherstellung Die frischen oberirdischen Teile zur Blütezeit.

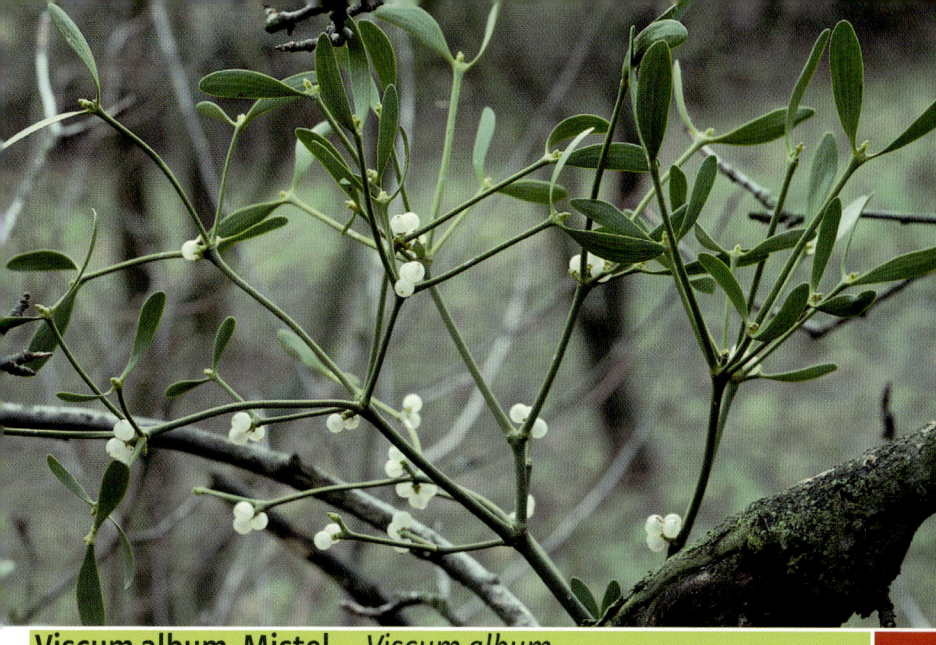

Viscum album, Mistel   *Viscum album*
Loranthaceae   Mistelgewächse

V

Botanischer Steckbrief

H 0,2–0,6 m | Strauch | Februar–Mai

Beschreibung Immergrüner, mehrfach gabelig verzweigter, zweihäusiger Strauch, auf Laub- und Nadelbäumen schmarotzend. Gegenständige, ledrige, länglich-spatelige Blätter. Blüten unscheinbar zu 3–5, weißliche Scheinbeeren mit schleimig klebrigem Inhalt.

Vorkommen In 3 Unterarten: Laubholz-Mistel auf verschiedenen Laubgehölzen wie Eiche, Apfel, Birke oder Mandel (ssp. *album*), Tannen-Mistel (ssp. *abietis*) und Kiefern-Mistel (ssp. *austriacum*, syn. *V. laxum*). Europa, Asien.

Wirkstoffe Lektine (Glykoproteine), Visco-toxine (toxische Polypeptide), wasserlösliche Polysaccharide (Galacturonane und Arabino-galactane), biogene Amine, Flavonoide, Lignane, Cyclitole wie Viscumitol, Phenol-carbonsäuren.

Grundlage der Arzneimittelherstellung Frische beblätterte Sprosse und Früchte der 3 Unterarten.

Homöopathische Bedeutung

Leitsymptome Die Mistel wirkt besonders auf die Nerven und auf die weiblichen Geschlechtsorgane.

Anwendung Bei Viscum-Patienten gerinnt das Blut schlecht und Verletzungen heilen langsam. Vor einem epileptischen Anfall (Arzt rufen!) spürt der Patient als Aura ein Glühen, das von den Füßen bis zum Kopf hinaufsteigt. Die Mistel erzeugt ein seltsames Gemütssymptom: Furcht vor dem Telefon. Beschrieben wird auch das Gefühl, als werde man von der Taille an nach unten gezogen. Auf Hand- und Fußrücken hat der Kranke das Gefühl, als krabble eine Spinne darüber. An der Ferse kann das Gefühl auftreten, als werde sie von einer glühenden Kohle berührt; das Glühen kann sich bis zum Kopf hinauf ausbreiten. Die Beschwerden verschlimmern sich: im Winter, bei kaltem, stürmischem Wetter, durch Verkühlen nachdem man erhitzt war; wenn die Menstruation ausbleibt.

Achtung Bei epileptischem Anfall Notarzt rufen.

Allgemein-befinden

Kopf-bereich

Brustbereich

Bauchraum

Unterleib

Bewegungs-apparat

Haut, Haare Nägel

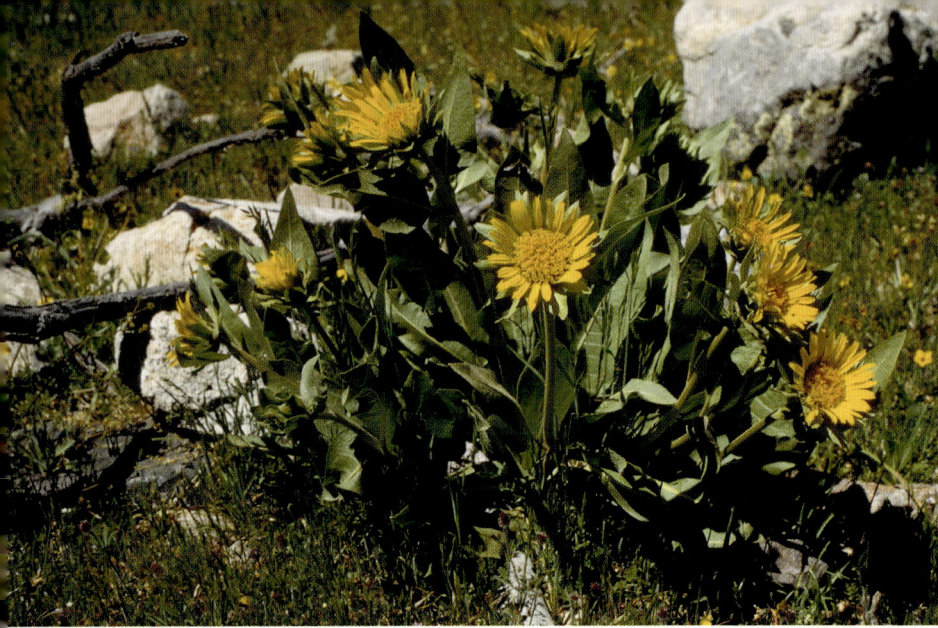

W

Wyethia, Alantähnliche Wyethie *Wyethia helenioides*
Asteraceae　Korbblütler

Allgemein-befinden

Kopf-bereich

Brustbereich

Bauchraum

Unterleib

Bewegungs-apparat

Haut, Haare Nägel

Homöopathische Bedeutung

Leitsymptome　Wyethia bewirkt Schleim-hautreizungen im Rachen, am Gaumen und im Kehlkopf.

Anwendung　Der Patient leidet unter einem trockenen, hackenden Husten, der durch ein Kitzeln im Kehlkopf erzeugt wird. Die innere Nase fühlt sich trocken und prickelnd an; er hat das Gefühl, als stecke etwas in der Nase. Die Trockenheit der Kehle führt zu einem ständigen Bedürfnis, sich zu räuspern. Symptome eines Heuschnupfens können dann mit Wyethia selbst behandelt werden, wenn der Patient im Bereich des weichen Gaumens unter Juckreiz leidet. Gegen den Juck-reiz versucht er vorzugehen, indem er sich in der Gaumenregion mit der Zunge durch saugende und schmatzende Bewegungen „kratzt". Die Beschwerden verschlimmern sich: nach dem Essen und nachmittags.

Botanischer Steckbrief

H 0,2–0,6 m | Staude | März–Mai

Beschreibung　Pflanze mit kräftiger Wurzel. Blätter grund- und stängelständig, eiförmig-länglich bis lanzettlich, am Rand oft fein gesägt oder gezähnt und gewellt, beider-seits weißfilzig und meist auch drüsig punk-tiert, verkahlend. Blütenköpfe gewöhnlich einzeln, mit 2–3 Reihen krautiger, filziger Hüllblätter, die äußeren viel länger als die inneren, blattartig, teilweise die Zungenblü-ten überragend. Diese 2–5 cm lang, wie die Scheibenblüten gelb.

Vorkommen　Grasfluren, offene Wälder, bis in die Gebirge (2000 m) ansteigend. Sierra Nevada, Kalifornien.

Wirkstoffe　In den oberirdischen Teilen Flavonoide, Sesquiterpene, die Wurzeln sind kaum untersucht.

Grundlage der Arzneimittelherstellung
Die frische Wurzel.

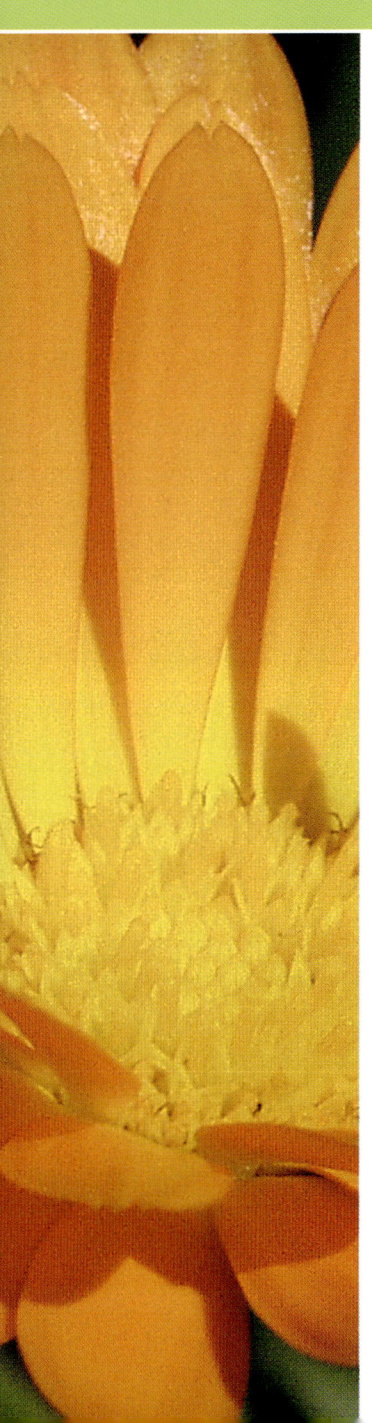

Von allen vorgestellten homöopathischen Arzneien werden hier ausschließlich die Teilaspekte vorgestellt, die für die Selbstmedikation der im Kapitel „Beschwerden homöopathisch behandeln von A bis Z" beschriebenen Erkrankungen wichtig und von Belang sind.

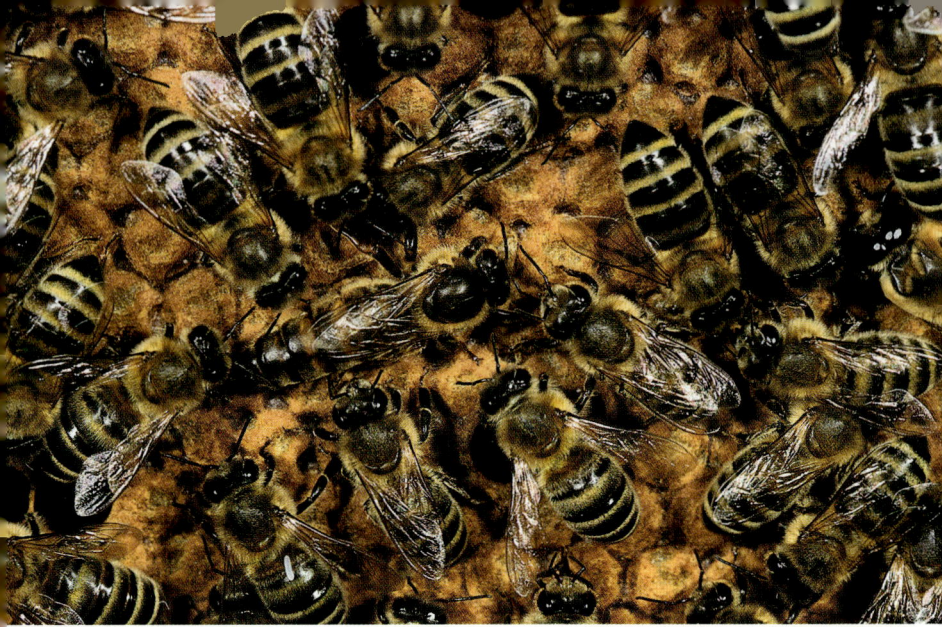

A Apis mellifica *(Honigbiene)*

Leitsymptome Apis ist ein vielfach bewährtes Mittel zur Selbstbehandlung von plötzlichen starken Schwellungen, z. B. nach Insektenstichen, bei allergischen Reaktionen oder Verletzungen.

Anwendung Die typischen Empfindungen von Apis sind: Brennen, Stechen, Beißen, Prickeln. Der betroffene Bereich (Haut, Schleimhäute) schwillt an, wobei die Schwellung extrem stark werden kann. Die geschwollenen Teile sind meist glänzend und rosa gefärbt. Gesichtspartien und Augenlider können extrem angeschwollen sein (wie Wassersäcke); wenn die Schwellung im Mund-, Rachen- oder Halsbereich liegt, muss der Notarzt gerufen werden! Die betroffenen geschwollenen Bereiche sind sehr berührungsempfindlich und können sich dabei taub anfühlen. Kühlung mit kaltem Wasser oder Eis wird als sehr angenehm empfunden und verringert die Schwellung. Apis ist geeignet zur Behandlung von Halsentzündungen und Ohrenschmerzen, wenn Schwellungen vorhanden sind, Kühlung bessert und der Patient keinen Durst hat. Hände,

Unterschenkel und Füße können sehr geschwollen sein. An dieser Stelle hat sich Apis auch nach Verletzungen bewährt, z. B. nach Sportverletzungen mit Beteiligung von Bändern, wenn der betroffene Bereich stark geschwollen ist und eine blassrosa Farbe hat. Auch bei einer akuten Nesselsucht kommt Apis in Betracht, wenn die Quaddeln stark geschwollen sind. Während eines evtl. auftretenden Fiebers hat der Patient keinen Durst. Bei Verbrennungen kommt Apis zum Einsatz, wenn der betroffene Hautbereich deutlich geschwollen ist und wenn die Schmerzen durch Kühlung gebessert werden.

Die Beschwerden verschlimmern sich: durch Wärme, z. B. im warmen Zimmer, heißes Wetter, am Feuer, heiße Getränke, heißes Bad, warmes Bett, Berührung, selbst wenn nur die Haare berührt werden, Druck, nach dem Schlafen. Der Patient erfährt Besserung: durch Kälte, kühle Luft, kühles Baden oder Waschen, Entblößen.

210

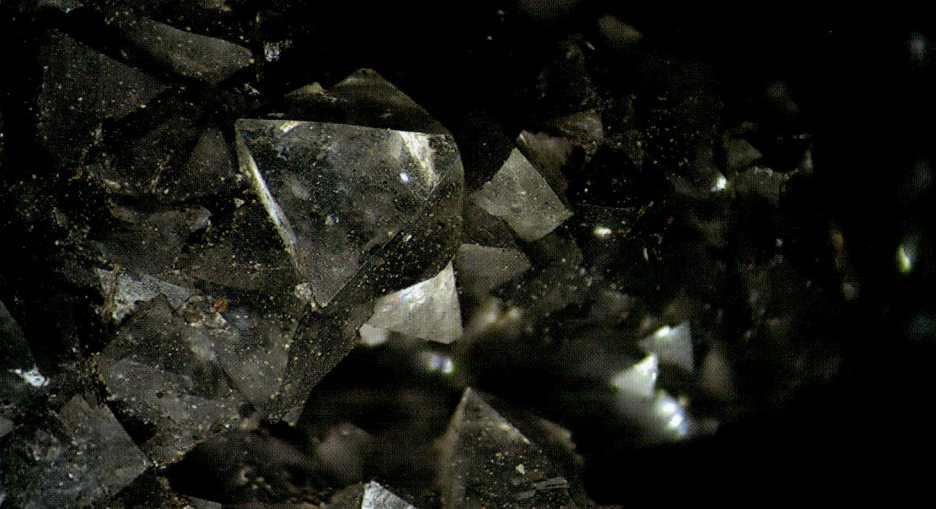

Arsenicum album *(Arsen)*

Leitsymptome Arsenicum album ist die wichtigste Arznei für plötzlich auftretende Durchfallerkrankungen, sowohl zu Hause als auch unterwegs in nah und fern.

Anwendung Die Empfindung von „brennt wie Feuer" ist sehr typisch für Arsen. Die Absonderungen (z. B. Nasensekret, Tränen, Stuhlgang) sind scharf und reizen die Haut. Die Stimmungslage ist nervös, ruhelos, ängstlich. Der Kranke möchte auf keinen Fall allein sein und ist verzweifelt. Zum Gesamtbild gehört, dass der Kranke blass und sehr schwach ist und friert. Lippen und Zunge können bläulich verfärbt sein. Übelkeit und Erbrechen sind häufige Beschwerden; der Kranke erträgt weder Anblick, Geruch noch Gedanken an Essen oder Speisen. Er hat starken, manchmal brennenden Durst. Obwohl er friert, verlangt er nach kaltem Wasser bzw. kalten frischen Getränken, die jedoch manchmal sofort wieder erbrochen werden. Arsen ist ein sehr bewährtes Mittel für Durchfall, der durch verdorbene Nahrungsmittel ausgelöst wurde, insbesondere durch verdorbenes Fleisch. (Vorsicht! Bei Verdacht auf Nahrungsmittelvergiftung auf jeden Fall einen Arzt aufsuchen!) Alle Symptome verschlimmern sich durch Zigarettenrauch, besonders Husten. Der Husten ist durch immer wiederkehrendes Kitzeln im Kehlkopf bedingt und wird von Schnupfen mit dünnflüssigem und brennend scharfem Sekret begleitet. Der Husten verschlimmert sich nachts, im Liegen, durch Ruhe und durch Kälte; er bessert sich durch Bewegung und durch Wärme.

Die Beschwerden verschlimmern sich: nachts, gern um oder nach Mitternacht, im Zeitfenster zwischen 0 und 3 Uhr, oft auch um 1 Uhr nachts. Außerdem Verschlimmerung: durch Kälte, Gemüse, Obst, verdorbenes Fleisch, verdorbenes Essen. Besserung: durch Wärme, warme Anwendungen, warmes Essen, warme Getränke, warmes Einhüllen.

Achtung Bei bedrohlichen Erkrankungen Notarzt rufen!

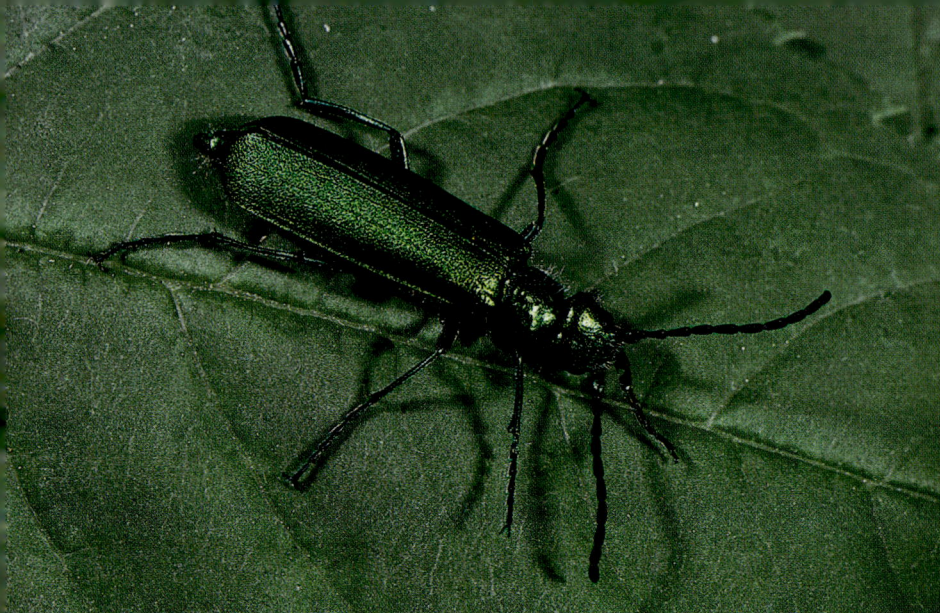

Cantharis *(Spanische Fliege)*

Leitsymptome Cantharis ist eine sehr gut bewährte Arznei für Verbrennungen ersten (Rötung ohne Blasenbildung) und zweiten Grades (mit Blasenbildung), außerdem wirkt es sehr stark auf die Harn- und Geschlechtsorgane.

Anwendung Cantharis wird aus den getrockneten und zu Pulver zerriebenen Käfern (Spanische Fliege) gewonnen. Das Pulver hat wegen seiner Reizwirkung auf Harn- und Geschlechtsorgane eine lange Geschichte als Aphrodisiakum. Es erzeugt ein verstärktes Sexualverlangen, aber auch Verwirrtheitszustände und trotzige und widerspenstige Stimmungen.

Der Gesichtsausdruck des typischen Cantharis-Patienten ist blass, elend und extrem leidend. Das Gesicht kann außerdem heiß und rot werden, mit juckenden Bläschen im Gesicht. In Hals und Mund brennt es wie Feuer. Obwohl brennender Durst besteht, kann der Kranke Abscheu vor allem Flüssigen haben. Durch Kaffeetrinken verschlimmert sich der Zustand.

Die Nierenregion ist sehr berührungsempfindlich, hinzu kommt ein schmerzhafter, unerträglicher Harndrang. Der Urin fühlt sich brennend, wie verbrühend an; auch schneidende Schmerzen beim Wasserlassen kommen vor. Manche Patienten können gar keinen Urin mehr lassen (Harnverhalt), oder der Urin fließt nur tropfenweise. Trotz der Schmerzen ist bei beiden Geschlechtern das sexuelle Verlangen vergrößert. Bei Männern kommen schmerzhafte Dauererektionen vor (Arzt aufsuchen!). Die Harnröhre brennt nach dem Geschlechtsverkehr. Auf der Haut entstehen Hautausschläge mit Bläschen und Blasen (z. B. Brandblasen bei zweitgradiger Verbrennung oder Verbrühung), die bei Berührung schmerzen. Die Beschwerden verschlimmern sich: beim Wasserlassen, durch Trinken, besonders von kalten Getränken, durch Kaffee, beim Anblick von Wasser oder beim Geräusch von Wasser. Besserung: durch Wärme, Ruhe, Reiben (z. B. im Genitalbereich).

Achtung Bei fieberhaftem Harnwegsinfekt und/oder Blut im Urin Arzt aufsuchen!

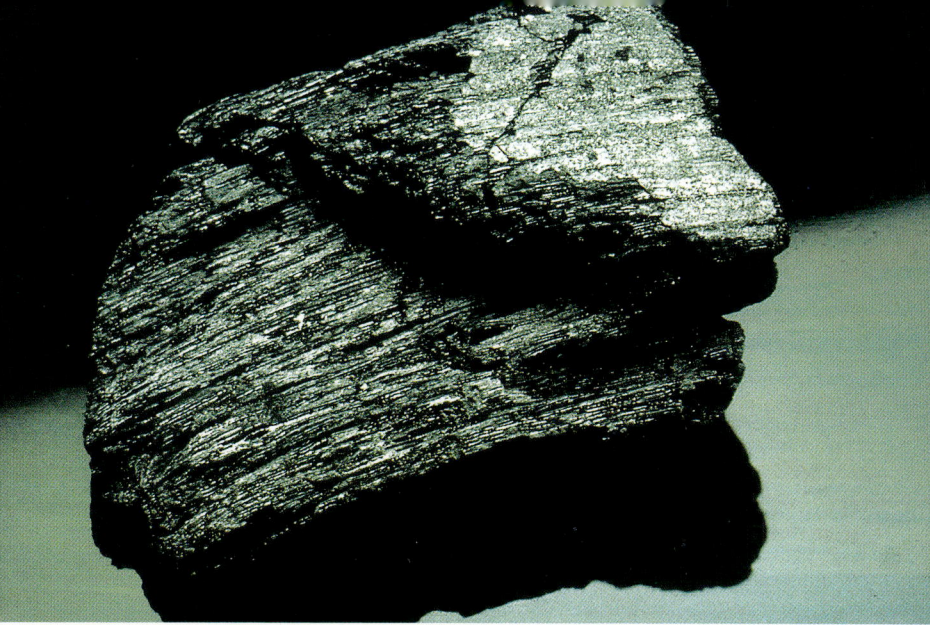

Carbo vegetabilis *(Holzkohle)*

Leitsymptome Carbo vegetabilis ist ein Mittel gegen Durchfallerkrankungen, wenn es nach exzessiven Blähungen zur durchfallartigen Stuhlentleerung kommt.

Anwendung Carbo vegetabilis ist eine Arznei für Menschen, die eine schwere Krankheit durchgemacht haben und noch nicht wieder richtig gesund sind. Der Patient ist immer schwach, matt und erschöpft. Er fühlt sich kalt oder sogar eiskalt an; sogar Atem und Zunge können kalt werden. Die Verdauung ist gestört und sehr träge. Durch die Verdauungsschwäche entstehen heftigste Blähungen, die den Bauch enorm auftreiben. Der Kranke muss gewaltig aufstoßen. Möglicherweise ist der Zustand die Folge des Genusses einer verdorbenen Speise (Alternativmittel zu Arsenicum album, je nach Symptomatik). Man hat Abneigung gegen Fleisch, Fett und Milch. Die Blähungen sind eingeklemmt und quälen den Patienten, da sie heftige Bauchschmerzen erzeugen. Wenn sich Blähungen lösen und als Winde abgehen, geht es dem Patienten besser. Der Abgang der Blähungen geht häufig in Durchfall über. Die Beschwerden wurden ausgelöst oder verschlimmern sich: durch Völlerei, schwere, fette Mahlzeiten, Alkohol, Wärme, aber auch Abkühlung, Druck der Kleidung auf dem Bauch. Besserung: durch Aufstoßen, Abgang von Blähungen, Zufächeln von Luft.

Achtung Bei Verdacht auf Lebensmittelvergiftung Arzt aufsuchen!

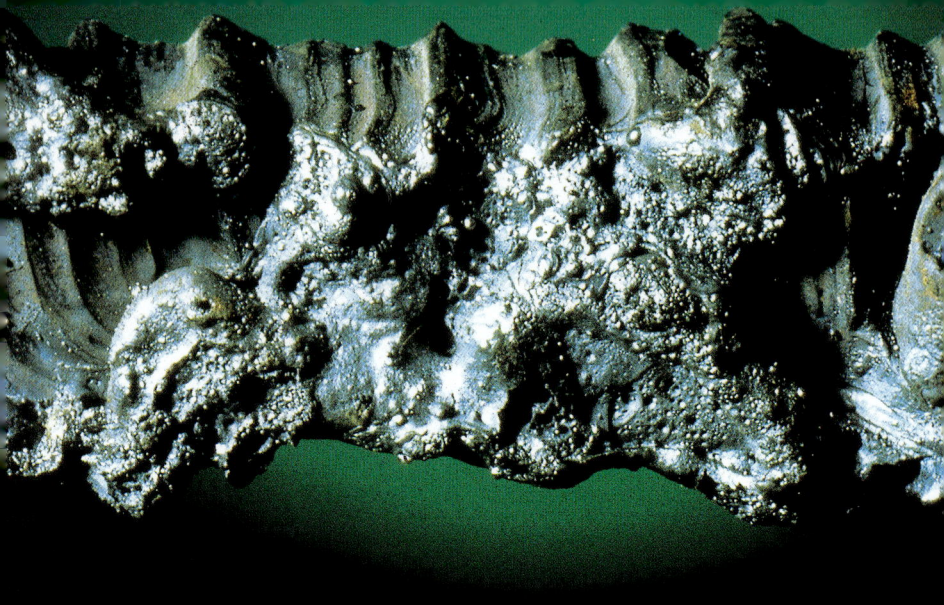

Ferrum phosphoricum *(Eisenphosphat)*

Leitsymptome Ferrum phosphoricum kommt in der Selbstmedikation häufig zum Einsatz bei Mittelohrentzündung und bei grippalen Infekten. Das Charakteristische bei diesem Mittel ist, dass es wenig charakteristische Symptome gibt.

Anwendung Wenn Fieber entsteht, entwickelt sich dieses nicht plötzlich, sondern langsam und allmählich. Der Patient hat abwechselnde Zustände: Phasen, in denen er sich (fast) gesund und fit fühlt, wechseln ab mit Phasen, in denen er starke Beschwerden hat und einen sehr kranken, schwachen Eindruck macht. Auch die Gesichtsfarbe kann abwechseln zwischen Blass und Rot. Die Diskrepanz zwischen Fieber und Allgemeinzustand kann beträchtlich sein: Es kommt vor, dass man sich bei hohem Fieber kaum beeinträchtigt fühlt; andererseits kann trotz geringer Temperaturerhöhung ein schweres Krankheitsgefühl bestehen.

Von Laien wird Ferrum phosphoricum gern in frühen Stadien eines grippalen Infekts oder einer Mittelohrentzündung eingesetzt. Das kann den Nachteil haben, dass man die „eigentliche" Symptomatik der Erkrankung durch Gabe des Mittels verfälscht und somit das am besten passende Mittel nicht findet. Wer mehr Erfahrung hat, wartet im Frühstadium einer akuten Erkrankung besser ab, bis die Symptome sich deutlich ausgebildet haben, um dann zielsicher das passende Mittel zu geben.

Bei Mittelohrentzündung entwickeln sich die Beschwerden und das ggf. begleitende Fieber langsam. Begleitend kann Nasenbluten auftreten. Die Ohrenschmerzen bessern sich durch kalte Auflagen am Ohr.

Auch beim fieberhaften Infekt entwickelt sich das Fieber langsam. Die Beschwerden verschlimmern sich: nachts, besonders zwischen 4 und 6 Uhr morgens, durch Bewegung, Erschütterung, Berührung. Besserung: durch Kälteanwendung und durch Kälte allgemein, im Liegen.

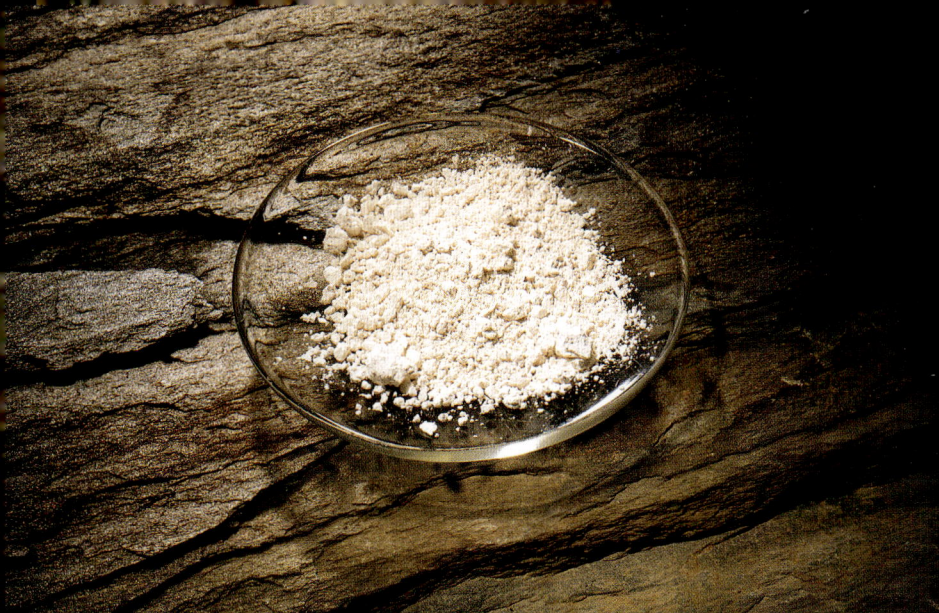

Hepar sulfuris *(Kalkschwefelleber)*

Leitsymptome Hepar sulfuris ist ein wichtiges Mittel bei eiternden Entzündungen der Haut und bei Halsschmerzen. Ein sehr spezielles Einsatzgebiet ist der Pseudokrupp (siehe dort), wenn die Symptomatik zum Mittel passt.

Anwendung Der Patient ist überempfindlich gegen Sinneseindrücke und sehr verfroren. Bereits durch leichte Berührung und geringgradige Abkühlung kommt es zur Verschlechterung des Zustands und zur Verschlimmerung der Beschwerden. Beispiele: Ein Furunkel (großer eitriger „Pickel" im Bereich der Haut) schmerzt bei der leichtesten Berührung; bei einem Patienten, der Husten hat, friert und sich daher im Bett bis über die Ohren zugedeckt hat, löst die geringste Abkühlung einen Hustenanfall aus (selbst wenn die Abkühlung nur darin besteht, dass eine Hand unter der Decke hervorgestreckt und somit entblößt wird).

Die Schmerzen haben stechenden Charakter, wie von einem scharfen Splitter. So sind die Halsschmerzen splitterartig. Sie verschlimmern sich beim Gähnen und durch Entblößen des Halses; sie bessern sich durch warme Getränke. Bei Pseudokrupp (siehe S. 230) ist Hepar sulfuris eine bewährte Arznei, wenn Aconitum versagt und wenn der Patient eine Verschlimmerung seines Hustens durch geringfügige Abkühlung erleidet. Bei akuten Hauteiterungen kommt Hepar sulfuris in Betracht, wenn der erkrankte Bereich extrem berührungsempfindlich ist und stechend oder splitterartig schmerzt. Die Beschwerden verschlimmern sich oder werden ausgelöst: durch leichte Berührung, geringste Abkühlung, Entblößen von Körperteilen. Besserung: durch Wärme bzw. warmes Einpacken (Schal, Mütze) und Zudecken, durch warme Getränke.

Achtung Bei bedrohlichem Husten mit Atemnot und bei schweren Hauteiterungen/Abszessbildung Arzt aufsuchen!

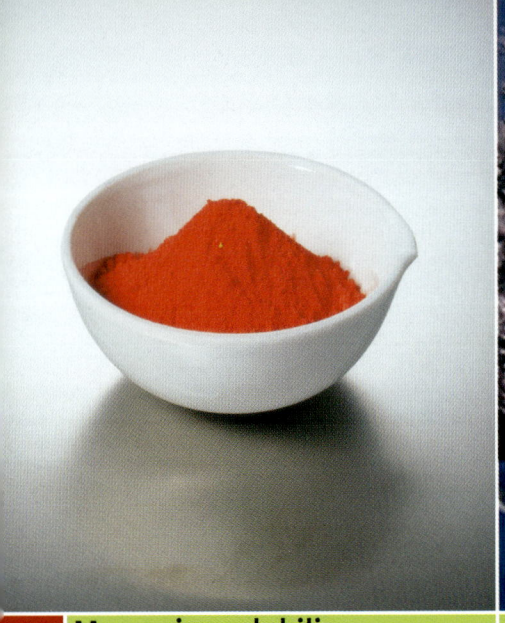
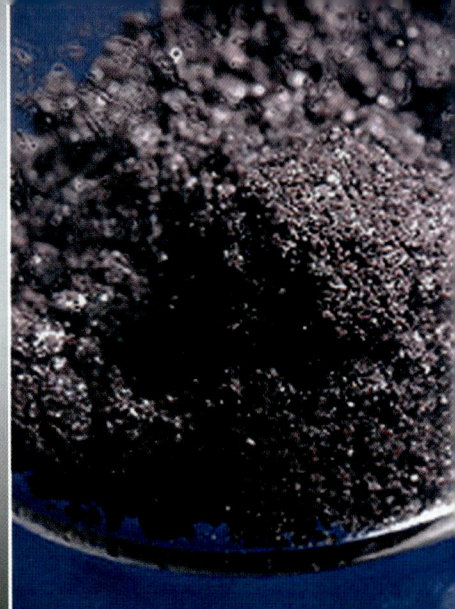

Mercurius solubilis
(Quecksilberoxid)

Leitsymptome Mercurius solubilis hat sich unter anderem zur Selbstbehandlung von Halsschmerzen und Zahnungsbeschwerden gut bewährt.

Anwendung Der Patient schwitzt stark, besonders nachts. Der Schweiß ist klebrig. Auch die Aktivität der Speicheldrüsen ist gesteigert, was zum auffälligen Speichelfluss führt. Körper-, Schweiß- und Mundgeruch sind sehr übel riechend. Zunge und Mandeln sind schmutzig grau belegt. Mercurius eignet sich zur Behandlung von Halsschmerzen oder von Zahnungsbeschwerden, wenn die oben beschriebenen Symptome zusätzlich auftreten. Die Halslymphknoten können dabei stark geschwollen sein. Bei schwerem Krankheitsgefühl muss der Arzt aufgesucht werden.

Begleitend zu Halsschmerzen oder Zahnungsbeschwerden können auch entzündliche Stellen im Bereich der Mundschleimhaut (Stomatitis, Aphthen) auftreten.

Phosphorus *(Phosphor)*

Leitsymptome Phosphorus soll vom Laien aber nur zur Selbstbehandlung der im Kapitel „Beschwerden homöopathisch behandeln von A bis Z" beschriebenen Beschwerden (Husten, Heiserkeit) angewandt werden.

Anwendung Der Husten wird durch immer wiederkehrendes Kitzeln im Kehlkopf ausgelöst. Sprechen über längere Zeit verstärkt dieses Kitzeln und damit den Husten. Der Husten ist schmerzhaft und mit Empfindungen von Brennen und Wundheit verbunden. Er bessert sich durch kalte Getränke.

Begleitend zum Husten, jedoch auch als alleinige Beschwerde kann Heiserkeit auftreten. Die Heiserkeit wird ebenfalls von Empfindungen wie Brennen und Kitzeln im Kehlkopf begleitet. Sie wird gleichermaßen durch längeres Sprechen ausgelöst und bessert sich durch Genuss von kalten Getränken und/oder kalten Speisen.

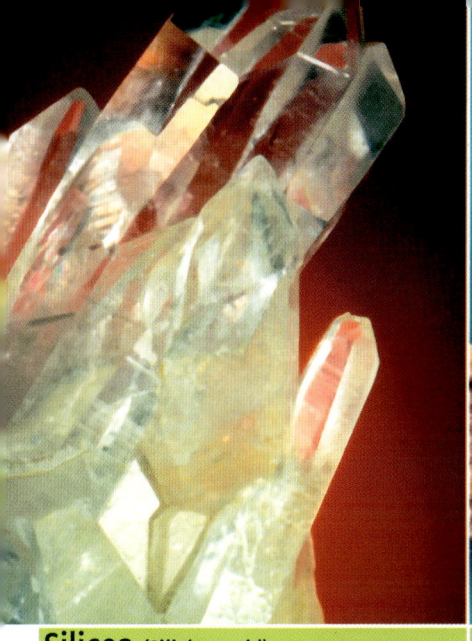

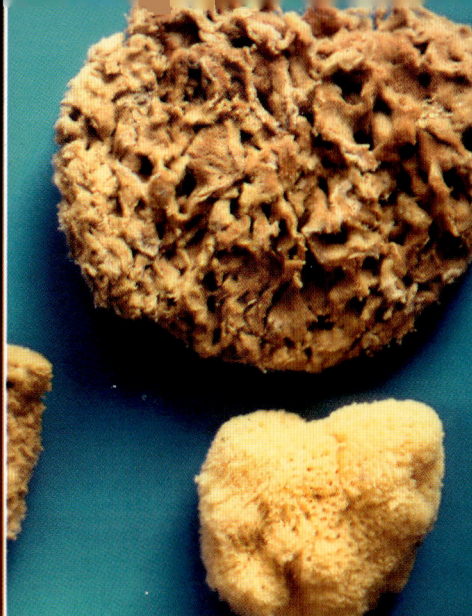

Silicea *(Siliciumoxid)*

Spongia *(gerösteter Badeschwamm)*

Leitsymptome Silicea soll vom Laien nur zur Selbstbehandlung der im Kapitel „Beschwerden homöopathisch behandeln von A bis Z" beschriebenen Beschwerden (Verletzung durch kleine Fremdkörper/Splitter, Spreißel) angewandt werden.

Anwendung Silicea ist ein Mittel für Eiterungen und Entzündungen der Haut, wobei der Verlauf hier langsamer und schleichender ist als bei Hepar sulfuris. Silicea wirkt auf tief sitzende Prozesse, z. B. tief sitzende Pickel. Bei tief sitzenden Verletzungen durch kleine Fremdkörper, wie z. B. einen Splitter, der sich unter der Haut oder unter einem Nagel festgesetzt hat, kommt es durch Gabe von Silicea zur leichteren Abstoßung und Entfernung des Splitters.

Achtung Bei gravierender Splitterverletzung (bzw. bei jeder Splitterverletzung am Auge) Arzt aufsuchen!

Leitsymptome Spongia ist eine wichtige Arznei gegen trockenen und heiseren Husten, auch gegen Pseudokrupp.

Anwendung Der Spongia-Husten ist trocken und rau und wird im Kehlkopf und/oder Hals empfunden. Es kommt zu einer gewissen Enge im Kehlkopf, sodass die Atmung erschwert ist und Atemgeräusche auftreten. Die Stimme ist rau bis heiser. Auch beim Pseudokrupp kommt Spongia zum Einsatz, wenn Aconitum nicht passt und Heiserkeit bei knochentrockenem Husten besteht.

Der Husten bessert sich durch: Essen, Trinken, etwas Lutschen.

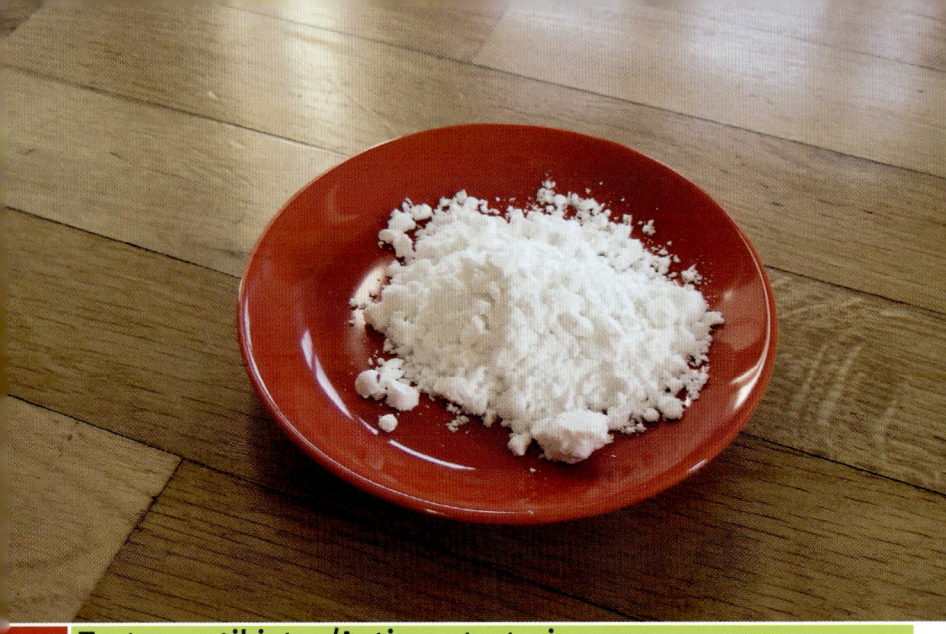

Tartarus stibiatus/Antimon tartaricum *(Brechweinstein)*

Leitsymptome Tartarus stibiatus ist ein wichtiges Hustenmittel, vor allem bei Kindern. Es wirkt auf die Schleimhäute von Bronchien und Lungen und erzeugt hier viel Schleim, die Atmung zeichnet sich durch grobe Rasselgeräusche aus.

Anwendung Der Patient hat Atemnot und ist kurzatmig, oft mit Erstickungsgefühl. Bronchien und Brust scheinen voller Schleim zu sein, den man rasseln hört, der aber nicht bzw. fast nicht abgehustet werden kann. Wenn das Abhusten gelingt, so führt dies zur Erleichterung. Die groben Rasselgeräusche sind sehr auffällig. Im Liegen ist der Husten schlimmer und beim Aufsetzen besser. Der Patient muss sich aufsetzen, damit er Luft bekommt und um überhaupt husten zu können. In warmen, geheizten Räumen ist der Husten schlimmer; wenn sich das Kind aufregt und zornig wird, ebenfalls. Der Husten verschlimmert sich: durch Wärme generell, z. B. im warmen Zimmer, durch warmes Einhüllen, durch warmes Wetter. Außerdem im Liegen, durch Saures, durch Milch. Der Husten bessert sich, wenn es gelingt, Schleim abzuhusten. Außerdem durch Aufrechtsitzen, durch Bewegung, nach Erbrechen, durch Aufstoßen.

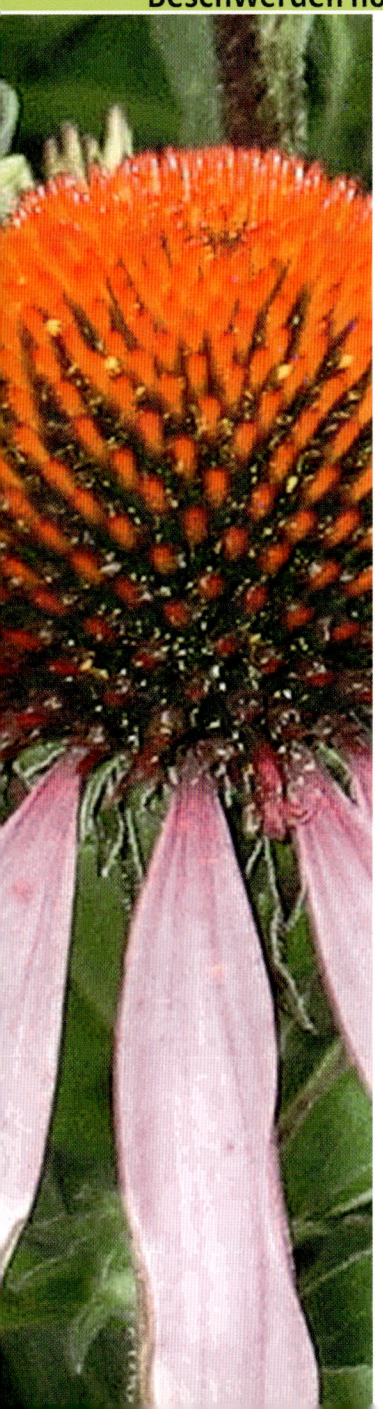

Wie gehen Sie vor?

Nehmen Sie sich ein Blatt Papier und einen Stift zur Hand und setzen Sie sich in Ruhe hin. Halten Sie einen Augenblick inne und stellen sich folgenden W-Fragen:
Schreiben Sie Ihre Beschwerden und alles,

> **> Welche Beschwerden haben ich?**
> **> Was genau ist passiert?**
> **> Wo tut es weh?**
> **> Wann und unter welchen Umständen hat die Erkrankung begonnen?**
> **> Wie ist der Verlauf?**
> **> Wie und wodurch wird es besser oder schlimmer?**

was Ihnen auffällt, untereinander auf das Blatt Papier. Danach überprüfen Sie Ihre Niederschrift und ergänzen, falls Sie etwas vergessen haben.
Schlagen Sie nun das passende Kapitel auf (z. B. Halsschmerzen). Vergleichen Sie die dort beschriebenen Arzneien mit Ihren Symptomen. Wählen Sie die Arznei aus, die Ihren Symptomen am ähnlichsten ist.
Wenn Sie nicht selbst erkrankt sind, sondern ein Angehöriger, so gehen Sie analog vor und befragen Sie Ihren Angehörigen nach seinen Symptomen. Notieren Sie auch das, was Ihnen auffällt, auch wenn es nicht als Beschwerde genannt wird (z. B. Gesichtsfarbe, warme oder kalte Hände o. Ä.).

Bindehautentzündung
(Konjunktivitis)

Apis mellifica *(Honigbiene)*
Wenn es im Rahmen einer allergischen Reaktion oder nach einem Insektenstich zu einer massiven Schwellung der Bindehaut und der Augenlider kommt, so kann Apis gegeben werden. Die Schwellung kann extrem und sackartig sein. Eine oder beide Seiten können betroffen sein.
Mittelbeschreibung siehe Seite 210

Euphrasia *(Großer Augentrost)*
Im Rahmen einer Virusinfektion oder allergischen Reaktion sondern die Augen klare Tränenflüssigkeit ab. Die Tränen sind scharf, greifen die Haut an, erzeugen wunde Stellen und brennen. Der Patient ist sehr lichtempfindlich und lichtscheu.
Mittel- und Pflanzenbeschreibung siehe Seite 97

Pulsatilla *(Wiesen-Küchenschelle)*
Im Rahmen der Entzündung kommt es zur Absonderung von gelbem oder gelb-grünem Schleim aus den Augen. Evtl. ging der Bindehautentzündung ein Schnupfen voraus, ebenfalls mit gelb-grünlicher Absonderung aus der Nase. Die Absonderungen sind mild und reizen die Haut nicht. Die Beschwerden bessern sich: an der frischen Luft und durch Abwaschen mit kaltem Wasser. Die Augen tränen aber verstärkt im Wind (besonders im kalten Wind).
Mittel- und Pflanzenbeschreibung siehe Seite 164.

Durchfall, akut

Arsenicum album *(Arsen)*
Arsenicum album ist die wichtigste Arznei für plötzlich auftretende Durchfallerkrankungen, sowohl zu Hause als auch

unterwegs in nah und fern. Die Empfindung von brennendem Schmerz ist sehr charakteristisch für diese Arznei. Der Patient friert und ist ruhelos. Der Stuhlgang ist scharf und reizt die Haut, was brennende Schmerzen verursacht. Die Stimmungslage ist nervös, ruhelos, ängstlich; manche Patienten haben sogar Todesangst. Dabei möchte der Kranke auf keinen Fall allein sein. Zum Gesamtbild gehört, dass der Patient blass und sehr schwach ist und friert. Lippen und Zunge können bläulich oder gar schwärzlich verfärbt sein. Übelkeit und Erbrechen sind häufige Beschwerden; der Kranke erträgt weder Anblick, Geruch noch Gedanken an Essen oder Speisen. Er hat starken, manchmal brennenden Durst. Obwohl er friert, verlangt er nach kaltem Wasser bzw. kalten frischen Getränken, die in machen Fällen sofort wieder erbrochen werden. Es besteht Abneigung gegen Fett und Fleisch, aber Verlangen nach Saurem oder Kaffee oder frischem Obst, auch frischen Obstsäften. Der Stuhlgang ist dünn wie Wasser, brennt und reizt die Haut. Im Stuhl kann sich viel Unverdautes befinden. Arsen ist ein sehr bewährtes Mittel für Durchfall, der durch verdorbene Nahrungsmittel ausgelöst wurde, insbesondere durch verdorbenes Fleisch (Vorsicht! Bei Verdacht auf Nahrungsmittelvergiftung auf jeden Fall einen Arzt aufsuchen!). Die Beschwerden verschlimmern sich: nachts, gern um oder nach Mitternacht, im Zeitfenster zwischen 0 und 3 Uhr, oft auch um 1 Uhr. Außerdem Verschlimmerung: durch Kälte, Gemüse, Obst, verdorbenes Fleisch, verdorbenes Essen. Besserung: durch Wärme, warme Anwendungen, warmes Essen, warme Getränke, warmes Einhüllen.

Achtung: Bei bedrohlichen Erkrankungen Notarzt rufen!
Mittelbeschreibung siehe Seite 211

Carbo vegetabilis *(Holzkohle)*
Carbo vegetabilis ist ein Mittel gegen Durchfallerkrankungen, wenn es nach exzessiven Blähungen zur durchfallartigen Stuhlentleerung kommt. Der Patient ist schwach, matt und erschöpft. Er fühlt sich kalt oder sogar eiskalt an; sogar Atem und Zunge können kalt werden. Die Verdauung ist gestört und sehr träge. Durch die Verdauungsschwäche entstehen heftigste Blähungen, die den Bauch enorm auftreiben. Man muss gewaltig aufstoßen. Möglicherweise ist der Zustand die Folge des Genusses einer verdorbenen Speise (Alternativmittel zu Arsenicum album, je nach Symptomatik). Man hat Abneigung gegen Fleisch, Fett und Milch. Die Blähungen sind eingeklemmt und quälen den Patienten, da sie heftige Bauchschmerzen erzeugen. Wenn sich Blähungen lösen und als Winde abgehen, geht es dem Patienten besser. Der Abgang der Blähungen geht häufig in Durchfall über. Die Beschwerden wurden ausgelöst oder verschlimmern sich: durch Völlerei, schwere, fette Mahlzeiten, Alkohol, Wärme, aber auch Abkühlung, Druck der Kleidung auf dem Bauch. Besserung: durch Aufstoßen, Abgang von Blähungen, Zufächeln von Luft.
Achtung: Bei Verdacht auf Lebensmittelvergiftung Arzt aufsuchen!
Mittelbeschreibung siehe Seite 213

Chamomilla *(Echte Kamille)*
Kleine Kinder, die sich im zahnungsfähigen Alter befinden, können im Zusammenhang mit der Zahnung alle möglichen Beschwer-

den bekommen (siehe Kap. Zahnungsbeschwerden). Auch Durchfälle können im Zusammenhang mit der Zahnung auftreten. Wenn die Kinder dann launisch und zornig sind und unbedingt getragen werden wollen, sollten Sie Chamomilla einsetzen.
Mittel- und Pflanzenbeschreibung siehe Seite 64

Okoubaka *(Okoubaka)*

Okoubaka ist ein unspezifisches Magen-Darm-Mittel, das sich zur Selbstmedikation schon oft bewährt hat, das jedoch nicht der Homöopathie zuzurechnen ist (eher der Phytotherapie = Pflanzenheilkunde), da kaum Arzneimittelprüfungen durchgeführt wurden. Okoubaka wird in folgenden Fällen häufig eingesetzt: zur Behandlung von Magen-Darm-Beschwerden, die im Zusammenhang mit ungewohnter Nahrung auftreten (z. B. bei Fernreisen); begleitend bei Antibiotika-Unverträglichkeit; bei Restbeschwerden nach eigentlich schon überstandener akuter Gastronteritis („Magen-Darm-Grippe").

Besonderheit: Hier wird die Potenz D 3 empfohlen (4 × 5 Globuli über den Tag verteilt im Mund zergehen lassen; bei Kindern genügen 4 × 3 Globuli).
Mittel- und Pflanzenbeschreibung siehe Seite 143

Veratrum *(Weiße Nieswurz)*

Reichliche Ausscheidungen wie Erbrechen und Durchfall führen zu enormer Schwäche, Kälte, Blaufärbung und Ohnmacht bzw. Kollaps. Die Beschwerden sind heftig und können plötzlich auftreten. In der Regel hat der Patient kalten Schweiß auf der Stirn; der Körper ist eiskalt (ebenso die Nasenspitze,

der Atem und die Zunge), dennoch besteht heftiger Durst auf kalte Getränke, die gleich wieder erbrochen werden. Das Gesicht ist totenblass oder bläulich, dabei eingefallen, die Augen von dunklen Ringen umgeben. Nagender Hunger, trotz Übelkeit und Erbrechen. Verlangen nach Kaltem, Saurem, Salzigem und nach saftigem Obst. Heftiges, schwallartiges Erbrechen, begleitet von heftigen wässrigen Durchfällen. Schneidende Bauchschmerzen, mit Muskelkrämpfen in den Gliedmaßen und großer Schwäche. Verschlimmerung: durch Anstrengung, Trinken, besonders von kalten Getränken, nasskaltes Wetter, vor, bei und nach dem Stuhlgang. Besserung: durch Wärme, Umhergehen, heiße Getränke, z. B. Milch.
Achtung: Bei Ohnmacht und heftigem Brechdurchfall Arzt aufsuchen.
Mittel- und Pflanzenbeschreibung siehe Seite 202

Gerstenkorn
(Hordeolum)

Beim Gerstenkorn handelt es sich um eine akute, eitrige Staphylokokken-, seltener Streptokokkenentzündung der äußeren (Hordeolum externum) oder inneren (Hordeolum internum) Liddrüsen. Hauptsymptom ist eine knötchenartige, mehr oder weniger stark entzündete Verdickung im Bereich des Ober- oder Unterlides (auf der Außen- oder auch auf der Innenseite). Begleitend besteht eine mehr oder weniger stark ausgeprägte Schwellung von Lid und Bindehaut. Der betroffene Bereich kann schmerzhaft sein und im fortgeschrittenen Stadium kann Eiter auftreten.

Achtung: Wenn durch die Selbstmedikation im Verlauf von 24 Stunden keine deutliche Besserung auftritt, muss der Augenarzt aufgesucht werden!

Pulsatilla *(Wiesen-Küchenschelle)*
Meist ist das betroffene Lid (meist Oberlid) entzündet und geschwollen. Es kommt zu einer milden (die Haut nicht reizenden) eitrigen Absonderung. Evtl. leidet der Patient unter Jucken und Brennen am betroffenen Auge. Kalte Anwendungen (z. B. kalt abwaschen) führen zur Linderung. Achten Sie auf mögliche seelische Auslöser, wie z. B. Eifersucht (v. a. bei Kindern); die Stimmung ist weinerlich, Trost bessert.
Mittel- und Pflanzenbeschreibung siehe Seite 164

Staphisagria *(Stephanskraut)*
Eine deutliche Entzündung des Lids fehlt hier meist. Der Patient leidet unter brennenden Schmerzen, die durch warme Anwendungen gelindert werden. Auch hier kommen seelische Auslöser in Betracht: heftiger Ärger bzw. Zorn (offen oder unterdrückt), Entrüstung.
Mittel- und Pflanzenbeschreibung siehe Seite 190

Grippaler Infekt/Fieber

Aconitum *(Blauer Eisenhut)*
Die Erkrankung beginnt plötzlich und heftig. Die Temperatur steigt schnell, der Patient entwickelt rasch hohes Fieber. Typische Auslöser der Erkrankung sind kalter Wind oder Schreck. Das Gesicht kann rot oder blass sein; manchmal ist eine Wange rot, die andere blass. Die Gemütsverfassung ist ängstlich und unruhig. Der Patient ist häufig trocken und schwitzt nicht; beginnt er jedoch zu schwitzen, so geht es ihm dadurch besser.
Mittel- und Pflanzenbeschreibung siehe Seite 26

Arsenicum album *(Arsen)*
Der Patient friert sehr stark. Die Erkrankung entwickelt sich insgesamt eher langsam. Das Gesicht ist blass, mit ängstlichem Ausdruck. Der Patient hat große Angst um seine Gesundheit; er ist außerdem ruhelos und erschöpft. Falls Absonderungen auftreten, so sind sie dünn, scharf und greifen die Haut an, erzeugen also Wundheit. Die angegriffene Haut brennt; auch in anderen Bereichen des Körpers können brennende Schmerzen auftreten. Die Beschwerden verschlimmern sich nachts, besonders nach Mitternacht. Wärme bessert. Da der Patient nicht allein sein kann, wird er durch Gesellschaft beruhigt.
Mittelbeschreibung siehe Seite 211

Belladonna *(Tollkirsche)*
Die Erkrankung beginnt plötzlich und heftig. Die Temperatur steigt schnell, der Patient entwickelt rasch hohes Fieber. Typische Auslöser der Erkrankung sind Kälte, kalter Wind sowie wenn man mit nassen Haaren nach draußen gegangen ist (z. B. nach dem Friseurbesuch). Schmerzen haben klopfenden oder pulsierenden Charakter. Der Patient ist glühend heiß, fröstelt dabei jedoch und sucht daher die Wärme (z. B. Zudecken im Bett). Das Gesicht ist rot und glühend heiß, die Hände (evtl. auch Füße) dagegen kalt. Die Augen können gerötet und „fieb-

rig", also glasig sein. Die Stimmungslage ist gereizt. Bedingt durch die hohe Temperatur können Fieberfantasien oder auch Fieberkrämpfe auftreten. Der Zustand verschlimmert sich durch jegliche äußere Reize wie Erschütterung, Licht oder Lärm sowie durch Kälte oder Abkühlung (durch Entblößen von Körperteilen).
Mittel- und Pflanzenbeschreibung siehe Seite 50

Bryonia *(Zaunrebe)*

Das Fieber entwickelt sich eher langsam. Die Schleimhäute sind sehr trocken; dazu passend hat der Patient großen Durst, vor allem auf kalte Getränke. Auch die Lippen sind trocken und rissig. Vom Gemüt her ist der Patient reizbar; er will seine Ruhe haben. Dies ist verständlich, denn durch Ruhe (im Sinne von Sich-nicht-bewegen-Müssen) werden seine Beschwerden deutlich gelindert. Auch kühle frische Luft bewirkt eine Besserung. Dagegen verschlimmern sich die Beschwerden durch jegliche Art von Bewegung bzw. durch Störungen.
Mittel- und Pflanzenbeschreibung siehe Seite 54

Chamomilla *(Echte Kamille)*

Auf Zahnung als evtl. Auslöser der Erkrankung achten! Die Krankheit entwickelt sich schnell. Der Patient (meist Kinder oder schwangere Frauen) ist äußerst reizbar, zornig, launisch und unzufrieden. Was man eben noch haben wollte, wird weggeworfen, sobald man es gereicht bekommt. Kinder beruhigen sich nur einigermaßen, solange sie herumgetragen werden. Evtl. ist eine Wange gerötet, die andere blass. Wärme

bewirkt Verschlimmerung, Kälte dagegen Besserung.
Mittel- und Pflanzenbeschreibung siehe Seite 64

Ferrum phosphoricum
(Eisenphosphat)

Die Krankheit entwickelt sich langsam, das Fieber erreicht nur mäßig hohe Temperaturen. Auffällig sind abwechselnde Phasen, in denen der Patient teils sehr krank und schwach, teils (fast) gesund wirkt und seinen normalen Aktivitäten nachgehen kann. Die Wangen sind rot, abwechselnd mit Blässe. Kälte bessert. Häufig fehlen bei Patienten, die diese Arznei brauchen, charakteristische Symptome.
Mittelbeschreibung siehe Seite 214

Gelsemium *(Gelber Jasmin)*

Gelsemium ist die Arznei zur Behandlung der sogenannten „Kopfgrippe". D.h.: Neben dem allgemeinen Grippegefühl stehen Kopfschmerzen im Zentrum der Symptomatik; man ist benommen, der Kopf fühlt sich wie in Watte gepackt an. Die Erkrankung entwickelt sich eher langsam. Neben Erschöpfung, Schwäche und Schwere der Glieder fällt auf, dass der Patient zittrig ist. Die Augenlider können „auf Halbmast" hängen.
Mittel- und Pflanzenbeschreibung siehe Seite 100

Nux vomica *(Brechnuss)*

Typische Auslöser sind Kälte und/oder Schlafmangel. Häufiges Mittel bei gestressten Müttern mit kleinen Kindern, die dauerhaft im Schlafdefizit sind. Alles wird besser, wenn man sich mal wieder richtig ausschlafen kann und wenn man endlich mal wieder

„seine Ruhe" hat. Besserung auch durch Wärme. Typisch für den Wärmehaushalt sind abwechselnde Zustände mit Kälte/Frieren und Hitze (mit oder ohne Schweiß). *Mittel- und Pflanzenbeschreibung siehe Seite 140*

Pulsatilla *(Wiesen-Küchenschelle)*

Auslöser der Erkrankung ist oft eine Unterkühlung, insbesondere wenn man sich kalte Füße geholt hat. Die Absonderungen sind gelblich oder gelb-grünlich und schleimig; der Gemütszustand ist in typischer Weise weinerlich anhänglich; der Kranke sucht Zuwendung und Trost. Der Patient hat das Gefühl, dass er vor Hitze glüht. Verschlimmerung: duch Wärme. Besserung: durch Kälte, frische Luft, Bewegung und Trost. *Mittel- und Pflanzenbeschreibung siehe Seite 164*

Rhus toxicodendron

(Behaarter Gift-Sumach)

Typische Auslöser sind Kälte, Nässe, nasskaltes Wetter sowie Überanstrengung. Die Glieder sind steif, man friert, ist dabei ruhelos unruhig und findet keine bequeme Lage. Das Fieber kann von einem Hautausschlag mit Bildung von Bläschen begleitet sein. Die Beschwerden bessern sich durch Wärme und durch fortgesetzte Bewegung; Verschlimmerung in Ruhe. *Mittel- und Pflanzenbeschreibung siehe Seite 172*

Halsschmerzen

Apis mellifica *(Honigbiene)*

Die Schleimhäute in Mund und Rachen sind stark geschwollen und schimmern glasig. Auch die Mandeln und das Zäpfchen können stark geschwollen sein. Die Halsschmerzen haben stechenden Charakter; im Hals kann ein Hitzegefühl bestehen. Kalte Getränke bewirken Besserung. *Mittelbeschreibung siehe Seite 210*

Belladonna *(Tollkirsche)*

Die Beschwerden haben plötzlich begonnen, sie können pulsierenden Charakter haben. Mund und Hals sind „leuchtend rot" gefärbt. Obwohl die Schleimhäute trocken sind, hat der Kranke wenig Durst. Im Hals besteht ein Engegefühl, das sich beim Schlucken verstärkt. Die Beschwerden bessern sich durch Wärme, warme Getränke und warme Anwendungen (z. B. Schal). Wenn der Patient fiebert, sind ein rotes heißes Gesicht und kalte Hände zu erwarten. *Mittel- und Pflanzenbeschreibung siehe Seite 50*

Hepar sulfuris *(Kalkschwefelleber)*

Ursache der Halsschmerzen ist eine eitrige Entzündung im Bereich der Mandeln, manchmal auch im umliegenden Gewebe. Die Halsschmerzen haben einen splitterartigen Charakter und verschlimmern sich beim Gähnen. Der Kranke friert sehr stark und deckt sich im Bett komplett und warm zu. Die geringste Abkühlung führt zu einer Verschlimmerung des Zustands, wie z. B. das Entblößen einer Hand. Besserung: durch Wärme, warme Getränke, warmes Einhüllen von Körper, Kopf und Hals. *Mittelbeschreibung siehe Seite 215*

Lycopodium *(Keulen-Bärlapp)*

Die Halsschmerzen haben auf der rechten

Seite begonnen und bessern sich durch warme Getränke.

Mittelbeschreibung siehe Seite 130

Mercurius solubilis *(Quecksilberoxid)*

Ursache der Halsschmerzen ist eine eitrige Entzündung mit schmierigen Belägen auf den Mandeln. Der Speichelfluss ist auffällig verstärkt, und es besteht ein besonders übler Mundgeruch. Beim Herausstrecken der Zunge fällt neben dem starken Belag auf, dass die Zähne an den Rändern der Zunge Eindrücke hinterlassen. Die Halslymphknoten sind dick geschwollen. Der Patient schwitzt, vor allem nachts, und verströmt einen üblen Geruch. Bei starkem Krankheitsgefühl muss ein Arzt aufgesucht werden.

Mittelbeschreibung siehe Seite 216

Phytolacca *(Kermesbeere)*

Die Schleimhäute in Mund und Rachen sind auffällig dunkelrot verfärbt. Die Zunge ist hinten, an der Zungenwurzel, schmerzhaft empfindlich. Die Halsschmerzen können sich bis zu den Ohren erstrecken, besonders beim Schlucken. Verschlimmerung durch warme Getränke.

Mittel- und Pflanzenbeschreibung siehe Seite 218

Heiserkeit

Arum triphyllum *(Dreiblättriger Aron)*

Häufigster Auslöser ist Singen. Arum ist eine wichtige Arznei für die Heiserkeit von Rednern und Sängern. Die entzündeten Schleimhäute brennen und stechen heftig, zusätzlich kann sich der Kehlkopf wund

anfühlen. Schleimabsonderungen sind aggressiv und wund machend. Der Patient hat die Neigung, an den entzündeten Stellen zu zupfen, bis sie blutig sind, besonders an den Nasenflügeln und an den Lippen. Die Stimme ist veränderlich bzw. unkontrollierbar.

Mittelbeschreibung siehe Seite 44

Phosphorus *(Phosphor)*

Auslöser der Heiserkeit ist zu langes Sprechen. Im Kehlkopf fühlt man einen brennenden Schmerz und Kitzeln. Die Heiserkeit bessert sich durch kalte Getränke und kalte Speisen.

Mittelbeschreibung siehe Seite 216

Spongia

(Gerösteter Schwamm/Meerschwamm)

Der Patient hustet rau und trocken, außerdem ist die Stimme rau und heiser. Man hört, dass die Atmung erschwert und geräuschvoll ist; es besteht Atemnot. Besserung: durch Essen, Trinken oder wenn ein Bonbon gelutscht wird.

Mittelbeschreibung siehe Seite 218

Hexenschuss

(akute Lumbalgie, akute Lumbo-Ischialgie)

Der Hexenschuss ist ein häufiges Ereignis. Ausgelöst durch Überbelastung oder durch eine ungewohnte Bewegung kommt es zur akuten schmerzhaften Blockade im Bereich des unteren Rückens. Die Schmerzen können in der Mitte, auf einer Seite oder beidseitig empfunden werden; manchmal strahlen sie vom unteren Rücken ins Gesäß und in das Bein aus. Beim erstmaligen Auftreten eines Hexenschusses sollte der Arzt aufgesucht werden, um die Diagnose zu stellen und die Ursache der Schmerzen zu finden.

Vorsicht! Treten folgende Symptome auf:

> Verlust der Schließmuskelkontrolle/ -funktion von Blase und/oder Mastdarm;

> Kribbeln oder Taubheitsgefühl im Schritt, zwischen den Beinen und im Dammbereich (sog. Reithosen-Area), muss in der Regel operiert werden, um irreversible Schäden der Schließmuskelfunktionen zu vermeiden.

Arnica *(Bergwohlverleih)*

Wenn Überbelastung durch zu schweres Heben den Hexenschuss ausgelöst hat, ist Arnica die passende Arznei. Das Bett bzw. die Matratze werden als zu hart empfunden. Die Berührung der betroffenen Körperstelle ist unangenehm schmerzhaft.
Mittel- und Pflanzenbeschreibung siehe Seite 42

Bryonia *(Zaunrebe)*

Auslöser der akuten Schmerzen ist eine sogenannte „dumme Bewegung", das bedeutet: eine ungewohnte Bewegung. Der Patient bewegt sich möglichst wenig, da die Schmerzen im Ruhezustand erträglich sind. Bei der geringsten Bewegung werden die Schmerzen schlimmer und heftiger bzw. treten von Neuem auf.
Mittel- und Pflanzenbeschreibung siehe Seite 54

Rhus toxicodendron
(Behaarter Gift-Sumach)
Ursache der Schmerzen kann eine Verrenkung mit Überdehnung von Bändern,

Sehnen und Muskeln sein, auch Überheben. Entscheidend für die Auswahl dieser Arznei ist, dass der Patient ruhelos ist und keine Position findet, in der er schmerzfrei ist. Er ist daher ständig in Bewegung. Durch fortgesetzte Bewegung, z. B. bei längerem Gehen, können die Schmerzen sogar nachlassen. Als Auslöser kommt auch nasskaltes Wetter in Betracht.
Mittel- und Pflanzenbeschreibung siehe Seite 172

Nux vomica *(Brechnuss)*

Menschen, deren Strukturen und Verhaltensweisen der Arznei Nux vomica ähneln (siehe dort), haben häufig eine „Rückenschwäche" und bekommen bereits bei geringer Belastung Schmerzen im unteren Rücken. In diesen Fällen kann Nux vomica als Arznei gegen die akuten Schmerzen eingesetzt werden. Die Schmerzen verschlimmern sich im Bett beim Umdrehen.
Mittel- und Pflanzenbeschreibung siehe Seite 140

Husten

Zur Selbstbehandlung des Hustens empfiehlt es sich, die Art des Hustens in vier Kategorien einzuteilen:

1. Trockener Husten, der im Bereich des Kehlkopfes sitzt
Zur Behandlung dieses Hustens kommen folgende Arzneien in Betracht:

Arsenicum album *(Arsen)*
Der trockene Husten wird durch einen kitzelnden Reiz im Kehlkopf ausgelöst.

Begleitend zum Husten oder auch dem Husten vorausgehend hat der Patient einen Fließschnupfen mit scharfer und brennender, die Haut reizender Absonderung. Vom Gemüt her fällt eine ängstliche Ruhelosigkeit auf. Der Patient friert, unter Umständen sehr stark, und sucht daher die Wärme. Der Husten verschlimmert sich: nachts (ganz besonders um 1 Uhr bzw. im Zeitraum zwischen 0 und 3 Uhr), im Liegen, in Ruhe, durch Kälte. Besserung: durch Bewegung und/oder Wärme.

Mittelbeschreibung siehe Seite 211

Belladonna *(Tollkirsche)*

Der trockene Husten ist krampfartig und klingt bellend und/oder hohl. Häufig hat der Patient das „Belladonna-Fieber" mit rotem heißem Kopf und kalten Händen. Er hat wenig oder gar keinen Durst. Der Husten verschlimmert sich durch Erschütterung und bessert sich durch Wärme.

Mittel- und Pflanzenbeschreibung siehe Seite 50

Phosphorus *(Phosphor)*

Der trockene, hohl klingende Husten wird durch ein Kitzeln im Kehlkopf ausgelöst. Das Husten ist mit Schmerzen verbunden, zusätzlich verspürt der Patient Brennen und/oder Wundheit im Hals, in den Atemwegen, in der Brust. Begleitend kann Heiserkeit bestehen. Wenn der Patient lange bzw. viel sprechen muss, löst dies den Husten aus oder verschlimmert ihn. Der Husten bessert sich durch kalte Getränke.

Mittelbeschreibung siehe Seite 216

Rumex *(Krauser Ampfer)*

Der trockene Husten wird durch ein Kitzeln im Kehlkopf ausgelöst. Das Kitzeln kann sich vom Kehlkopf nach unten bis zur Brust erstrecken. Erzeugt wird das Kitzeln durch Einatmen kalter Luft. Auch tiefes Atmen sowie Sprechen lösen Husten aus oder verschlimmern ihn. Der Husten bessert sich durch Wärme und durch warmes Einhüllen, insbesondere wenn man den Mund bedeckt.

Mittel- und Pflanzenbeschreibung siehe Seite 175

Spongia
(Gerösteter Schwamm/Meerschwamm)

Der Husten ist rau und trocken, ebenfalls ist die Stimme rau und heiser. Man hört, dass die Atmung erschwert und geräuschvoll ist; es besteht Atemnot. Der Husten bessert sich durch Essen, Trinken oder wenn ein Bonbon gelutscht wird.

Mittelbeschreibung siehe Seite 218

2. Trockener Husten, der im Bereich der Brust sitzt

Zur Behandlung dieses Hustens kommen folgende Arzneien in Betracht:

Bryonia *(Rotbeerige Zaunrebe)*

Die Schleimhäute in Mund, Hals und Atemwegen sind sehr trocken. Der trockene Husten schmerzt in der Gegend hinter dem Brustbein. Der Patient hat ein Verlangen nach kalten Getränken. Die Beschwerden verschlimmern sich durch Bewegung und tiefes Atmen. Besserung durch Ruhe und durch Druck (z. B. indem der Patient sich während des Hustens auf das Brustbein drückt).

Mittel- und Pflanzenbeschreibung siehe Seite 54

Drosera *(Rundblättriger Sonnentau)*
Der trockene, bellende Husten kommt tief aus der Brust. Er tritt in Anfällen auf, die zu Atemnot und Erstickungsgefühl führen. Das Gesicht nimmt während der Hustenattacken rote oder blaue Farbe an. Auch Würgen und Erbrechen sind möglich. Begleitend zum Husten kann Nasenbluten auftreten (ausgelöst durch den Husten). Die Stimme ist heiser. Hinlegen und Liegen führen zur Verschlimmerung des Hustens.
Mittel- und Pflanzenbeschreibung siehe Seite 90

3. Husten, gelöst und feucht
Zur Behandlung dieses Hustens kommt besonders Pulsatilla in Betracht.

Pulsatilla *(Küchenschelle)*
Der Husten ist morgens locker und gelöst, wird jedoch im Lauf des Tages immer trockener. Alle Absonderungen (Auswurf, Nasensekret, Absonderungen der Augen) sind gelb, gelbgrün oder grünlich gefärbt. Die Absonderungen sind mild, reizen also die Haut nicht. Die Stimmungslage ist weinerlich, anhänglich, und Trost führt zu einer deutlichen Besserung der Beschwerden. Bewegung im Freien, in kühler frischer Luft führt ebenso zur Besserung, genauso auch kalte Getränke. Der Husten verschlimmert sich im warmen Zimmer, im Liegen sowie nachts.
Mittel- und Pflanzenbeschreibung siehe Seite 164

Wenn die Symptomatik Pulsatilla ähnelt, aber mit nächtlichem Rasseln einhergeht, so kann die Arznei Kalium sulfuricum gegeben werden.

4. Husten, gelöst und feucht, dabei jedoch würgend
Zur Behandlung dieses Hustens kommen folgende Arzneien in Betracht:

Ipecacuanha *(Brechwurzel)*
Man hört grobes Rasseln, das durch zähen Schleim verursacht wird. Das Abhusten fällt schwer; der Patient bekommt durch das Husten Erstickungsanfälle und muss würgen. Das Gesicht wird dabei blau. Wenn es durch das Würgen zum Erbrechen kommt, so hat der Patient nach dem Erbrechen keine Erleichterung. Im Gegenteil: Das Erbrechen kann den Zustand sogar verschlimmern. Zusätzlich besteht eine anhaltende Übelkeit. Die Zunge ist trotz der Krankheit seltsamerweise nicht belegt. Nasenbluten kann begleitend auftreten. Der Husten verschlimmert sich durch Wärme und im Liegen.
Mittel- und Pflanzenbeschreibung siehe Seite 114

Tartarus stibiatus *(Brechweinstein)*
Man hört reichlich grobe Rasselgeräusche; der Husten ist erstickend. Ein Abhusten ist zunächst nicht möglich. Wenn das Abhusten aber gelingt, geht es dem Patienten besser. Durch die Atemnot wird der Patient zunehmend schwächer. Verschlimmerung: in warmen, geheizten Räumen. Besserung: durch Abhusten und Aufsitzen.
Mittelbeschreibung siehe Seite 219

Ohrenschmerzen

Apis mellifica *(Honigbiene)*
Die Ohrenschmerzen haben stechenden

Charakter. Sie sind schlimmer nach dem Schlaf und bessern sich durch kalte Anwendungen am Ohr, evtl. auch durch kalte Getränke.

Mittelbeschreibung siehe Seite 210

Belladonna *(Tollkirsche)*

Die Ohrenschmerzen beginnen plötzlich und heftig, sie haben klopfenden oder pulsierenden Charakter. Typische Auslöser sind Kälte, Verkühlung, kalter Wind. Wenn Fieber besteht, ist das Gesicht rot und heiß bei Kälte der Hände (und evtl. auch der Füße). Die Beschwerden bessern sich durch Wärme und warme Anwendungen.

Mittel- und Pflanzenbeschreibung siehe Seite 50

Chamomilla *(Echte Kamille)*

Das Kind ist zornig, überempfindlich und besonders launisch. Dinge oder Speisen, die es gerade eben noch unbedingt haben wollte, weist es wieder zurück. Der Zorn äußert sich in heftigem Schreien; das Kind lässt sich nur dadurch halbwegs beruhigen, indem es auf den Arm genommen und herumgetragen wird. Nicht selten sind die Ohrenschmerzen Ausdruck von Zahnungsbeschwerden; begleitend kann Durchfall auftreten. Besserung: durch Kälte. Verschlimmerung: durch Wärme.

Mittel- und Pflanzenbeschreibung siehe Seite 64

Ferrum phosphoricum
(Eisenphosphat)

Die Ohrenschmerzen entwickeln sich eher langsam und allmählich, ebenso wie der Anstieg des Fiebers. Die Gesichtsfarbe kann zwischen Rot und Blass abwechseln; auch das Krankheitsgefühl kann wechselweise mehr oder weniger stark ausgeprägt sein. Manchmal tritt zusätzlich Nasenbluten auf. Die Beschwerden bessern sich durch Kälte.

Mittelbeschreibung siehe Seite 214

Pulsatilla *(Wiesen-Küchenschelle)*

Der Kranke ist weinerlich und sehr trostbedürftig. Kinder möchten auf den Arm genommen und getragen werden. Neben den Ohrenschmerzen können noch weitere, jedoch abwechselnde Beschwerden auftreten. Bei begleitendem Schnupfen und/oder Husten sind die Absonderungen gelb-grünlich und reizen die Haut nicht. Die Beschwerden bessern sich durch Bewegung und durch kühle frische Luft.

Mittel- und Pflanzenbeschreibung siehe Seite 164

Pseudokrupp

Der Pseudokrupp hat einen typischen teils hohlen, teils bellenden Klang und ist mit starker Atemnot verbunden. Er tritt vor allem im Kleinkindalter auf, meist im Zusammenhang mit Virusinfekten, aber auch ohne erkennbare Ursache. Bei bedrohlicher Atemnot muss der Notarzt gerufen werden. Meist kommt es zur Beruhigung, wenn ein Raumklima mit feuchter kühler Luft geschaffen wird, indem die Fenster geöffnet werden und feuchte Tücher aufgehängt werden. Dies kann in einzelnen Fällen jedoch auch zu einer Verschlimmerung führen (siehe bei Dulcamara Seite 92)!
Die folgenden vier Arzneien haben sich beim Pseudokrupp besonders gut bewährt. Die passende Arznei kann alle fünf bis zehn

Minuten gegeben werden (drei bis fünf Globuli im Mund zergehen lassen), bis Besserung eintritt, dann müssen die Abstände vergrößert werden. Wenn der Husten vorüber ist, keine Arznei mehr geben. Um die Bereitschaft, Pseudokrupp zu entwickeln, zu behandeln, sollte vom Homöopathen eine Konstitutionsbehandlung durchgeführt werden.

Aconitum *(Blauer Eisenhut)*
Der Husten beginnt plötzlich, oft in der Nacht. Aconitum ist vor allem für frühe Stadien geeignet, also gleich zu Beginn des Hustens. Typischer Auslöser der Erkrankung ist kalter Wind. Der Gemütszustand ist durch große Angst und starke Unruhe gekennzeichnet. Der Husten verschlimmert sich nachts.
Mittel- und Pflanzenbeschreibung siehe Seite 26

Dulcamara
(Bittersüßer Nachtschatten)
Wenn der Pseudokrupp durch Feuchtigkeit, nasskaltes Wetter, nasse Kälte oder Nebel ausgelöst wird, so ist Dulcamara die passende Arznei.
Mittel- und Pflanzenbeschreibung siehe Seite 92

Hepar sulfuris *(Kalkschwefelleber)*
Hier besteht die Besonderheit in der extremen Kälteempfindlichkeit. Der Patient friert so sehr, dass er sich im Bett fest zudeckt. Bereits die geringste Abkühlung löst einen Hustenanfall aus, z. B. wenn eine Hand entblößt und unter der Decke hervorgestreckt wird.
Mittelbeschreibung siehe Seite 215

Spongia
(Gerösteter Schwamm/Meerschwamm)
Der Husten ist extrem trocken, ohne jedes Sekret. Es besteht begleitende Heiserkeit. Der Husten bessert sich, wenn man etwas trinkt oder etwas lutscht.
Mittelbeschreibung siehe Seite 218

Reisekrankheit

Für Erwachsene hat sich **Cocculus** sehr gut bewährt. Der Patient leidet unter Schwindel, evtl. auch unter Kopfschmerz. Der Zustand bessert sich in Seitenlage.
Mittel- und Pflanzenbeschreibung siehe Seite 74

Bei Kindern hat sich **Tabacum** besonders bewährt. Sie sind kaltschweißig. Besserung: an der kalten frischen Luft.
Mittel- und Pflanzenbeschreibung siehe Seite 196

Säuglingskoliken

Belladonna *(Tollkirsche)*
Die Koliken beginnen und enden plötzlich. Der Bauch ist gebläht und aufgetrieben und schmerzt bei Berührung. Das Gesicht ist rot und heiß, die Hände sind kalt. Das Kind überstreckt sich nach hinten, weil dies zu einer Besserung der Beschwerden führt.
Mittel- und Pflanzenbeschreibung siehe Seite 50

Chamomilla *(Echte Kamille)*
Das Kind ist extrem gereizt und zornig. Wenn es nicht getragen wird, schreit es

exzessiv, unter Umständen bis es blau wird. Die Beschwerden verschlimmern sich bzw. beginnen sofort nach dem Essen. Der Stuhl kann grün und schleimig aussehen.

Mittel- und Pflanzenbeschreibung siehe Seite 64

Colocynthis *(Koloquinte)*

Der kleine Patient ist gereizt und zornig, jedoch nicht so extrem wie bei Chamomilla. Die Bauchschmerzen bessern sich durch Wärme, festen Druck und durch Zusammenkrümmen.

Mittel- und Pflanzenbeschreibung siehe Seite 196

Lycopodium *(Keulen-Bärlapp)*

Die Laune des Kindes ist vor allem morgens schlecht. Der kleine Patient neigt generell sehr zu Blähungen. Das Maximum der Beschwerden ist am frühen Abend, also gegen 17.00 Uhr. Evtl. leidet/litt das Kind auch unter verlängerter Neugeborenen-Gelbsucht (vom Arzt prüfen lassen!).

Mittel- und Pflanzenbeschreibung siehe Seite 130

Verbrennungen und Sonnenbrand

Bei großflächigen Verbrennungen, insbesondere bei Kindern, Notarzt rufen!

Verbrennungen ersten Grades, die in einer Rötung der Haut bestehen, können mit **Cantharis, Belladonna** (insbesondere für Sonnenbrand) oder auch mit **Arnica** behandelt werden.

Verbrennungen zweiten Grades sind dadurch charakterisiert, dass sich mehr oder weniger große Blasen bilden. Hier ist **Cantharis** zur Behandlung besonders geeignet.

Verbrennungen dritten Grades: Hier wurde Gewebe definitiv verbrannt und ist schwarz geworden. Der Patient braucht viel Flüssigkeit und muss auf eine Intensivstation. Zur Schadensbegrenzung kann ihm **Arsenicum album** mit auf den Weg gegeben werden.

Verletzungen, Wunden

Achtung: Bei schwereren Verletzungen muss der Notarzt gerufen werden!
Das Hauptverletzungsmittel ist **Arnica**. Für spezielle Verletzungen kann jedoch ein noch besseres Resultat erzielt werden durch andere, besser geeignete Arzneien, z. B. bei Schnittverletzungen (nach einer Operation): **Staphisagria.**
Bei Verletzungen/Prellungen der Wirbelsäule (Notarzt rufen!) und von Geweben, die viele Nerven enthalten (z. B. Fingerkuppe, Nase, Ohren): **Hypericum.**
Für Splitter- oder andere Fremdkörperverletzungen: **Silicea.**

Zahnungsbeschwerden bei Kindern

Belladonna *(Tollkirsche)*

Das Kind ist erregt und gereizt. Die typischen Belladonna-Zeichen (siehe Seite 50) liegen vor. Der Zustand verschlechtert sich durch: äußere Reize wie Licht, Erschütterung, Geräusche.

Mittel- und Pflanzenbeschreibung siehe Seite 50

Chamomilla *(Echte Kamille)*

Das Kind ist äußerst zornig, unzufrieden und launisch. Es schlägt und tritt um sich und/oder will auf den Arm genommen und herumgetragen werden. Solange es getragen wird, bleibt es (einigermaßen) ruhig. Eine Wange kann rot, die andere blass sein. Manche Kinder bekommen während der Zahnung Fieber. Begleitend können weitere Beschwerden wie Ohrenschmerzen oder (grüner) Durchfall auftreten.

Der Zustand verschlechtert sich nachts und durch Wärme.

Mittel- und Pflanzenbeschreibung siehe Seite 64

Mercurius solubilis *(Quecksilberoxid)*

Neben den Zahnungsbeschwerden leidet das Kind unter Aphthen (offene Stellen im Mund-Rachen-Raum), die auch bluten und eitern können. Der Speichel fließt vermehrt; es besteht ein übler Mundgeruch. Das Kind wirkt sehr krank und leidet sehr. Die Halslymphknoten sind deutlich geschwollen. Nachts kommt es zur Verschlimmerung der Beschwerden. Hinzu kommt (übel riechender) Schweiß. Die Zähne können am Rand der Zunge Abdrücke hinterlassen.

Mittelbeschreibung siehe Seite 216

Um das Register kurz zu halten, sind Pflanzen mit zweiteiligen deutsche Namen nur einmal, und zwar mit vorgestelltem Gattungsnamen aufgeführt. So steht zum Beispiel der „Arznei-Baldrian" nur unter „Baldrian, Arznei-". Pflanzenartnamen, die mit den homöopathischen Mitteln identisch sind, werden nicht zusätzlich aufgeführt. Die wissenschaftlichen Pflanzenartnamen sind *kursiv* gesetzt.

Zum Nachschlagen und Weiterlesen

BOERICKE, W.: Homöopathische Mittel und ihre Wirkungen. 4. Aufl., Verlag Grundlagen und Praxis Wissenschaftlicher Autorenverlag, Leer/Ostfriesland 1991

HAB, Homöopathisches Arzneibuch (Loseblattsammlung, bis 2007)

MEZGER, J.: Gesichtete Homöopathische Arzneimittellehre. 6. Aufl., 2 Bände, Haug, Heidelberg 1985

PHATAK, S. R.: Homöopathische Arzneimittellehre. Burgdorf Verlag, Göttingen 1998

SCHÖNFELDER, I. und P.: Der neue Kosmos-Heilpflanzenführer. Franckh-Kosmos, Stuttgart 2001

WACKER, A.; SOCHA, M.: Homöopathie für Männer. Südwest, München 2005

Internet

Viele Tipps, Infos und aktuelle Neuigkeiten finden Sie unter:
www.homoeopathie-heute.de

Dank

Mein herzlicher Dank für die freundliche Unterstützung zur Entstehung dieses Buches gilt Herrn Franz Stempfle und Frau Yvonne Schweickhardt, Deutsche Homöopathie- Union, Karlsruhe.

Vielen Dank auch an Herrn Dr. Herbert Zell, Deutsche Homöopathie Union, für den Hinweis, dass Wilhelm Busch in der Geschichte vom Schneider Böck das Mittel „Colocynthis" beschreibt!

Autor

Dr. med. Andreas Wacker hat seit 1994 eine eigene Praxis mit dem Schwerpunkt Homöopathie in Mannheim. Er hat bereits mehrere Bücher zum Thema Homöopathie verfasst. www.praxis-wacker.de

Impressum

Mit 236 Fotos von Aguilar 137, Albers/Hecker 165 r, Armstrong 147, Bellmann 210, 212, bilderbox-Fotolia.com 10, Brother Alfred Brousseau, courtesy of Saint Mary's College 161, Buff 80, Caesar 106, California Academy of Sciences 208, DHU 8, 16, 18, 18, 213, 214, 215, 216, 216, 217 li, 217 r, Gartenschatz 22/23, Hecker 25, 30, 47, 50, 52, 55 r, 64, 66, 76, 82, 86, 118, 125 o, 125 r, 131 o, 131 r, 155 o, 177 o, 162, 182, 186, 188, 201, 205, 207, Hochleitner 211, König 14, 35 o, 35 r, 93 r, 180, Salata/Kosmos 20, Kress 46, 187, Laux 5, 42, 105 o, Pforr 91 o, Sauer/Hecker 27 o, 27 r, 90, 111, 165 o, Schönfelder 2/3, 13, 26, 28, 29, 31, 33, 34, 37, 38, 39, 40, 41, 44, 45, 48, 51 r, 53, 54, 56, 57, 58, 59, 60, 61, 62, 63 o, 65 r, 67, 68, 69 o, 70, 75, 78, 79 o, 79 r, 81, 83, 85, 89, 92, 93 o, 94, 95, 96, 97, 99, 102, 103, 104, 107, 108, 110, 112, 114, 116, 119, 120, 121, 123, 124, 126, 127, 129, 130, 133, 134, 136, 138, 139 r, 139 o, 140, 141 r, 142, 144, 145, 146, 148, 149, 150, 151, 152, 154, 155 r, 156, 157, 158, 159, 160, 163, 164, 166, 167, 168, 169, 170, 172, 174, 175, 176, 177 r, 179, 181, 183, 184, 185, 190, 192, 193, 195, 196, 198, 202, 204, 206, Spohn 24, 32, 36, 43 o, 43 r, 51 o, 55 o, 63 r, 65 o, 69 r, 71 o, 71 r, 72, 73, 74, 77, 84, 87, 88, 91 r, 98, 100, 101 o, 101 r, 105 r, 113, 115 o, 115 r, 117, 128, 135, 141 o, 143, 153, 171, 173 o, 173 r, 178, 191 o, 191 r, 194, 197, 199 o, 199 r, 200, 203 o, 203 r, 209, Schöpke 49, Stempfle 11, 12, van Boss 122, 132, 189, Vetter 218 r, Wofford 109.

Alle Texte des „Botanischen Steckbriefs" haben Ingrid und Peter Schönfelder verfasst.

Umschlaggestaltung von eStudio Calamar unter Verwendung eines Fotos von Gartenschatz (Garten-Ringelblume) und drei Fotos von Schönfelder auf der Rückseite (Kanadischer Hanf, Roter Fingerhut, Gewöhnlicher Stechapfel).

Unser gesamtes lieferbares Programm und viele weitere Informationen zu unseren Büchern, Spielen, Experimentierkästen, DVDs, Autoren und Aktivitäten finden Sie unter **www.kosmos.de**

Gedruckt auf chlorfrei gebleichtem Papier

© 2008 Franckh-Kosmos Verlags-GmbH & Co.KG, Stuttgart
Alle Rechte vorbehalten
ISBN-13: 978-3-440-11385-1
Redaktion: Carsten Vetter
Produktion: Siegfried Fischer, Markus Schärtlein
Grundlayout: eStudio Calamar
Printed in Italy/Imprimé en Italie

Beschwerden	Mittel	Seite
> B		
Bindehautentzündung	Apis mellifica	220
	Euphrasia	220
	Pulsatilla	220
> D		
Durchfall, akut	Arsenicum album	220
	Carbo vegetabilis	221
	Chamomilla	221
	Okoubaka	222
	Veratrum	222
> G		
Gerstenkorn	Pulsatilla	223
	Staphisagria	223
Grippaler Infekt/Fieber	Aconitum	223
	Arsenicum album	223
	Belladonna	223
	Bryonia	224
	Chamomilla	224
	Ferrum phosphoricum	224
	Gelsemium	224
	Nux vomica	224
	Pulsatilla	225
	Rhus toxicodendron	225
> H		
Halsschmerzen	Apis mellifica	225
	Belladonna	225
	Hepar sulfuris	225
	Lycopodium	225
	Mercurius solubilis	226
	Phytolacca	226
Heiserkeit	... der Sänger: Arum triphyllum	226
	... beim Sprechen: Phosphorus	226
	... beim Husten: Spongia	226
Hexenschuss, akut	Arnica	227
	Bryonia	227
	Rhus toxicodendron	227
	Nux vomica	227
Husten	Arsenicum album	227
	Belladonna	228
	Bryonia	228
	Drosera	229
	Ipecacuanha	229

Pflanzen für Körper und Seele

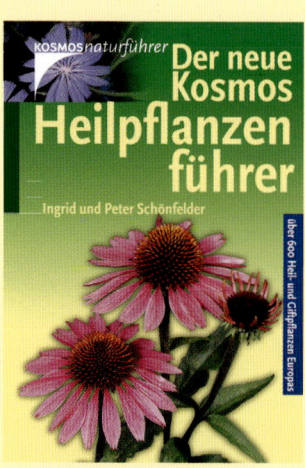

Ingrid und Peter Schönfelder
Der neue Kosmos-Heilpflanzenführer
448 Seiten, 980 Abbildungen
€/D 24,90; €/A 25,60; sFr 42,70
ISBN 978-3-440-07819-8

■ Alle in Europa heimischen und kultivierten Heilpflanzen sowie die häufigsten Giftpflanzen.

■ Über 700 Farbfotos zeigen die für die Bestimmung wichtigen Merkmale der Pflanzen.

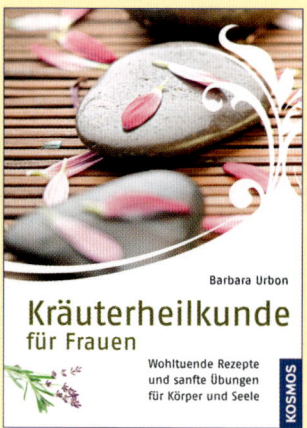

Barbara Urbon
Kräuterheilkunde für Frauen
160 Seiten, ca. 160 Abbildungen
€/D 14,95; €/A 15,40; sFr 27,90
ISBN 978-3-440-11192-5

■ Guter Rat, der gesund hält – die häufigsten Frauenbeschwerden natürlich behandeln.

■ Auf einen Blick: Akupressur, seelischer Rat, sanfte Körper-übungen und Frauenkräuter zum Wohlfühlen.